生命倫理委員会の合意形成

日米比較研究

額賀淑郎

keiso shobo

まえがき

近年、クローン技術、万能細胞研究、ヒトゲノム・遺伝子解析研究など、ライフサイエンスの発展はめざましい。生命科学技術は、これまで社会が想定していなかった新しい技術や医療を可能にすることができる。その一方、先端医療技術の利用は、人間の尊厳や人権問題など倫理的・法的・社会的な問題を伴い、社会や文化の伝統的な規範に大きな影響を与える可能性がある。そのため、公の場で科学技術規制や生命倫理の問題を審議する「生命・医療倫理政策」の必要が認識され、研究が進展しつつある。しかし、その中で生命・医療倫理政策の歴史は意外と知られていない。生命・医療倫理政策は、どのように形成されてきたのだろうか。さらに、生命倫理や生命・医療倫理政策には、どのような課題があるのだろうか。

生命・医療倫理政策において大きな役割を果たしてきた機構として「生命倫理委員会」(政府審議会)の存在が挙げられる。生命倫理委員会は、小集団だが公共性が高く、法律や行政ガイドラインのための審議や勧告を通して、生命倫理や生命・医療倫理政策において重要な役割を担ってきた。だが、生命倫理や生命・医療倫理政策の先行研究では、行政機関である生命倫理委員会に焦点を当てた体系的な歴史研究や比較分析はあまり行われていない。たとえば、米国の生命倫理については従来「個人の自律尊重や自己決定権」の問題が強調されてきたのに対して、「生命倫理委員会の合意形成」が両輪の一つとして重要な役割を担っていたことはあまり知られていない。生命倫理は米国を起点として大きく発展してきたが、その生命倫理の成立と転回においては「個人の自律」と「社会の秩序」という二つのアプローチが中心的な存在であったと考えられる。しかし、社会秩序の形成を促す生命倫理委員会の役割を分析する体系的で詳細な研究は依然として少ないのである。

本書では、「生命倫理委員会」の比較史を理解することによって、生命倫理や生命・医療倫理政策における合意形成の特徴を明確にすることを目指す。そのために次のような二つの研究目的を設定している。

(1) 日本と米国の生命倫理委員会の歴史を比較する。

本書では「生命倫理委員会」の役割に注目し、日本と米国の「生命倫理委員会」がどのような審議を行い、法律や行政ガイドラインを策定してきたのか、歴史的事実を比較する。第Ⅰ部では通史分析のアプローチによって、日本と米国の代表的な生命倫理委員会を抽出し、生命倫理委員会の委員や事務局スタッフがどのように合意形成の制度化を促したのか、その過程や問題点を分析する。

(2) 日米の生命倫理委員会の審議過程を分析することによって、生命倫理委員会の合意形成の特徴を明らかにする。

日米の生命倫理委員会は数多く存在し、すべてを詳細に分析するのは難しい。そこで、日米に共通した事例を抽出した。まず、基本的な倫理原則や倫理的妥当性を審議した日米の生命倫理委員会として、『ベルモント・レポート』を作成した「国家委員会」と、ヒトゲノム研究の『基本原則』を定めた科学技術会議「生命倫理委員会」（ヒトゲノム研究小委員会）を選んだ。また、遺伝子治療の問題や科学的妥当性に関する審議を行った生命倫理委員会として、米国の「大統領委員会」と日本の厚生省「厚生科学会議」などをとりあげる。第Ⅱ部では、それぞれの生命倫理委員会の審議や合意形成の過程を詳細に分析する。さらに、日米の事例比較によって、生命倫理委員会の特徴を示したい。

本書の意義は、日米比較の歴史分析を行うことによって、生命倫理や生命・医療倫理政策の分野における生命倫理委員会の役割をおそらく初めて体系的に明らかにすることにある。特に、(1)合意形成に関する理論的な分析枠組（秩序理論と合意形成モデル）の構築、(2)具体的な歴史的過程（日米の生命倫理委員会の通史）の比較分析、(3)詳細な審議過程の分析（日米の生命倫理委員会の事例比較）を行った。このような分析によって、生命倫理委員会の事例研究や政策研究にとどまらず、合意形成モデルや秩序理論のような理論研究にも貢献できることを願っている。

各章の構成は以下の通りである。第一章から第三章までが生命倫理委員会の歴史を扱う第Ⅰ部、第四章から第八章までが日米の事例研究を行う第Ⅱ部である。

序　章　秩序理論と合意形成

近年、合意形成に関する事例研究が増えているが、社会秩序の理論研究と合意形成の事例研究の結びつきは必ずしも強くない。本書はそのような問題を解決するため、秩序理論や合意形成論の課題を明示する。理論的な観点からすると、合意形成には、制度化・正当化・内在化という過程がありうるが、本書では制度化と正当化の問題に焦点を当てて、合意形成の問題に取り組む。次に、小集団だが生命・医療倫理政策に影響がある「生命倫理委員会」（政府審議会）を分析の具体例として取り上げ、その合意形成の類型化を試みる。M・ベンジャミンの研究に基づいて、「完全合意モデル」、「重複合意モデル」、「妥協モデル」、「多数決原理モデル」という合意形成モデルを提示し、生命倫理委員会の合意形成モデルを理念型として用いることを試みる。

第一章　米国の生命倫理委員会

文献調査から、米国の代表的な生命倫理委員会として、「国家委員会」（保健教育福祉省、一九七四〜七八年）、「倫理諮問委員会」（保健教育福祉省、一九七八〜八〇年）、「大統領委員会」（大統領府、一九八〇〜八三年）、「生命医療倫理委員会」（議会、一九八八〜八九年）、「国家生命倫理諮問委員会」（国家科学技術会議、一九九六〜二〇〇一年）を選び、それらの歴史分析を行う。

第二章　日本の生命倫理委員会

日本の代表的な生命倫理委員会（審議会）として、「科学と社会特別委員会」（文部省、一九七六〜八〇年）、「生命と倫理に関する懇談会」（厚生省、一九八三〜八五年）、「臨時脳死及び臓器移植調査会」（総理府、一九九〇〜九二年）、厚生科学会議（「遺伝子治療に関する専門委員会」）（厚生省、一九九一〜九七年）、科学技術会議「生命倫理委員会」（総理府、一九九七〜二〇〇一年）を選び、それらの活動や過程について歴史的な分析を試みる。

第三章　日米の比較分析

日米の生命倫理委員会における歴史的過程や合意形成の比較分析を行う。日米の生命倫理委員会の共通点は、生命倫理委員会の機能が拡大しており、親委員会と小委員会（作業部会）から構成されているという特徴を持つことである。また、両者の相違点としては、米国の生命倫理委員会では、政策立案よりも調査機能が高く、豊富な資金をもとに委員やスタッフが複数の報告書をまとめるのに対して、日本では、政策立案機能が強く、マニュアル型の指針を策定するために報告書を作成する傾向があることが挙げられる。日米の比較分析を通して、米国では妥協モデルと重複合意モデルの使い分けが行われ、日本では妥協モデルが中心的な役割を果たしていることを明らかにする。

第四章　国家委員会におけるベルモント・レポート

米国の事例研究として、国家委員会のベルモント・レポートを取り上げる。ベルモント・レポートは研究倫理の三原則を確立した報告書として有名だが、どのような審議を経てドラフトが作成されたのか、十分な分析はなされていない。国家委員会の審議過程を前期と後期に分けて、前期は三原則の枠組みの形成が行われ、後期は、研究規則（インフォームド・コンセント、リスク・ベネフィット評価、被験者の選択）を定式化してケースの問題が審議されたことを明らかにする。国家委員会の審議は価値観の対立を調停する「規制倫理学」に基づいており、「強い重複合意モデル」の一例であると見なすことができる。

第五章　米国の大統領委員会と遺伝子治療

日米の生命倫理委員会に共通する先端医療技術の問題として、遺伝子治療の事例研究をとりあげる。「遺伝子治療」とは、疾病の治療を目的として遺伝子または遺伝子を導入した細胞を人の体内に投与することをさす。本章では米国の事例として、大統領委員会の審議や、米国国立衛生研究所（ＮＩＨ）における審査体制などを分析する。中でも、体細胞遺伝子治療と生殖細胞遺伝子治療の枠組を構築した大統領委員会が、どのように報告書を作成したのかという分析を試みる。その結果、遺伝子治療に関する大統領委員会の審議は、倫理的妥当性を示す規制倫理学だけでなく、科学的妥当性を示す「規制科学」のアプローチを用いており、「グローバルな妥協モデル」であることを提示する。

第六章　日本の厚生科学会議と遺伝子治療

日本で遺伝子治療を審議した生命倫理委員会として、生命と倫理に関する懇談会、厚生科学会議、遺伝子治療に関する専門委員会、遺伝子治療臨床研究中央評価会議の歴史分析を示す。特に、遺伝子治療の指針を策定した厚生科学会議や、おそらく初めて「公開審議」を導入した中央評価会議の審議を分析する。遺伝子治療の審議は、規制科学よりも規制倫理学の側面が強く、「ローカルな妥協モデル」であると考察することができる。

第七章　日本の科学技術会議生命倫理委員会における基本原則

日本の科学技術会議生命倫理委員会のヒトゲノム研究小委員会は、厚生省のミレニアム指針やユネスコの人権宣言を参照しながら、ヒトゲノム研究の基本原則を審議した。この委員会では、基本原則の倫理的妥当性がどのように審議されたのかを分析する。その結果、基本原則に関する審議は、規制倫理学のアプローチに基づいており、「弱い重複合意モデル」であることを示唆する。

第八章　日米の事例比較分析

日米の事例において、倫理的妥当性と科学的妥当性に関する比較分析を行う。倫理的妥当性に関しては、国家委員会のベルモント・レポートと生命倫理委員会ヒトゲノム研究小委員会の基本原則を挙げることができる。両者は、ともに重複合意モデルであったといえるが、その正当化の過程は必ずしも同じとはいえない。また、科学的妥当性に関しては、ともに遺伝子治療の問題を分析した大統領委員会と厚生科学会議を取り上げる。両者ともに妥協モデルの合意形成を行い、生命・医療倫理政策へ貢献した。さらに、秩序の形成原理の観点から、日米の事例を比較することによって、米国は、先発長期型のルール作りを目指し、日本は、後発迅速型のガイドライン策定を実施していることを指摘する。

終　章　生命倫理委員会の展望

日米の比較研究によると、日本の生命倫理委員会の課題として、「調査の実施」、「報告書の作成」、「アウトリーチ」、「公正の確保」、「人材の育成」を挙げることができるだろう。本書の分析結果、解釈や課題をふまえて、今後の生命・

医療倫理政策に向けた提言を示唆したい。

これらの章は、有機的につながっているが、読者の関心に合わせて読むこともできるだろう。秩序理論や合意形成モデルなど、合意形成にかかわる理論の問題に関心のある人は、序章を読んでいただきたい。社会学理論や哲学理論における合意形成の課題が明らかになるのではないかと思う。日米の生命・医療倫理政策の全体像や通史を理解したい人は、第Ⅰ部（特に第三章）を最初に読むのがいいかもしれない。生命・医療倫理政策がどのような過程を経て成立してきたのかという問題に対して示唆を与えることができるだろうと考えている。

生命倫理委員会の審議や合意形成の問題に関心のある方は、第Ⅱ部を読んでいただきたいと思う。中でも、倫理原則や倫理的妥当性の問題に関心のある人は、第四章と第七章が参考になるのではないかと考える。また、遺伝子治療という科学技術や科学的妥当性の問題に関心のある人は、第五章と第六章が役に立つだろう。日米比較や比較分析の方法論に関心のある人は、第三章と第八章を見ていただきたい。日本の政策課題に関心のある人にとっては、第八章と終章が参考になるだろう。さらに、付録には、日米の生命倫理委員会の委員名・設置法・報告書などの情報が記載されており、生命倫理委員会の基礎資料として用いていただきたい。なお、重要なキーワードや概念については、巻末の用語解説に定義を示しておいたので参照していただければと思う。

このように、本書は合意形成の多様なパースペクティブを統合しようとする目的をもつ。生命倫理委員会が生命・医療倫理政策において果たしてきた役割を、多様な角度から捉え、統一的に理解するということを、本書全体を通して試みることにしよう。

生命倫理委員会の合意形成

日米比較研究

目次

まえがき

序　章　秩序理論と合意形成

近年、環境社会学、生命倫理、都市計画のような学際的な分野において、合意形成に関する事例研究が進んでいる。合意形成の事例研究は、利害や意見の不一致という社会的ジレンマに対して問題解決を試みるものである。広義の「合意」概念とは「集団における意見の一致」をさし、政治思想家のT・ホッブズが示した「秩序理論」の問題と関連づけることができる。「秩序理論」とは闘争状態への介入・解決の方法を示す原理や理論であり、秩序の形成原理として、政治的権力、市場の交換（利害の一致）、コミュニケーション行為、共有価値という四つの分類を挙げることができる。

秩序理論に対して、近年の社会学理論では、合理的選択理論やゲーム論の影響を受けて利害の一致に関する研究が多い。その一方、コミュニケーション行為の実証的な分析に基づく理論研究は少ないといえるだろう。もちろん、社会学者・哲学者のJ・ハーバーマスが示すコミュニケーション行為の合意形成論はあるが、理想的な条件を前提とする理念主義の傾向がある。学際的な分野における合意形成の事例研究はその問題解決に焦点があるため、秩序問題の理論研究における現状とは合わないことが多い。そのため、秩序問題を分析する理論研究と具体的な合意形成の事例研究が必ずしも結びついていないという結果に陥っている。本書では、そのような分離を避けるために、合意形成を秩序の具体的な概念として理解することによって、理論的かつ実証的な分析を進めたいと考えている。

序章の目的は、秩序理論や合意形成論を概観することによって、日米の生命倫理委員会における歴史的過程やその合意形成を分析するための分析枠組を提示することである。まず、合意形成論を基礎づけるために秩序理論における社会学的、哲学的な理論を取り上げる。次に、生命倫理委員会の合意形成を分析する理念型として「合意形成モデル」を示すことにしよう。

1 秩序問題と合意形成

社会学理論や哲学理論において合意形成（consensus-building）の問題は、ホッブズのいう秩序問題として理解できるだろう。ホッブズは、自然状態を競争、不信、誇りから生じる闘争状態と見なし、社会契約としてのコモンウェルスを正当化した[1]。つまり、ホッブズが問いかけた秩序問題とは、「自己利害に従って行為する個人の自己中心的パースペクティブの衝突を前提としつつ、他者の利害を考慮することを個々の行為者に求めるような秩序はいかに成立しうるのか[2]」という問題である。社会学者の盛山和夫が指摘するように『秩序問題を解く』とは、『秩序（と想定される）状態を成立させるような社会的メカニズム（現存のものであれ、非現存のものであれ）を理論的に提示すること[3]』と考えるならば、合意形成のメカニズムを理論的・実証的に示すことは、秩序問題への解決の一部を提示することになるだろう。もちろん、ホッブズの秩序問題と日常生活世界の秩序問題を区別する研究もあるが、その両者を関連づけることは重要なアプローチとなると考える[4]。

社会学者の長谷川公一は、秩序の形成原理を、ホッブズらの「権力」、合理的選択理論などの「利害の一致」（市場）、ハーバーマスの「コミュニケーション」、社会学者T・パーソンズの「共有価値」、の四つに分類した（図序―1を参照）。「これら四つの理論的立場は、（中略）実証主義と理念主義、方法論的個人主義と方法論的集合主義の二組の軸を交差させてできる四つの象限に対応している」[5]。権力は、理念主義と方法論的集合主義に、市場（利害の一致）は実証主義と方法論的個人主義に基づく。コミュニケーションは、理念主義と方法論的個人主義に、共有価値は、実証主義と方法論的集合主義に対応する。これらの分類の中で、近年、秩序問題に最も貢献してきたのが、「市場」（利害の一致）の分野である。社会的ジレンマなどを研究する合理的選択理論やゲーム論の研究がその中心となっている。しかし、これらの研究は「囚人のジレンマ」などのモデルを前提とし、当事者間の相互コミュニケーションを考慮しない場合が多い。そのため、コミュニケーションによる合意形成や利害の一致について十分な分析が行われているわけではない。その一方、ハーバーマスらが示すコミュニケーション行為の合意形成論は、理想的な条件に基づく理念主義の傾向が強い。コミュニケーション行為は、政治権力、利害問題、共有価値（社会規範）と密接な関係にある。これらの秩序の形成原理が合意形成の具体的な行為とどのような関連をもつのかという体系的な理論研究はあまり行われていない[6]。そのため、コミュニケーション行為の観点から、具体的な合意形成の事例を分析し、秩序問題の理論研究を発展させる必要があるだろう。

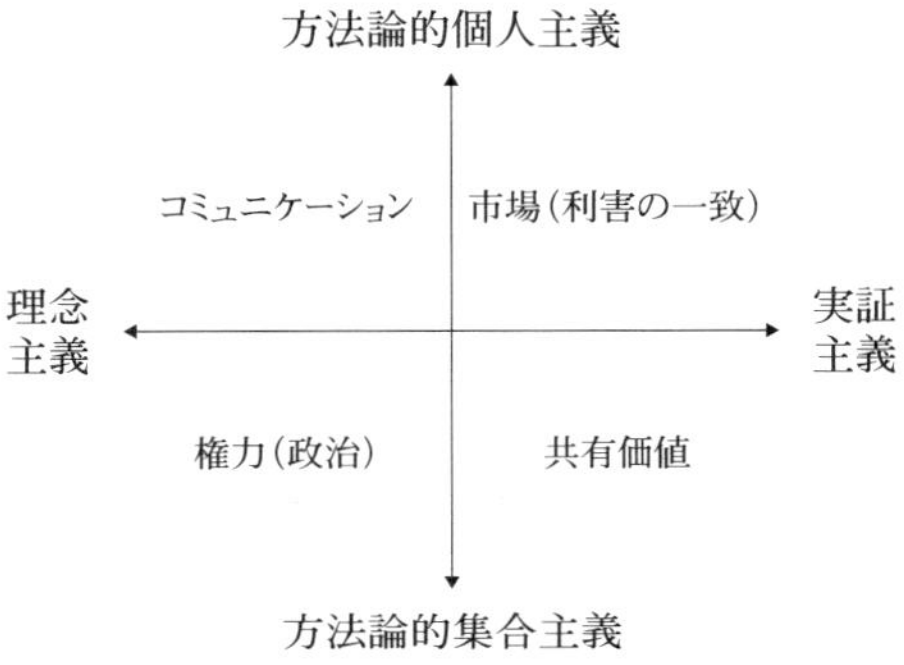

図序―1　秩序の形成原理
（長谷川 1995 をもとに改変）

秩序問題の理論研究と合意形成の事例研究を統合するうえで、いくつかの問いかけが生じる。まず第一に、秩序とはどのような概念をさすのだろうか。もちろん、秩序概念は、ホッブズのいう闘争状態と対比されている。だが、先に示した秩序形成の四原理に共通する概念について十分な考察が行われているわけではない。パーソンズは秩序概念として均衡を挙げているが、均衡が四類型の共通概念となるのかどうかは大きな課題であろう。

本書では秩序の共通概念の抽出については今後の課題とみなし、合意概念をどのように捉えるのかという問いに焦点を当てて議論を進めることにしたい。「合意」（consensus）概念は、理論枠組によって変化する場合もあるが、「集団における意見の一致」と広義に定義できる。秩序形成原理の四類型からすると、一般的な合意概念は、コミュニケーション行為にあてはまるだろう。たとえば、合意形成研究会の深谷昌弘と田中茂範は、ホッブズの秩序問題を政治的権力、市場の交換、会議のコミュニケーションの問題として捉えながら、合意形成の問題をコミュニケーションにおける「意味の再編成・調整」として位置づけている。(7)

しかし一方で、「合意形成」の問題においては、コミュニケーション行為としての合意概念だけでなく、他の要素との関係が重要になることも確かである。たとえば、合意形成の問題において、ギリシャ時代の国家共同体の「協和」概念が参照されることが多い。アリストテレスによれば、協和とは単なる見解の一致ではない。「たとえば国民たちがお互いの功益に関して同意見であり、同じことがらを意図し、共通した見解を実行に移すごとき場合において、かかる国は協和している」(8)と述べていることからすると、合意形成は、功益、意図、実行などの問題を含んでいるといえるだろう。また、四類型における「利害の一致」や「共有価値」を合意形成の問題として論じる研究者もいる。たとえば、社会学者の大澤真幸は、ホッブズの秩序問題と合意形成を関連づけるうえで、ゲーム理論の逆説によって、「超越論的な合意」（共有価値の問題）を論じている。(9)また、経済学者のA・センは、数理モデルにおける全員一致を合意形成の問題として論じている。(10)このことは、合意形成の問題が、単にコミュニケーション行為の形成原理だけでなく、政治的権力（たとえば、官僚制）、市場の交換（たとえば、公共財）、共有価値（たとえば、エートスや規範）という他の形成原理と密接にかかわりをもつことを示している。

秩序概念を明確にするうえで欠かせないのが秩序の前提条件である。秩序にはどのような前提条件があるのだろうか、というのが二つめの問いかけである。秩序を構成する要素として社会構造（集団）、構成員（当事者）、構成員の意見（価値）が想定される。もちろん、これ以外のものもありうるが、合意形成論の先行研究から、少なくともこれらの要素が必要不可欠であることが指摘できる。

表序－1　代表的な合意形成論

先行研究	社会構造（集団）	構成員（当事者）	意見（価値）
ヴェーバー（1956）	合議制の諸類型（棄却合議制，作業合議制，諮問合議制など，少数の集団）	権力保有者・官僚・専門家・長老・利害団体代表者など	全員一致・多数決原理・専門的意見・利害関係など
ハーバーマス（1962，1992）	国家	行為者（国家市民）	集団的意思形成（合意と和解）
パーソンズ（1937，1969，1973）	合議制アソシエーション（少数の集団）	大学専門職，医療専門職と患者，裁判所判事など	信託システムに基づく合議
エチオーニ（1968）	マクロ社会類型（国家）	アクター（国民）	パースペクティブの一致
ミュンヒ（1987）	全体社会的共同体（国家）	知識人と普通の人々（最高裁判事と人々，教授陣と学生等）	合理的討議（普遍的価値，価値の拘束的解釈など）
ロールズ（1993）	多元的社会制度	市民（宗教的・哲学的・倫理的な教義をもつ人々）	重なり合う合意（社会正義などの共通原則）
レン（1995）	科学審議会（少数の集団）	専門家	競合型，合意型，信託型，協調組合型

まず、合意形成は、大規模な集団（たとえば、国家や地域共同体）のみならず、少数の集団（たとえば、委員会やアソシエーション）や個人間の関係（たとえば、親子関係や医療従事者・患者関係など）も含むことが重要である。社会学者のG・ジンメルが指摘するように[11]、集団サイズによって意思決定の過程やその影響力が大きく異なるのである。だとすれば、合意形成論においてはどのような社会構造を前提とするのかをまず理解する必要があるだろう。また、構成員の類型により、社会構造の特徴や意味の再編成・調整に大きな差異が生じる可能性がある。さらに、社会学者のM・ヴェーバーが示すように、構成員の主観的な見解や意見が、合意形成の行為に大きな影響を与えることが考えられる[12]。

そのため、実際の対象を分析するうえで、合意形成の前提を整理してみる必要があるだろう。これまでの合意形成論を代表する社会学的・哲学的な研究として、ヴェーバーの合議制論、ハーバーマスのコミュニケーション行為論、パーソンズの合議制アソシエーション論、社会学者A・エチオーニの能動的社会論、社会学者R・ミュンヒの合理的討議論、政治哲学者J・ロールズの「重なり合う合意」論、環境社会学者O・レンの科学審議会類型論、がある。[13] これらの前提条件は、表序―1としてまとめることができる。そのほとんどが大集団か中間集団の分析を行っているが、さまざまな構成員と多様な意見の一致のあり方がみられる。

第三の問いかけとして、秩序はどのように正当化できるだろうか、という問題を考えてみたい。注意すべき点は、当事者の多数が合意しても、そのまま合意の正当化ができるわけではないということである。歴史的な省察や哲学的な議論から、合意形成の結果には、多くの誤りや問題が含まれていたことが判明している。このような合意形成のパラドックスを避けるためには、集団内の多数決原理や多数意見という事実だけでなく、合意形成の手続きや合意の意味・妥当性を議論する必要がある。

このような合意形成論においては、小集団における意思決定が大集団の意思決定に移行する際に、人々が納得する規範的な秩序（あるいは正義論的秩序）がより重要な意味をもつようになると考えられる。なぜならば、小集団よりも大集団の方が明らかに多様な意見をもたらし、合意形成の内容がどれだけ正しく望ましいのかという妥当性の問題を検討する必要が高まるためである。合意形成の意味や妥当性の議論において重要となるのが、この合意形成のミクロ・マクロ問題である。以下、ミクロ・マクロ問題の観点から、合意形成に関する先行研究をまとめてみたい。

欧州の社会学者が、ミクロ・マクロ関係を変化として捉えていることからも明らかなように、[14] ミクロ・マクロ問題は「秩序の移行問題」でもある。どのように小集団の秩序問題が、大集団の秩序問題とかかわりをもつようになるのだろうか。つまり、集団のサイズの変化とともに、合意形成におけるコミュニケーション行為が、政治、市場、共有価値の問題とどのように関係を持つのだろうか。さらに、秩序の移行問題は、単に集団のサイズの問題だけでなく、意味の再編問題でもある。小集団の意味づけは、大集団において新たに解釈され、さらに小集団において内在化されることもあるだろう。

合意形成の移行問題として参考になるのが、パーソンズや社会学者J・コールマンのアプローチである。[15] ミクロ・

マクロ問題に関するパーソンズの解答は、「共通の価値パターンの制度化と行為者の内面化」であった。コールマンは、ミクロ・マクロ問題の移行が、いくつかの段階を経ることを示した。たとえば、ヴェーバーの『プロテスタンティズムの倫理と資本主義の精神』(16)における主題をミクロ・マクロの移行過程の観点から図序―2のように示している。コールマンは、マクロとミクロの関係から、ヴェーバーの議論を「プロテスタントの宗教教義→価値→経済行為→資本主義」という一連の過程とみなしたのである。

このような分析は、マクロ問題のみで扱われていた関係が、ミクロにおける行為を媒介にする過程を示しており、ミクロ・マクロ問題の分析に貢献している。その一方で、方法論的状況主義やミクロ社会学の認識論的アプローチが示すように(17)、意味の移行問題が必ずしも十分に説明されているわけではない。詳細な研究を行う際に、マクロとミクロの関係が単純化されており、複雑な関係を分析することがやや難しくなる可能性があるのである。

その課題を解決するため、社会学者のA・ギデンズの構造論に基づき、「ミクロ＝マクロ」という新しい概念を導入して、その複雑な移行過程のモデルを示してみたい。その際、制度化・正当化・内在化という過程に注目した分析を行うこととする。ミクロ＝マクロとは、ミクロとマクロを媒介する中間組織やネットワークをさす。ギデンズの「構造の二重分析」によると、行為者が文法と語彙を用いて発話行為をするように、社会構造は、「規則」と「資源」という二重構造に依拠して、相互行為が起こる(18)。規則とは、制度的規則や暗黙知などの知識をさし、資源は構造の実現化可能性を意味する。この二重構造は、コールマンの分析とも一致すると考えられる。

また、社会秩序のミクロとマクロ問題として、社会学者のP・バーガーとT・

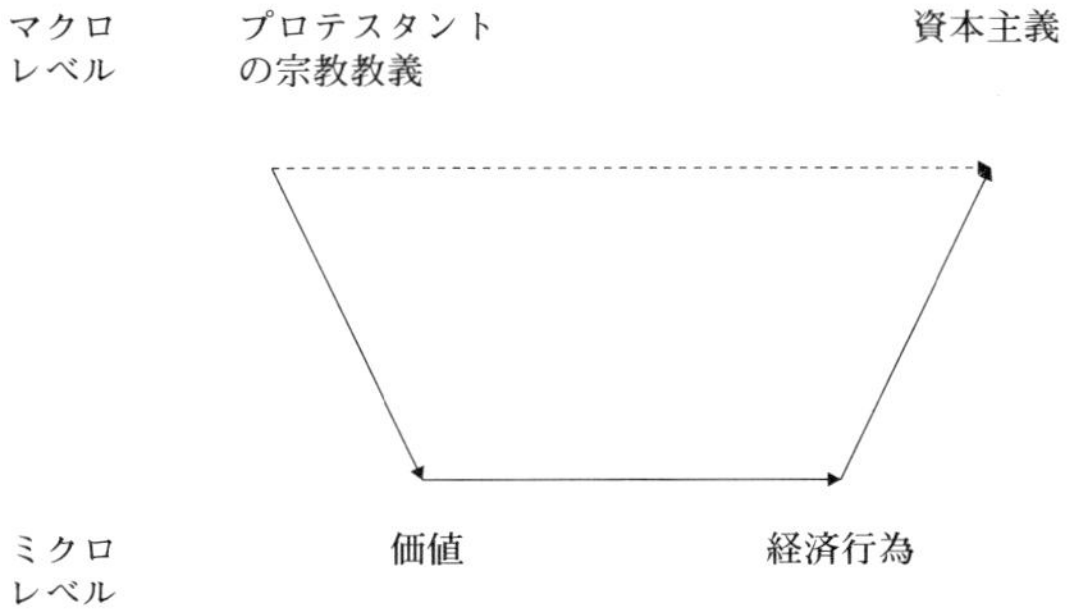

図序―2　ミクロ・マクロ問題
(Coleman 1987 をもとに改変)

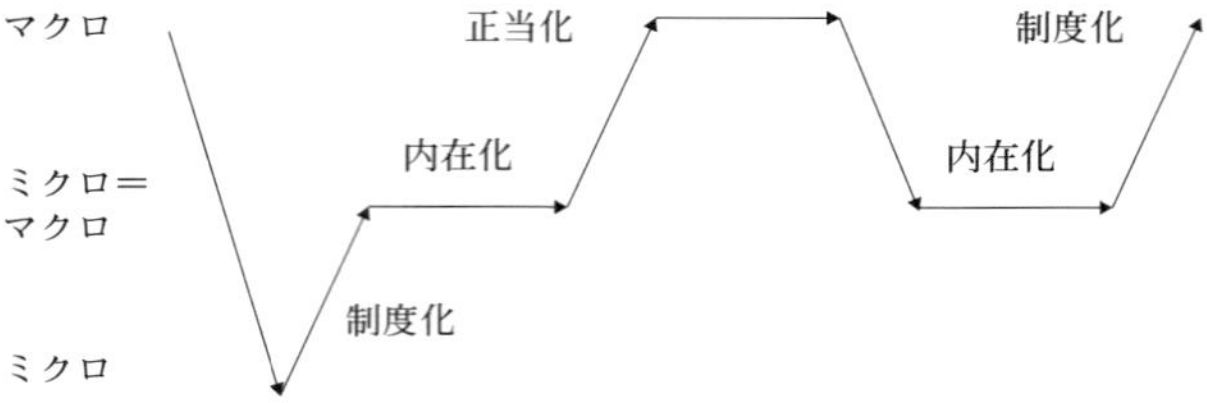

図序―3　ミクロ＝マクロ移行過程の一例

ラックマンは、「制度化」(institutionalization)、「正当化」(legitimation)、「内在化」(internalization) という三つの過程を提示した[19]。二重の構造論の立場からすると、「ミクロ＝マクロ」は、制度化、正当化、内在化をつなぐ社会構造であるといえる。制度化とは意味・行為・物質の類型化を意味する。制度化過程は規則と資源の形成という二重の構造化を備えているといえるだろう。正当化とは、意味の二次的客観化をさし、さまざまな意味の統合化を行う。つまり、制度化による意味・行為・物質の類型化を客観的に妥当なもの（たとえば、標準化された規則）にし、主観的にも中間集団の構成員に対して、価値づけを行うのである。内在化とは、個人レベルで社会的な役割を果たす個体発生的な社会化過程をさす。内在化は、多様な社会化を含むが、世代を超えた長期的な制度化、正当化を維持するうえで欠かせないプロセスである。

合意形成の制度化の一例は、ミクロを経て、「ミクロ＝マクロ」やマクロに関わる過程などに見られるだろう（図序―3を参照）。たとえば、審議会・委員会の設置や合意形成に基づく指針策定や各施設の倫理委員会の設置が当てはまる。合意形成の正当化は、「ミクロ＝マクロ」からマクロへの過程に多く、合意形成や政策提言における倫理的・法的・社会的な準拠枠組の形成を意味する。その例として、パブリックコメントや指針・法律などの意見集約をあげることができるだろう。合意形成の内在化には、「ミクロ＝マクロ」におけるミクロへの影響など、多くの過程を示すことができる。その際、行為者の義務行為が規範化される。たとえば、病院内指針の実施、法令遵守の問題などをあげることができるかもしれない。

このように、制度化、正当化、内在化を分析単位としてみた場合、ミクロ＝マクロ問題は、多様な過程として理解することができる。単純にミクロとマクロの相互作用だけでなく、ミクロ、「ミクロ＝マクロ」、マクロにおける一連の過程を「制度化・内在化・正当化・内在化・制度化」というような連携モデルとして理解することも可能である(図序―3を参照)。もちろん、合意形成の一般化において、他の組み合わせもありうるが、制度化、正当化、内在化という分析単位に注目して分析することは可能であろう。

本書では、「ミクロ＝マクロ」にかかわる制度化と正当化の問題に注目して、実証的な分析を行いたい。内在化は、合意形成を一般化するうえで極めて重要な課題だが、合意形成に関わる個人レベルの詳細な事例研究を必要とするため、本書では取り扱わない。一方、合意形成において問題となる社会的ジレンマは、合意形成の制度化や正当化の過程において明確になることが想定される。そのため、合意形成の制度化と正当化の過程に関する分析を本書の課題と見なして、議論を行うことにしよう。

先に挙げたヴェーバーの合議制の諸類型、パーソンズの合議制アソシエーション論、レンの科学審議会類型論は、合意形成の制度化研究として分類できる。ヴェーバーは、歴史研究の成果を生かし、多様な合議制の類型化を試みた。パーソンズは、医療従事者・患者関係や大学組織の研究を行うことで、合議制の役割を分析した。レンは、科学技術政策における審議会の四類型を示し、それぞれの特徴を分析した。これらの研究では、社会構造の類型を提示しているものの、その合意形成の具体的な過程を十分に分析したわけではない。とくに、合意形成がどのように行われ、どのようにそのシステムが制度化されてきたのかという歴史分析はあまり行われていない。

また、合意形成の正当化を理解するアプローチとしては、ロールズの議論をあげることができる。ロールズは、「当座の正当化」(*pro tanto* justification)から「十全な正当化」(full justification)を経て「公共の正当化」(public justification)という三段階の正当化に達すると論じている[20]。「当座の正当化」とは、各自の広範囲な意見交換から支持された暫定的な正義構想をさす。「十全な正当化」は、市民社会における市民個人によって政治的概念を認識しその正当化を行うことである。「公共の正当化」とは政治的な集団によって正当化されるものであり、重なり合う合意、正当な理由の安定性、正統性(legitimacy)を備えている。これらの分析は、合意形成の妥当性を理解するうえで、有効なアプローチである。ただし、どのように正当化構想が市民に受容されるのかという問題について、ロールズは必ずしも十分に説明しているわけではない[21]。

このような制度化・正当化の具体的な研究課題として、生命倫理委員会の合意形成を分析していこう。

2 生命倫理委員会の合意形成

「生命倫理」とは、ライフサイエンスや医療の道徳的側面に関する体系的研究であり、倫理学的な手法などを用いる学際的分野である。「生命・医療倫理政策」は、法律、行政や学会の指針、病院内指針、報告書のように、生命・医療倫理の規制や政策をさす。これまで生命・医療倫理政策の合意形成に関して多くの議論が行われてきた。一九六〇年代以降、米国では宗教的権威にかわり、文化多元主義が広く認知され、倫理問題の合意形成をどのように行うべきかという問題が生じてきた。たとえば、生命倫理学者のS・トゥールミンとA・ジョンセンは、国家委員会(National Commission for the Protection of Human Subjects of Biomedical and Behavioral Research)での審議に触れながら、生命倫理における合意形成の問題を指摘した[22]。大統領委員会(President's Commission for the Study of Ethical Problems in Medicine and Biomedical and Behavioral Research)の議長を務めたM・アブラムは、「諮問委員会方式」の特徴の一つとして合意形成を示し、その重要性を述べた[23]。また、近年では、学際的な研究として合議制の議論が行われている[24]。ハーバーマスの討議倫理[25]や政治学者J・ベセットの熟議民主主義[26](deliberative democracy)の影響を受けて、コミュニケーション行為による合意形成論が注目を浴びているのである。現代のグローバル化や多元的社会において、公共性を理解するために合意形成論の意義が認識されているといえよう。さらに、生命・医療倫理学の分野では、生命倫理学者のJ・モレノやB・ジェニングスらが、生命倫理の合意形成を論じてきた[27]。モレノは生命倫理の合意形成に関する体系的な研究を行い、ジェニングスは生命倫理の「多元的合意」や「重なり合う合意」

を概観しながら、より実践的な合意形成の可能性を示唆した。これらの先行研究によると、生命・医療倫理政策において合意形成は重要な課題であるとして認識されてきたことがわかる。しかし、これらの研究の中で、合意形成において中心的な役割を果たす「生命倫理委員会」を対象とする体系的な研究は多いとはいえない。

本節では、合意形成にかかわる文献をもとに、「生命・医療倫理の合意形成」に関する前提条件を明らかにし、生命倫理委員会における合意形成モデルの類型化を行う。生命・医療倫理の合意形成は、多元的な価値を保持しながら、共通の価値を構築するという複雑な問題を抱えている。そのため、まずは個人間・小集団・大集団という集団のサイズに応じた、生命倫理における合意形成の前提条件を分析する。その中で、小集団だが公共性の高い生命倫理委員会に着目して、生命倫理委員会の合意形成モデルを分析したい。

生命・医療倫理学の中心的な課題の一つは、多様な価値判断における不一致の問題である。たとえば、チーム医療、倫理コンサルテーション、倫理委員会において、一つの問題に対して異なる意見が出てくることは決して少なくない。その場合、どのような解決を図るべきなのだろうか。つまり、異なる価値判断をする場合において、いかに共通の価値を構築することができるのだろうか。生命倫理の合意形成における課題は、多数決原理が必ずしも最善の価値判断といえない状況が生じることである。合意形成ができたとしても、その合意が正しいか（あるいは妥当であるか）どうかは別問題であるとみなされる傾向がある。[28] なぜならば、歴史的事実からみても、多数決の合意形成にはいくつかの誤りや間違いがあったためである。倫理的な問題では、単に多数が合意したという合意形成の事実だけではなく、その合意にかかわる手続きや理由・根拠の妥当性が問われるのである。[29]

たとえば、妥当性を確保するための法的側面として、米国の連邦諮問委員会法（Federal Advisory Committee Act, FACA）を一例として示すことができるだろう。[30] FACAは、諮問委員会の成立条件として、委員の構成要件（fair balance requirement）、公開要件（open meetings requirement）、独立性（independence）を示唆している（第二章を参照）。

ＦＡＣＡが示した三条件は、倫理的な合意形成のための必要条件としても参考になる。まず、倫理的な合意形成には多様なバックグランドを持つ参加者が必要となる。同じ利益団体における合意と多様な利益団体間での合意では、その正統性に対する意味が異なってくる。後者の多様性という前提条件がある場合、その合意内容もより一般性を帯びていると論じることができるかもしれない。しかしその一方で、多元主義のように、多様な参加者のそれぞれの価値観が固定的であるという見方をとる必要はない。熟議民主主義や討議倫理の観点にたてば、多様な価値観をもつ参加者は、審議や討議を通じて価値観の修正を行い、合意を形成することが可能であると見なす。もちろん、関係者の間で利害対立がある場合には、価値観の修正をはかることは困難であるといわれており、熟議民主主義や討議倫理の議論をそのまま実際の審議に応用するのは難しいかもしれない。しかし、現代において、多様な参加者が公共性の高い倫理的問題を議論して、その合意形成を生かす場面が増えており、審議の重要性は否定できない。

次に、公開性の高い審議が合意形成において必要となる。日本の審議会では非公開の審議が多かったが、一九九〇年代前半から公開審議が開始され、二〇〇〇年代には、公開審議・審議録の開示が行われるようなった。公開要件は公共性の一つの条件であり、公開された合意形成と非公開の合意形成とでは、意味づけが異なってくると考えられる。個人や団体のプライバシーなどにかかわるときには、公開すべきではないが、そのような事情をのぞけば、公開を促したほうがより一般性の高い合意形成が進むと考えられる。

独立性に関しては、正統性や説明責任を保つための必要条件となる。生命倫理委員会は、政府の監察を受けつつも、独立した委員会として合意形成を行うことによってその正統性が維持されることになる。また、説明責任については、パブリックコメントや他の委員会における承認・認定・勧告が必要となる。単に参加者の間で合意するのみならず、合意内容の活動報告や勧告によって他の人々に対して説明する必要もある。公共性を示すために、合意されたものがそのままではなく、別の機関や制度で認証される必要があるのである。もちろん、その内容が修正されたり、反論される場合もあるだろう。その際には、その理由や説明を加えなければならない。

それでは、生命倫理委員会の合意形成を分析するために、その前提条件の考察を進めていこう。合意形成に関する先行研究では、集団の大きさに注目して、その前提条件を論じた研究は少ない。そこで、先に述べたように、合意形成の前提として、個人間・小集団・大集団という分類を行う（表序―2を参照）。

「個人間の合意形成」は、対面型のコミュニケーションによって、比較的プライベートな内容を話し合うことが多い。たとえば、医師・患者関係において、インフォームド・コンセントを取得する場合がその一例といえるだろう。インフォームド・コンセントが合意の範疇に含まれることに対して違和感を持つ人もいるかもしれないが、インフォームド・コンセントには、合意形成における重要な要素である「自律した個人」と「同意」が含まれているので、これに含めたい。

表序―2　合意形成における集団の特徴

	特　徴	典型例
個　人	対面型コミュニケーション プライベート	 医師・患者関係
小集団	対面型コミュニケーション 共同的な小集団 公共的な小集団	 チーム医療・倫理委員会 生命倫理委員会・学会
大集団	間接型コミュニケーション 共同的な大集団 公共的な大集団	 自治体 国民

「小集団の合意形成」も、対面型のコミュニケーションに基づくが、共同的な小集団と公共的な小集団に分類できる。共同性とは地域共同体が共有する特徴をさす。一方、公共性とは、地域共同体とは異なり「国家に関係する公的な（official）ものという意味」、「すべての人びとに関係する共通のもの（common）という意味」、「誰に対しても開かれている（open）という意味」という特徴を備えている。[31] ただし、共同性と公共性はどの小集団にも含まれており重なる面もある。共同的な小集団の例としては、特定地域で活躍するチーム医療や病院内倫理委員会などを挙げることができるだろう。「倫理委員会」とは医科学研究の倫理問題について審査や審議を行う施設内委員会をさす。公共的な小集団の例としては、代表的医療機関に関わる多施設共同倫理委員会、学会の倫理委員会、政府の生命倫理委員会を挙げることができる。

「大集団の合意形成」は、メディアや第三者機関を通した間接的な相互理解に基づく場合が多い。大集団も、共同性と公共性によって分類することができるだろう。共同的な大集団は自治体や州の住民である。一方、公共的な大集団は、国や連邦政府の集団（国民）である。国民の合意形成の一つとして、生命倫理委員会のパブリックコメントをあげることができるだろう。この大集団の合意形成を総称して「社会的合意形成」ということができる[32]。

これらの分類の中で、小集団だが公共性のあるものとして位置づけられる生命倫理委員会（審議会）の合意形成に注目したい。「生命倫理委員会」とは、多様な学問分野を代表する専門家や市民代表などの有識者から構成され、生命・医療倫理政策のために医科学研究における科学的・倫理的妥当性の問題を審議する政府の審議会（諮問委員会）である[33]。生命倫理委員会の合意形成は、次の三つの理由から重要であると考える。まず、その決定内容が、法律や指針に反映され、個人・小集団・大集団に影響を与える可能性が高いためである。生命倫理委員会の合意がそのまま政策に反映され移行するわけではないが、その結果は、公共政策を通じて多くの関係者に影響を与えることが多い。第二に、生命倫理委員会は、多様な研究分野の専門家や有識者から構成され、自律した個人を前提としながらも、小集団における多元性が確保されていると考えられるためである。そして第三に、生命倫理委員会では、倫理的な合意だけでなく政策的・実践的な合意も行われることが多く、多様な合意概念を形成するといえる。これらの理由から、生命倫理委員会は合意形成の分析にとって最もふさわしい前提条件を備えており、その合意形成の類型化が必要となるのである。

3　生命倫理委員会の合意形成モデル

合意形成に関する研究の中で生命倫理委員会に着目した研究は多いわけではない。その中で唯一、体系的といえる合意形成論は、M・ベンジャミンの「合意類型」(forms of agreement) である。ベンジャミンは完全合意、重複合意、妥協、多数決原理という四類型を提示した(34)。ベンジャミンの合意類型は、もともと実証研究の分析枠組として類型化されたものではなく、生命倫理委員会の特徴を簡潔にまとめる形で成立した類型であって、生命倫理委員会においてどのような合意形成が行われるのかという過程や結果を示しているわけではない。そのため、ベンジャミンの合意類型は、詳細な事例研究を行う場合、分析枠組として明確さが欠ける問題がある。本書では、ベンジャミンの合意類型に基づきながらも、予備的な事例分析を統合する理念型のアプローチを用いて、より詳細な合意形成の特徴を再構成することにしたい。「理念型」とは、客観的事実を測定するために、現実から抽出され論理的に再構成させた概念や分析枠組である。そのため、完全合意モデル、重複合意モデル、妥協モデル、多数決原理モデルと新たに命名することにする（表序―3を参照）。ヴェーバーは理念型を理論と現実を媒介する方法論的な概念とみなし、次のように述べている。

表序―3　合意形成モデル

	完全合意モデル	重複合意モデル	妥協モデル	多数決原理モデル
特徴	満場一致の合意	基本原則の合意	複数の原理・利害の調整・合意	投票による合意
事例	緊急時の特別委員会	国家委員会	ウォーノック委員会	米国の中絶胎児の研究利用

> 理念型はむしろ、純然たる理想上の極限概念であることに意義のあるものであり、われわれは、この極限概念を規準として、実在を測定し、比較し、よってもって、実在の経験的内容のうち、特定の意義ある構成部分を、明瞭に浮き彫りにするのである(35)。

理念型は、虚構性、価値関係性、対象関係性、歴史性、という性質をもつ(36)。理念型は、現実から抽出して論理的に構成された一種の虚構である。理念型には認識者の価値観が含まれており、同じ現象でも複数の理念型が構成されうる。だが、虚構性や主観性があっても、現実に存在する対象を素材として構成されている。現実や認識者も歴史とともに変化するため、理念型もたえず歴史的に変化する余地がある。理念型は、一般性の高い仮説というよりも、現実と比較して差異がある場合、その差異を通して現実の特徴をより明確に理解しようとする道具だといえる。このように理念型を分析ツールとして用いることで、対象物を発見して構成する役割や、その分析対象を整合的な法則や適切な原因に帰属させる分析を行うことができる。本書では理念型としての合意形成モデルを用いて、合意形成にかかわる規範的な特徴を解明してみたい。

本節では、ベンジャミンの合意類型をまとめたうえで、先行研究の実例や筆者の予備的な事例分析を統合させ、「理念型としての合意形成モデル」の特徴、具体例、他のモデルとの相違点、メリット・デメリットを示す。

(1) 完全合意モデル

完全合意モデルは、委員による結論と理由が満場で一致する合意をさす。ベンジャミンによれば、完全合意（complete consensus）は、審議直後におこる合意といえるが、実際には審議後における完全合意は起こりにくいとみなしている。それは、委員会の議題は賛否がある場合に審議されていること、委員の意見は、多様な価値観や自然科学・社会科学・人文科学などの異なる専門分野に反映されていること、という二つの理由のためである。このようにベンジャミンの完全合意概念は、結論と理由の合意を必要とするが、実際にはほとんど起こらないものとされている。だが、その具体的な過程や特徴について十分な説明があるわけではない。

そこで、理念型に基づく完全合意モデルの特徴を提示してみたい。完全合意モデルの特徴は、結論となる共通原則のみならず、それを支える「理由」に合意することである（図序―4を参照）。共通原則とは、異なる価値観や意見の間で、原理や原則が重なり合う部分を示す。共通原則の具体例としては、生命・医療倫理学の四原則（自律・善行・無危害・正義）などが挙げられるが、完全合意モデルにおいては、客観的に見て緊急時である場合に、急いで介入の決断を行うことなど、基本的な行為規範も含まれるだろう。完全合意モデルの分類として、まず、審議前の合意形成を行う手続き的な完全合意がある。この話し合いは、審議問題の了承や規定など、審議の前提条件や運営手続きに関するものであり、狭義の合意形成には含まれないかもしれない。次に、審議後の完全合意は、基本的な原則の同意のみならず、それを支える理由・根拠が同じである場合をさす。ベンジャミンが指摘するように、このような合意形成は実際にはかなり難しいと考えられる。むしろ、完全合意モデルは合意形成の極限的な類型概念であると理解するほうが妥当かもしれない。完全合意モデルは、審議に参加する委員が比較的似たような価値観や規範を共有している状況に限られるだろう。

このような完全合意モデルの具体例としては、緊急事態に対する特別委員会や、公共性よりも共同性に根ざしたチーム医療や病院内倫理委員会を挙げることができる。完全合意モデルの実例は、合意の結論や理由が同じだとしても、委員の価値観や専門分野に応じて多少の違いが生じることが想定される。そのため、完全合意モデルの図式には、異なる立場による多少のずれが示されている。

次項の重複合意モデルが示すように、多元的な状況では、共通原則が同じであっても、支持する理由はそれぞれ異なり、様々な価値観に支えられることが多い。一方、完全合意モデルは共通原則とその理由が一致するため、さまざまな価値観や専門領域を基盤とする生命倫理委員会では、ごく稀な事例となってしまう。完全合意モデルにおけるメリットは、生命倫理委員会において、運営手続きを規定したり、緊急に重要事項を判断できることである。完全合意モデルのデメリットは、実際の生命倫理委員会ではほとんどありえないということである。多様な有識者から構成される生命倫理委員会の場合、合意形成の正当化が難しくなり、完全合意があったとしても、その信憑性が疑われる可能性がある。たとえば、緊急の特別委員会において、公開や説明責任などの条件に合わず、合意形成の妥当性が難しくなるというジレンマに陥るかもしれない。

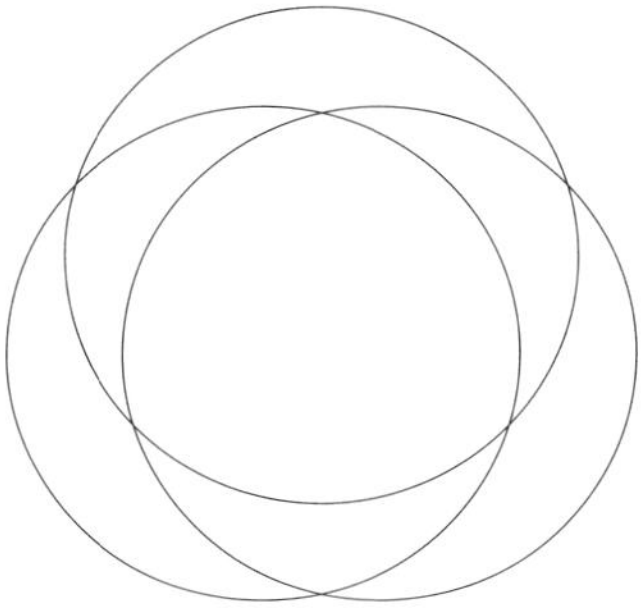

図序—4　完全合意モデル

(2) 重複合意モデル

重複合意モデルは、ロールズの「重なり合う合意」(overlapping consensus) 概念に基づいて、提案されたものである。[37]「重なり合う合意」とは、多様な価値観を持つ人々が各々の立場から世代を超えて安定した基本原則を分かち合うことである。ベンジャミンは、ロールズの概念を用いながら、多様な委員の道徳的・宗教的・哲学的な価値観すべてが重なるわけではないが、社会正義など、多様な価値観の一部が重なる場合があり、それを一つの「重なり合う合意」と見なす。その具体例として国家委員会の審議を事例として挙げている。トゥールミンは国家委員会で事務局スタッフを務めながら、報告書の作成において委員の合意形成を観察し、次のようなコメントを述べた。

一一人の委員が「原則」の意味や合意支持の正当化について問いかけられると、各々は違った方法で答えていた。カトリックの人はカトリックの原則に即して、ヒューマニストはヒューマニストの原則でという具合である。彼らは賛成する内容に合意できたのであった。しかし、明らかに、なぜ賛成できたのかということについては合意できなかった。[38]

ベンジャミンの概念に基づいて、理念型の重複合意モデルを提示してみたい。重複合意モデルの特徴は、多様な価値観を維持しながら各々の立場や理由に基づいて共通原則を構築することである(図序−5を参照)。重複合意モデルの合意形成は、多様な立場から審議を行うことで、価値観の一部変更を伴いながら基本原則を共有するようになる。その基本原則は、暫定的協定というよりも、世代をこえた長期間の安定した原則を前提とする。そのため、基本原則は共同体論の文化的伝統や決疑論の実践知との親和性が高いといえるだろう。[39] 生命倫理委員会の場合に共有された基本原則は、生命・医療倫理学の四原則(自律、善行、無危害、正義)を含むとモレノは論じている。[40]

重複合意モデルの具体例として、『ベルモント・レポート』の合意形成をあげることができる。各委員は、合意の理由や、合意の基盤となる倫理的価値観の合意はなかったが、それぞれの立場から共有できる基本原則の合意に達した。この結果、研究倫理の三原則（人格尊重、善行、正義）が確立され、医学研究の信頼や発展に貢献したのである。その作成にかかわったT・ビーチャムが、研究倫理の三原則を「共通道徳」とみなしている点からも、[41]重複合意モデルの一例といえるだろう。

重複合意モデルは、完全合意モデルとは異なり、合意の根拠や理由を共有するわけではない。だが、共有の基本原則に達するために、話し合いを通じて各委員の理由づけや価値観に影響を与える場合が多い。重複合意モデルのメリットは、長期間の安定した倫理原則や生命・医療倫理政策の基本方針を確立できることである。さまざまな専門分野の関係者の合意のもとで、長期間にわたる原則や基本方針が確立されることは、生命倫理や科学技術の安定した発展に貢献すると考えられる。一方、重複合意モデルにおけるデメリットは、各利益団体を代表する委員の意見が対立する場合、審議において時間・労力がかかり、実質的な共通原則を確立することが難しいということがある。重複合意モデルは、生命倫理委員会で頻繁に起こるというよりも、一定の条件のもとで成立するモデルであると考えられる。

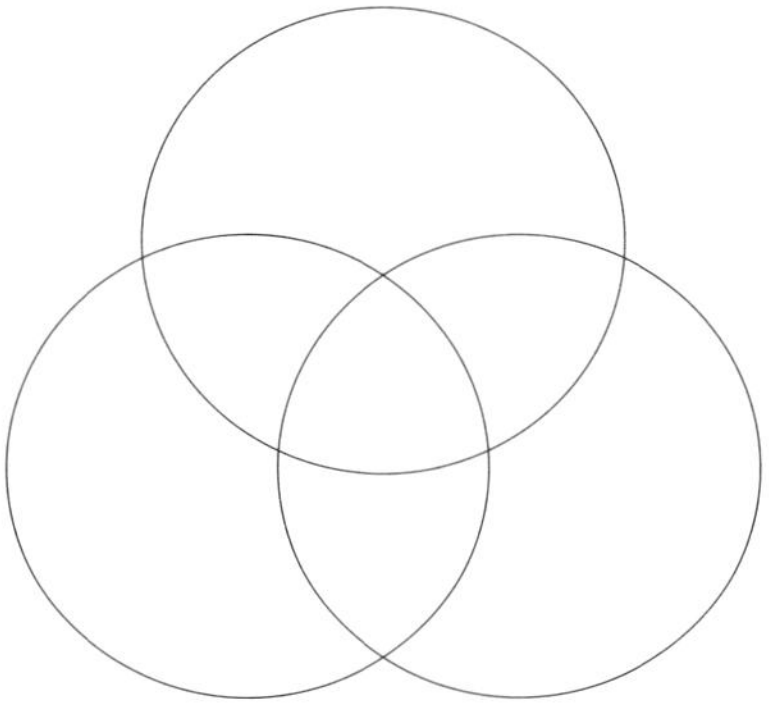

図序―5　重複合意モデル

(3)　妥協モデル

妥協概念は、ベンジャミンの著書『相違の分割』[42]における「妥協」（compromise）の倫理的・政治的な議論に基づいている。ベンジャミンの議論によると、妥協とは相互の利害関係を含めたダブルスタンダードの共有を前提とする。ベンジャミンは、妥協の一例として、英国のウォーノック委員会を挙げている。委員長であった哲学者のM・ウォーノックは、次のように述べている。

最終委員会は、一つには功利主義的な見地から、これまでのヒト胚研究による利益がかなり大きい（将来もさらに大きくなりそうな）ため、ヒト胚研究を許可せざるをえないことを審議した。しかし、胚の発生過程のごく初期段階に限って許可すべきであると審議したのである。(43)

委員会の審議は、ヒトの受精に関する対立した価値観（たとえば、受精胚をヒトと同じ地位とみなす見方や、モノとしてみなす見方など）の中で成立した妥協の結果だといえるだろう。

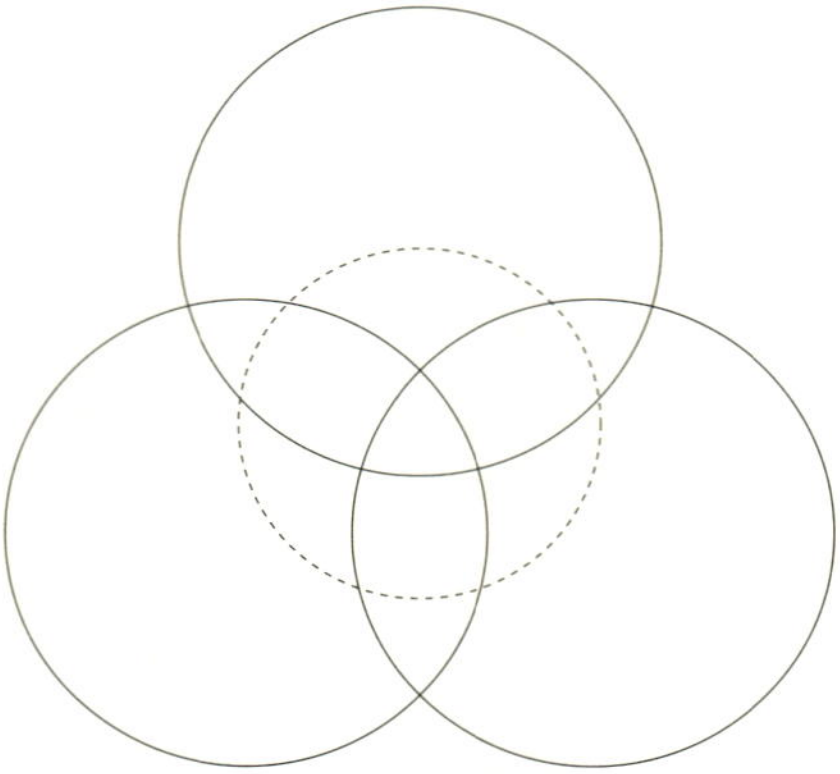

図序—6　妥協モデル

ベンジャミンは、妥協の条件として、事実が不安定であること、倫理問題が複雑であること、グループ間に継続的な協力関係があること、切迫して延期できないこと、資源が限られていることを示唆している。このような条件では、明確な原則とはいえない折衷案が形成される。ベンジャミンは、このような妥協を必ずしも否定的にとらえておらず、肯定的な立場をとる。

ベンジャミンの妥協概念に基づいて、理念型としての妥協モデルを示してみたい。妥協モデルの特徴は、倫理的合意のみならず、政策的・政治的合意も含む「多元的合意」である点にみることができる（図序—6を参照）。多元的合意とは、複数の原則や利害が共存する形で調整され合意が形成されることを意味する。妥協を倫理的合意に含むべきでないと示唆する研究者もいるが、生命倫理委員会において妥協モデルは頻繁に見られ、合意形成モデルの一つとして理解することができる。妥協モデルは、話し合いに基づく倫理的価値観の変化よりも、各々の目的を包括する政策や規則の統一性を重視する。妥協モデルは規則を基準とした整合性をもつが、多元的な価値観から構成されており理論的な一貫性をもっているわけではない。

妥協モデルの具体例としては、先ほどのウォーノック委員会を挙げることができる。委員会では、ヒト胚の倫理的地位をどのようにとらえるかをめぐり、大きな対立がみられたが、結果として、政策立案は一つにまとまった。ウォーノック委員会が、ヒト胚利用を受精後一四日間に限って認可したことはよく知られているが、その合意形成は共有された原則に基づくものではなかった。このような価値観の対立を含みながら政策の合意形成を促すモデルを妥協モデルと見なすことができる。

妥協モデルと重複合意モデルの相違点は、長期間共有できる基本原則の有無にある。重複合意モデルは、価値の共有を目指し、限定的ながらも一般性が高く普遍化可能な原則を形成する普遍主義の規準をもつといえるだろう。その合意形成の特徴は、基本原則の共有のために価値観の変化や歩み寄りが見られることである。一方、妥協モデルはいくつかの利害関係を調整するために、複数のスタンダードが存在し、それらを包括する暫定的な規則が形成されるが、必ずしも長期間継続する原則とはいえない。その合意形成は価値観の変化は少なく、個別問題に対応する個別主義の規準があるといえるだろう。このような合意形成が行われる理由として、参加者が価値観を共有しない状態で、特定の集団の利害に関わる議論を行うためであると考えられる。妥協モデルのメリットは、利害調整を行うことによって、新しい倫理問題に対して迅速に合意形成を行うことができることである。その一方、妥協モデルのデメリットは、長期間の安定した規則が構築されないため、連続的な妥協が続き、長期的に見て不安定な規則が形成される可能性がありうることである。

(4)　多数決原理モデル

多数決原理は、委員会が賛否両論となった場合に、投票によって結論を導く方法である。ベンジャミンによれば、多数決原理の手段は、手続き的な合意という側面とともに、全く結論が定まらないよりも、投票によって一つの結論に導く妥協という側面を持つという。重複合意や妥協ほど望ましいとはいえないが、賛否両論の場合、多数決原理は委員にとって公正であるといえる。

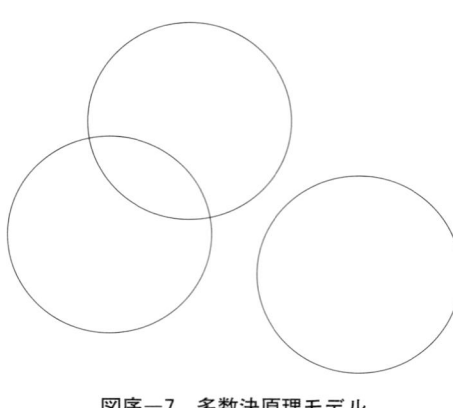

図序―7　多数決原理モデル

ベンジャミンの概念に基づいて、生命倫理委員会の多数決原理モデルを示そう。多数決原理モデルの特徴は、倫理的問題について賛否両論が激しく、両者の合意が十分に取れない場合に、投票による合意形成を行うことである（図序―7を参照）。多数決原理は、近代民主主義制度における基本的な方法であり、投票による政治的な合意の手段といえる。熟議民主主義論においては、どのような審議を通して多数決原理を行うのかが重要であると認識されている。多数派の専制という批判に対して、十分な審議を行えば、多数決による合意形成も可能であるとみなすのである。多数決原理モデルは手続き的な合意として理解できるだろう。対立するアジェンダにおいて両方を破棄するより一方の選択のほうが好ましいと考えられるからである。

多数決原理モデルの具体例として、臨時脳死及び臓器移植調査委員会（以下、脳死臨調）を挙げることができる。脳死を人の死として認めるかどうかで賛否両論が交わされ、最終的には投票によって結論が決められた。米国の国家委員会でも、中絶胎児の研究利用に関する議論において賛否両論が交わされ投票を行ったが、賛成と反対の両論が報告書に併記された。

多数決原理モデルは、重複合意モデルや妥協モデルとは異なり、審議原理よりも多数決原理に基づく政治的・政策的なモデルである。妥協モデルとの相違点は、多数意見や少数意見など明確な意見の対立が起こり、投票以外の暫定的な協定の実施が難しいことである。多数決原理そのものが、民主主義に基づくモデルであり、倫理的アプローチと相容れないこともある。多数決原理モデルのメリットは、公正な審議のプロセスが十分に満たされているとき、賛否両論が激しい審議課題に対して有用であるという点である。その一方、多数決原理モデルのデメリットは、十分な審議や公正な手続きが行われない場合には、倫理的に妥当とはいえない合意形成が起こりうることである。

4　理念型としての合意形成モデル

これまで示してきた「理念型としての合意形成モデル」は、生命・医療倫理学（あるいは生命・医療倫理政策）においてどのように用いることができるだろうか。応用倫理学者のビーチャムとJ・チルドレスは生命・医療倫理学の問題を倫理理論・原則論・規則・具体的な判断（ケース）という四つに分類している(44)。このうち規則に関しては、生命・医療倫理学の分野では議論や研究が必ずしも多く行われているわけではない。もちろん、「ヒポクラテスの誓い」のような倫理綱領が論じられているが、倫理理論、原則論、ケースとの関係から、現代の法律やガイドラインの問題が論じられることは多いとはいえない。そのため、生命・医療倫理学における規則の問題をどのように分析するべきかという課題が生じている。本書では、「理念型としての合意形成モデル」を生命・医療倫理学の類型論として活用することで、この研究規則の問題に貢献できるようになると考える。日米の生命倫理委員会において、どのような条件や過程を経て、合意形成が起こりうるのかを詳細に分析することができるようになるのだ。

もちろん、科学技術政策における審議会については、日米の審議会をモデルとした研究(45)もある。その研究では日米審議会の理念型として、競合型（adversarial）と合意型（consensual）が示されており(46)、それぞれのモデルとして、表序－4（次頁）のような特徴が示されている。

競合型のアプローチは、公開討議が特徴であり、多様な委員が政策決定において競合する。合意型のアプローチは、委員が閉鎖的な場で交渉することが特徴である。論争は表立って出てくるわけでなく、意見の違いは、それぞれの利

表序－4　日米の科学審議会の理念型

	特　徴	科学的専門性の役割
競合型（米国）	・専門家や公共の監視に対して公開 ・政策決定における科学的妥当性の必要性 ・明確な手続き的規則 ・証拠を提示する傾向	・科学的証拠と実践的知識の強調 ・形式的規則による競合的立場の統合 ・科学者側の個人的判断があまり強調されない ・方法論的客観性の主張に依拠
合意型（日本）	・部会のメンバーに公開 ・閉鎖的領域での交渉 ・手続き的規則は流動的 ・部会内での連帯を示す傾向	・科学的名声の強調 ・専門家の判断への大きな信頼 ・積極的態度への強調 ・社会的地位や政治的立場に依拠

害を調整し妥協する形で解消される。興味深い点は、米国は競合型をとり、日本は合意型の政策決定を取るといわれているが、米国は、競合型から協調路線あるいは合意型へ、日本では合意型から公開や市民参加の方向へ変化する傾向があると示唆されていることである。

しかし、これらのモデルは生命倫理委員会における合意形成を理解するうえで必ずしも十分な類型概念とはいえない。日米の生命倫理委員会において、生命倫理委員会の役割は日米ともに高まっているが、合意形成は審議会の種類やテーマにより、かなり異なると考えられる。たとえば、米国の代表的な生命倫理委員会として、「国家委員会」（保健教育福祉省）、「倫理諮問委員会」（保健教育福祉省）、「大統領委員会」（大統領府）、「生命医療倫理委員会」（議会）、「国家生命倫理諮問委員会」（国家科学技術会議）がある。米国の生命倫理委員会は、複数の報告書を作成しており、その合意形成の仕方もそれぞれ異なると考えられる。たとえば、国家委員会の『ベルモント・レポート』では重複合意が行われたが、中絶問題や胚研究をめぐる研究では賛否両論がみられる。テーマや委員会の体制により、異なる合意形成が想定されるのである。

また、日本の代表的な生命倫理委員会として、「科学と社会特別委員会」（文部省）、「生命と倫理に関する懇談会」（厚生省）、「臨時脳死及び臓器移植調査会」（総理府）、「厚生科学会議」（厚生省）、「科学技術会議生命倫理委員会」（総理府）があげられる。その審議の特徴は、単純に合意型というよりも、個別テーマに応じた多様性があると考えられる。これまでの先行研究からすると、臨時脳死及び臓器移植調査会は、脳死問題をめぐって賛否両論となり、多数意見と少数意見が報告書に示された。そのため、脳死臨調の審議を合意型とみなすことは難しい。これらの分析はさらに詳細な事例研究を必要とするが、日本は合意型だとするモデルだけでは、その歴史的変遷や特徴の変化を十分に理解するのは難しいといえるだろう。このように日米の生命倫理委員会の比較分析において、合意形成モデルを用いることで、合意形成をより詳細に分析できる可能性があるといえるだろう。そのうえで、日米の審議会の共通点や相違点を明確にすることができるようになると考えている。

5　まとめ

近年の研究においては、秩序問題を分析する理論研究と具体的な合意形成の事例研究が必ずしも結びついていないのが現状である。そこで、序章では、両者を結びつけるために秩序理論を概観し、生命倫理委員会の合意形成モデルの類型化を試みた。「合意」概念は、「集団における意見の一致」と広義に定義することができる。合意形成は、ホッブズの秩序問題の理論と関連づけられるが、秩序の形成原理として、政治権力、市場（利害の一致）、コミュニケーション、共有価値（社会規範）を挙げることができる。合意形成は、ミクロ・マクロ問題の過程として理解することができるが、その合意形成の秩序過程の分析枠組として、制度化、正当化、内面化をあげることができる。本書では、制度化と正当化に焦点を当てた研究を試みる。

生命倫理の合意形成は現代の政治的原理である多数決原理と一致しない場合があり、合意形成における手続きや妥当性を考察する必要がある。そこで、序章では、集団の分類によって、合意形成の前提条件を考察した。その中で、小集団だが公共性のある生命倫理委員会に注目し、その合意形成モデルを分析した。ベンジャミンの合意類型に準拠しながら、「完全合意モデル」、「重複合意モデル」、「妥協モデル」、「多数決原理モデル」という合意形成の四類型を提示した。理念型としての合意形成モデルを用いることで、生命倫理委員会の合意形成を分析し、生命・医療倫理学の規則論に貢献できるようになるだろう。そのため、本書では、日米の生命倫理委員会を事例としながら、第Ⅰ部では通史分析を、第Ⅱ部では、詳細な事例分析を行うこととする。

I　生命倫理委員会の歴史

第一章　米国の生命倫理委員会

第一章では、米国を代表する生命倫理委員会がどのように制度化されてきたのかという分析を行う。「生命・医療倫理政策における「生命倫理委員会」(bioethics commission) とはどのような制度なのだろうか。「生命・医療倫理政策」は、法律、行政、学会のガイドラインや病院内指針など、生命倫理にかかわる諸問題の規制や政策をさす。「生命倫理委員会」とは、生命・医療倫理政策のために、公の場で医科学研究の科学的・倫理的妥当性を審議して、報告書や法律・指針を策定する政府審議会（諮問委員会）である。これまでにも国家委員会（National Commission)、大統領委員会 (President's Commission)、国家生命倫理諮問委員会 (National Bioethics Advisory Commission, NBAC) のように、米国を代表する生命倫理委員会に関して、多くの分析・評価が行われてきている。(1) たとえば、生命倫理学者のA・ジョンセンは、国家委員会や大統領委員会の委員を務め、その経験をもとに生命倫理委員会の歴史分析を行った。(2) 他の委員やスタッフも、自らの経験を振り返って委員会活動を分析している例が多い。(3) また、生命倫理委員会に関連して合意形成に関する研究もある。(4) さらに、テクノロジー評価局 (Office of Technology Assessment, OTA) や医学研究機構 (Institute of Medicine, IOM) は、連邦政府の生命倫理委員会を概観し、政策提言を行っている。(5) 日本では、米国の生命倫理の成立過程を分析するために、生命倫理学者の香川知晶が国家委員会の歴史分析を行っているほか、生命倫理学者の土屋貴志が国家委員会と大統領委員会における生命・医療倫理政策を詳細に論じている。(6)

生命倫理委員会を歴史的に分析することは、生命・医療倫理政策の発展や生命・医療倫理学の歴史を理解するうえで必要不可欠である。(7) というのも、生命倫理委員会は政府の科学技術政策や生命倫理の問題に大きな影響を与えてきたためである。このような審議や政策は「公衆生命倫理」(public bioethics) といわれている。(8) 公衆生命倫理とは、審議会などの公開の場で生命倫理の問題を議論するアプローチをさす。ジョンセンが「新しい倫理学の方法」と呼んだように、生命倫理委員会における合意形成は哲学者や倫理学者にとっても実践的で新しい方法であった。(9) 少なくとも、米国の生命倫理の歴史において、国家委員会や大統領委員会は生命倫理の問題の合意形成を促す重要な役割を果たしたのである。

しかし、一九七〇年代から九〇年代までの生命倫理委員会の歴史は、少数の例外を除けば、(10) 体系的に分析されているとは言い難い。これまでの生命倫理委員会の歴史分析は、大きな業績を残した生命倫理委員会に注目が集まりがちであった。たとえば、国家委員会や大統領委員会の研究は進んでいるが、倫理諮問委員会(Ethics Advisory Board, EAB)や生命医療倫理委員会(Biomedical Ethics Advisory Committee, BEAC)などの他の生命倫理委員会は、期待された成果が多くなかったために分析が十分ではない。そこで、すべての生命倫理委員会を包括的に分析し、生命倫理委員会の制度化の通史分析を行う必要がある。また、九〇年代後半には、クローン技術やES細胞(ヒト胚)研究など新しい生命倫理の課題が生じ、NBACから、大統領生命倫理評議会(President Council on Bioethics, PCBE)へと、こうした生命倫理委員会が継続的に設置されている。九〇年代以降の生命倫理委員会を含めた歴史分析が必要だといえよう。

本章では、一九七四年から二〇〇一年までの米国を代表する生命倫理委員会の歴史分析を行い、生命倫理委員会における制度化の特徴を考察する。歴史分析に主眼があるため、近年のPCBEの分析は省略することにする。また、生命倫理委員会は数多くの報告書を作成しているが、すべてを詳細に分析することは本章の枠を超えている。そのため、ここでは、代表的な報告書の中でいくつかを取り上げてその特徴を簡潔に指摘するにとどめる。

まず、米国の歴史的な背景として、生命倫理委員会の法的枠組を説明することにしよう。続いて、国家委員会、EAB、大統領委員会、BEAC、NBACの分析を行い、序章で示した合意形成モデルに基づいて、それぞれの委員会の特徴を示す。これらの生命倫理委員会の制度化を分析し、最後に結論をまとめることにしたい。

1　生命倫理委員会の法的枠組

米国の生命倫理委員会は、連邦政府の所属機関や立法によって多様な形態を備えている。だが、その共通点は一九七二年に施行された連邦諮問委員会法(11)（Federal Advisory Committee Act, FACA, Public Law 92-463）に拘束されていることにある。連邦政府の諮問委員会は、FACAに基づいて、大統領府、議会、連邦機関などにおいて設置されてきた(12)。二〇〇三年の時点で、連邦政府の五四機関が約九五〇の委員会を設置し、六万二〇〇〇人程の委員が任命されている(13)。FACAの要綱は、「目的・期間・使命を明記した設置許可書を提示する」、「責任を有する連邦政府機関とのつり合いが考慮されている」、「委員の構成は、公正なバランスの配慮がなされている」、「一人の連邦の官吏により、開催され休止される」、「例外を除き、議事録は公開される」、「年に一度は議会に活動報告を行う」、「公的な勧告を行う」ことが示されている。多様な政府機関において一定の基準のもとに委員会が行われるように機能や手続きに法的な拘束を課し、議事録の公開や関係文書の開示を導入しているのである(14)。

FACAの特徴として、(1)専門委員の人選に関してつり合いのとれた構成が配慮されていること（fair balance requirement）、(2)特例を除いて、審議は公開され記録されること（open meetings requirement）、(3)政府の監察を受けながらも諮問委員会の独立性（independence）を維持すること、があげられる(15)。これらは、特定の利害関係者からの

表１—１　米国国立衛生研究所（NIH）の主要な生命倫理委員会

1974年	組換えDNA諮問委員会（Recombinant DNA Advisory Committee, RAC）
1988年	胎児組織移植研究検討会（Human Fetal Tissue Transplant Research Panel, HFTTRP）
1989年	ヒトゲノム計画ELSIワーキング・グループ（Working Group on ELSI of Human Genome Project, ELSI）
1994年	ヒト胚研究委員会（Human Embryo Research Panel, HERP）

審議への影響を防ぎ、一般市民への公開や説明責任を高める目的をもつ。特に、七〇年代に公開審議を行ったことは注目に値する。他国の生命倫理委員会（政府審議会）が必ずしも公開でないことを考慮に入れると、かなり早い時期から公開審議を導入していたことになる。ただし、公開審議（や多様な委員の構成）は、委員会の合意形成に支障やジレンマをもたらすという意見もある。また、諮問委員会は勧告を行うのみで、具体的な政策決定は、連邦機関に委ねられている。そのため、報告書の勧告が法律や政策の形成に影響を与えたのかどうかをみることによって、その成果が明確になる。

さらに、個別法・大統領・連邦議会のほかに、連邦機関であれば、必要に応じて諮問委員会を設置することができる。たとえば米国国立衛生研究所（National Institutes of Health, ＮＩＨ）における主要な生命倫理委員会として表１—１をあげることができる[16]（付録のＵ7〜Ｕ10を参照）。その中で、組換えＤＮＡ諮問委員会（Recombinant DNA Advisory Committee, ＲＡＣ）は遺伝子組換え問題を審査する審査機関として重要な役割を果たしているほか、遺伝子治療の審査におけるワーキング・グループを結成したことでも知られている。胎児組織移植研究検討会（Human Fetal Tissue Transplant Research Panel, ＨＦＴＴＲＰ）は中絶胎児の組織を利用する研究を認める勧告を出したが、ＮＩＨ長官の判断によりモラトリアムとなった。また、ヒトゲノム計画のＥＬＳＩワーキング・グループ（Working Group on ELSI of Human Genome Project, ＥＬＳＩ）は、エネルギー省との共同運営であるヒトゲノム計画のもとで設置され、遺伝子研究や遺伝子サービスに関わる倫理的・法的・社会的問題の研究や教育を推進した。ヒト胚研究委員会（Human Embryo Research Panel, ＨＥＲＰ）は、Ｗ・クリントン大統領がＮＩＨに委託したのを受けて、ヒト胚研究の問題を審議した。これらの委員会は医科学研究において一定の役割を担っている。だが本章では、日米比較を行うために、連邦政府が設置した生命倫理委員会に焦点を絞って通史分析を示すことにする。

2　生命倫理委員会の歴史的変遷

米国政府の管轄下にある主要な生命倫理委員会は、表1－2（次頁）の通りである。[17] それぞれの特徴を分析していこう。

(1)　国家委員会（National Commission 一九七四〜七八年）

国家委員会（National Commission for the Protection of Human Subjects of Biomedical and Behavioral Research）の設置は、米国の生命倫理の成立と重なっている。一九七〇年代に、従来の「医の倫理」に対して社会的合意形成や患者の自己決定権を加えた「バイオエシックス」（生命倫理）が唱えられるようになった。当時、ヘイスティングス・センターやジョージタウン大学のケネディ倫理学研究所が設立された。それぞれの研究所で専門誌の発行が進み、生命倫理百科事典の編纂などが行われるなど、生命倫理の成立に貢献する出来事が相次いで起こったのである。生命倫理の成立が確かなものになった一要因として、国家委員会の存在を指摘することができる。生命倫理学者は、患者の自律を訴えるだけでなく、生命倫理委員会において被験者保護の合意形成を促すことで研究倫理を発展させたのである。研究倫理とは、被験者の保護のように、医科学研究の倫理問題や規制を論じる生命・医療倫理学の一分野をさす。

国家委員会は、連邦議会の国家研究法（National Research Act, Public Law 93-348）に基づいて、保健教育福祉省（Department of Health, Education, and Welfare）に設置された。[18] 一一名の委員が任命され、一六名ほどのスタ

表 1—2　米国の主要な生命倫理委員会

生命倫理委員会名	審議体制
国家委員会（National Commission） 保健教育福祉省 1974-78 年	胎児研究，IRB，ベルモント・レポート等の報告書作成・勧告
倫理諮問委員会（Ethics Advisory Board, **EAB**）保健教育福祉省 1978-80 年	体外受精研究，胎児鏡研究，情報公開法の免除の報告書作成，常設委員会の中止
大統領委員会（President's Commission） 大統領府 1980-83 年	死の定義，延命治療の差し控え決定，生命の操作等の報告書作成・勧告
生命医療倫理委員会（Biomedical Ethics Advisory Committee, **BEAC**） 議会 1988-89 年	一二人の議員による生命医療倫理評議会における紛糾により，常設委員会の中止
国家生命倫理諮問委員会（National Bioethics Advisory Commission, **NBAC**） 国家科学技術会議 1996-2001 年	ヒト・クローン，ヒト胚研究，被験者対象研究等の報告書作成・勧告

ッフが雇われた。委員は、五名の科学者、三名の法学者、二名の哲学者、一名の市民代表であり、事務局長は途中からM・イェーズリーとなった（付録のU1を参照）。医学・哲学・法学・社会科学・自然科学分野のコンサルタントから助言を受けながら、四年間で一〇の報告書を提出した。

国家委員会の成立の背景を簡単に述べてみたい。米国では、一九六六年に医学者のH・ビーチャーが「倫理学と臨床研究」という論文を発表して以降、医科学研究における被験者保護の問題が論じられるようになった。[19] 六八年に、W・モンデール上院議員が、研究規制にかかわる公聴会を開いた。だが、反対意見のため法案として成立することはなかった。その後、七二年のタスキギー事件や七三年のNIHの中絶胎児実験など、米国内で多くの問題が取り上げられるようになった。たとえば、タスキギー事件は、三二年に米国公衆衛生局（U. S. Public Health Service）がアラバマ州メイコン郡で梅毒の疫学研究を行ったことに端を発する。だが、四三年以降に治療薬であるペニシリンが入手可能になったにもかかわらず、アフリカ系住民の被験者（三九九名）は治療を受けることなく、実験は七〇年代まで続いた。当時、医科学研究は研究資金の増大に伴い急速な発展を遂げていたが（詳細は第八章を参照）、被験者保護の規制が十分ではなかったのである。また、七〇年代は公民権運動が盛んであり、FACAの成立のもと被験者保護の問題に一般市民の間でも関心は高まった。中でも、ケネディ一家が支援するケネディ財団は、カトリック信仰の立場から恵まれない子供のための慈善事業を行っており、被験者保護の倫理問題に高い関心を寄せていた。そのため、上院議会健康小委員会の議長であったE・ケネディ上院議員が積極的にロビー活動を行い、公聴会を経て「国家委員会」の設置を求める法案が提出された。七四年に、ケネディ法案はP・ロジャース上院議員の法案と合わさって国家研究法として成立した。そのもとで、国家委員会、被験者保護国家協議会、施設内倫理委員会（institutional review board, ＩＲＢ）が設置されたのである。日本の倫理委員会は医科学研究や臨床の倫理問題について審査や審議を行う施設内委員会だが、米国のＩＲＢは、医科学研究の問題に特化した委員会である。

国家委員会は、医科学研究の規制問題について審議を行った。『ベルモント・レポート』（Belmont Report）や『胎児研究』など、研究倫理の報告書が作成され、米国の研究規制や被験者保護の基盤が構築されたのである。一九七四年一二月に、委員は保健教育福祉省長官のC・ウェインバーガーによって任命された。委員は、自然科学者のみならず、A・ジョンセンら生命倫理学者が関与し、新しい研究規制を模索した。国家委員会では委員長は委員の中から選出され、委員長で産婦人科医のK・ライアンはリーダーシップを発揮したのである。委員の途中交代はなく、スタッフよりも委員が中心となり、報告書の作成にかかわった。この国家委員会は研究倫理の歴史の一つとして日本で紹介されることも多いが、少数の先行研究を除けば、報告書や国家委員会の活動について必ずしも詳細な研究が行われているわけではない。

国家委員会の合意形成は、胎児研究やベルモント・レポートなどの審議においては重複合意モデルに基づいていたと考えられる。胎児研究は中絶胎児の問題を審議し、公の場でその解決を試みたのである。このアプローチは、異なる立場の委員の重複合意モデルに基づいていた。国家委員会では、胎児研究のほかに、被験者保護の対象になる囚人対象研究、小児対象研究、精神外科、精神遅延者対象研究などを審議した。

また、ベルモント・レポートにおける重複合意モデルは、異なる価値観の合意形成だけでなく、倫理理論、原則、規則・ケースの重層的な整合性に特徴があった（第四章を参照）。一九七六年二月のベルモント・ハウスで、委員・スタッフ・コンサルタントが集まり、六つの委託論文を審議し、専門スタッフで哲学者のS・トゥールミンを中心に原則論の審議が行われた。最初の報告では研究倫理の八原則が提示されたが、その後、抽象度の高い「人格尊重、善行、正義」という三原則が抽出されたのである。その後、審議を重ねて、事務局長のイェーズリーと当時のスタッフであったT・ビーチャムは、三原則に対応する研究規制をまとめ、人格尊重原則（インフォームド・コンセント）、善行原則（リスク・ベネフィット評価）、正義原則（被験者の選定）として定式化した。最終的には生命倫理学者のH・T・エンゲルハートの人格尊重・善行原則とビーチャムの正義原則という研究倫理の三原則が形成されたのである。これらの詳細な過程は、第四章で論じることにしよう。

報告書の特徴

『胎児研究』の報告書は、四ヶ月という短期間にもかかわらず、多くの先行研究を概観し、体系的な報告書を作成した。市民公開の場で中絶胎児の研究の問題を審議して、結果として、厳格な研究計画の手続きのもとであれば、胎児研究を認める勧告を出した。問題の発端となった中絶胎児の実験は、妊娠二〇週未満で、研究目的のために中絶方法を変更しないという条件のもとで、認められるようになった。一六の勧告において、どのような票数で採択されたかが明示され、勧告に反対した委員の反対意見が最後に併記されている。

『ベルモント・レポート』は、研究倫理の三原則（人格尊重、善行、正義）を確立させ、研究助成を規定する連邦規則（45 CFR 46）やコモン・ルールのように政策形成の基盤となった（第四章を参照）。また、研究倫理の三原則は、生命倫理の四原則とともに、生命・医療倫理学に大きな影響を及ぼした。『小児対象研究』の報告書は、被験者保護の観点から、小児を対象とする医学研究への勧告を行っている。小児対象研究では、ＩＲＢの審査のもと、最低限のリスクよりも研究の有用性のほうが大きいことが必要とされた。

社会学者のB・グレイは、国家委員会と大統領委員会のスタッフとして働き、国家委員会では、IRBやインフォームド・コンセントの大規模な調査研究を行い大きな貢献を果たした人物である。彼は、国家委員会と大統領委員会の委員やスタッフを対象としたアンケート調査や報告書の比較分析を行った。その調査結果の一つをまとめると[20]、国家委員会の報告書の引用件数は表1—3のようになる。

表 1—3　国家委員会における報告書の引用件数

報告書	裁判所*1	官報*1	医学誌*2	法律誌*2
胎児研究	3	0	7	14
囚人対象研究	0	6	2	2
小児対象研究	0	1	7	2
精神外科	0	1	3	1
調査情報の開示	1	0	0	0
精神遅延者対象研究	0	0	4	0
IRB	0	4	6	0
ベルモント・レポート	0	2	14	9
保健教育福祉省のヘルスサービスの倫理ガイドライン	0	0	0	0
生物医学・行動科学の進歩	0	0	0	0
合　計	4	14	43	28

＊1（1981-1993 年）＊2（1983-1995 年）

表 1—4　委員とスタッフによる全体評価

報告書	成功	部分的成功	不成功	無回答
胎児研究	7	5	0	0
囚人対象研究	5	2	0	0
小児対象研究	9	2	0	1
精神外科	1	4	4	2
調査情報の開示	1	4	2	5
精神遅延者対象研究	2	6	3	1
IRB	9	1	0	2
ベルモント・レポート	10	1	0	1
保健教育福祉省のヘルスサービスの倫理ガイドライン	1	1	4	4
生物医学・行動科学の進歩	1	3	5	3
合　計	46	29	18	19

これらの引用から、国家委員会の報告書は、医学・法学の分野に影響があったことがうかがえる。研究規制がテーマであったため、医学分野から注目を集めたのだろう。また、裁判所などの実践的な法学分野でも引用されていることは、国家委員会の報告書が間接的な規制や規範の提示につながったことを示している。

また、グレイによると、国家委員会の委員とスタッフによる報告書の評価（政策への影響評価・全体評価）は表1―4のような結果となった。このように報告書によってばらつきはあるものの、総じて政策への影響はかなりあったものと考えられ、委員とスタッフの評価によれば、全体的に成功したといえる。この調査では、各報告書に影響を与えた要因についても集計されている。肯定的な影響を与えた要因について高いものからあげていくと、①報告書の作成のための研究や論文（47）、②スタッフの役割（44）、③委員の構成（31）、④公聴会（26）、⑤責任の明確化（25）が示された。否定的な影響を与えた要因としては、①時間の制限（25）、②外的な利害関係（20）、③議会の政治的圧力（17）、④委員会の官僚的配置（17）、⑤委員の構成（13）が示された。

注目すべき点は、議会からあまり期待されていなかった国家委員会が、委員とスタッフによる報告書の作成を通じて、政策に大きな影響を与えた点である。ただし、時間的制約や政治的な利害関係などの否定的要因も示されている。

(2) 倫理諮問委員会（Ethics Advisory Board, EAB、一九七八〜八〇年）

EABは、国家委員会の勧告を受けて常設の生命倫理委員会として設置された[21]。EABは、被験者保護のために、保健教育福祉省のプログラムや政策を審議し、生殖補助技術に関する審査を行い、長官にその結果を助言する役割を担っていた。しかし、保健教育福祉省の長官による管轄であったことから、多くの制限を伴うことになった。EABはもともと生物医学研究にかかわる国家レベルの幅広い問題を取り扱う予定であったが、実際には、おもに胎児・妊娠・体外受精の問題に関する報告書をまとめたにすぎなかった。委員の任命や審議課題は限定され、その仕事は体外受精や胎児鏡の研究のみにとどまったのである。

ＥＡＢは、連邦規則のもとで成立した保健教育福祉省に属する常設委員会である。一九七〇年代初期に、ＮＩＨは倫理的・法的・社会的問題を議論する諮問委員会の必要性を審議していた。七七年に、国家委員会の勧告を受けて初めて、保健教育福祉省のＪ・カリファノ長官が委員とスタッフを任命し、七八年にＥＡＢが設立されたのである。委員は、医学者が七名、法学者二名、哲学者二名、市民代表二名という構成であった。その後、数名のコンサルタントや研修生を加えて、七八年に、保健教育福祉省の政策も含めたＥＡＢの審議が始まった。

一九八〇年までの二年間に、約二〇回の会合が開かれた。ＥＡＢは、(1)体外受精研究において連邦政府の助成を受けるための条件を定めた報告書、(2)胎児鏡（fetoscopy）を用いた研究に関する報告書、(3)米国疾病管理予防センター（Centers for Disease Control, ＣＤＣ）における情報公開法の免除請求に関する報告書、(4)ＮＩＨにおける情報公開法の免除請求に関する報告書、という四つの報告書を発表した（付録のU2を参照）。

ＥＡＢにおける最初の課題は体外受精の問題であった。七八年に英国で初の体外受精が行われたのをきっかけに、ＥＡＢでは、七九年に、米国において体外受精に関する初の体系的な報告書を発表した。また、胎児鏡に関する研究が申請されたため、七八年八月にカリファノ長官がＥＡＢに審議を諮問したことをきっかけとしていた。当初は体外受精の研究助成に対する審査も行う予定であったが、保健教育福祉省の規約からはずれるため、審査は取りやめとなった。ＥＡＢは、胎児鏡のリスク・ベネフィット評価などを行い、研究申請を認める判断を示した。このように、ＥＡＢは研究推進のための妥協モデルに近いと考えられる。

ＥＡＢは常設委員会として設置されたが、継続されなかった。その理由の一つは、カリファノ長官の後を引き継いだＰ・ハリス長官が、ＥＡＢの続行に関心を示さなかったことにある。また、省の指針ではＥＡＢの継続は可能のはずであったが、ハリス長官は、同時期に活動していた大統領委員会との重複を考慮して、ＥＡＢの中止を決定した。また、八八年にＯＴＡの報告書によって、ＥＡＢを存続させるようにという勧告が出され、保健教育福祉省は新しいＥＡＢを提案したが、Ｒ・レーガン政権に承認されなかったという理由もある。

『体外受精研究』の報告書は、体外受精に関する米国初の体系的な報告書である。英国の体外受精の成功を受けて審議を行い、その結果をまとめた。

(3) 大統領委員会（President's Commission 一九八〇〜八三年）

一九七〇年代後期には、体外受精などの生殖補助技術や医科学研究の進展がめざましかったが、依然として被験者保護の問題が指摘されていた。その中で、国家研究法案をロジャース議員と連名で提出したケネディ上院議員は、国家委員会の課題についてさらに審議を深めるために、新しい法案を提出した。国家委員会よりも権限を高めるために、豊富な予算や独立性の高い委員会として大統領委員会が規定されて、臨床医学、死の定義、ヘルスケア問題、遺伝子スクリーニングなどの新しい倫理問題を審議することを定めた法案が提出されたのであった。

大統領委員会（President's Commission for the Study of Ethical Problems in Medicine and Biomedical and Behavioral Research）は、一九七八年に議員立法（Public Law 95-622）のもとで、J・カーター大統領によって、大統領府に独立委員会として設置された。なお、途中でレーガン大統領に交代し、委員も大幅な変更があった。七八年に四年間で二億四〇〇〇万ドルの予算で大統領委員会を認める法律が上院で可決し、七九年一二月にカーター大統領が大統領令（Executive Order 12184）を提出した。大統領と議会の政治的関係のために、委員の任命は遅れたが、EABの予算を用いて大統領委員会の事務局を支えることになった。八〇年に一一名の委員が任命され、そのうち三名は臨床医学分野、三名は医療・行動科学研究分野、五名は他の分野であった。四年の間に多くの生命倫理の問題に取り組み、一〇の報告書と一つの概略報告書を提出したのである。

議長のM・アブラムらによれば、大統領委員会は諮問委員会方式（公衆も審議に参加した合意形成の手法）を特徴とした。[22]事務局長は法学者のA・ケイプロンとなり、実践的な報告書の作成に取り組んだ。事務局は、専門スタッフ、アシスタント、専属コンサルタント、大学院生・インターンらによって構成されていた。専門スタッフは、事務職以外に、医学者、法学者、倫理学者、社会学者、研究員らが任務に就いた。国家委員会は、医科学研究における被験者の保護に焦点を当てていたが、大統領委員会は、研究倫理（被験者の保護）のみならず医学の臨床倫理を対象とした点に特徴を持つ。特に、死の定義や尊厳死の問題は、臨床活動や臨床倫理に大きな影響を与えた。大統領委員会は、レーガン政権への交代とともに委員の交代も行われた。委員は三名を除いて、他の全員が交代し、国家委員会と比べて、委員よりもスタッフがより重要な役割を果たすことになった。

大統領委員会の活動は、日本でも紹介されることが多い。たとえば、法学者の唄孝一は、大統領委員会を見学し、その紹介を行っている。[23]また、大統領委員会の概略報告書は日本でも翻訳されている。このような理由の一つとして、同時期に日本では脳死・臓器移植の問題が起こり、脳死問題を審議した大統領委員会の報告書に関心が高まったことが挙げられる。近年でも、日本の脳死臨調と大統領委員会が比較されることがある。[24]

大統領委員会では、妥協モデルと重複合意モデルの使い分けが行われたと考えられる。先端医療技術に関しては、多様な利益集団の意見を調整し、研究科学の推進と倫理問題の解決という複数のスタンダードが形成されており、妥協モデルの例として捉えることができる。たとえば、『生命の操作』の報告書では、遺伝子工学に批判的な宗教団体の書簡に対して、体細胞遺伝子治療と生殖細胞遺伝子治療の分類を行うことによって、体細胞遺伝子治療の研究推進を促し、生殖細胞遺伝子治療のヒトへの応用に対しては警告を行った（第五章を参照）。一方、脳死問題を扱った『死の定義』の報告書は、脳死の定義について医療関係者と法学関係者の合意形成を行っているが、この報告書には多様な意見を共通原則としてまとめるという重複合意モデルの特徴が見られる。実際、この報告書は、公衆生命倫理が米国に定着するうえで重要な役割を果たした。[25]このことからも、大統領委員会の審議には正義構想としての重複合意モデルの側面もあったといえるだろう。

報告書の特徴

『死の定義』の報告書は、脳死問題について重要な合意形成を示す文書として出版された。報告書には、⑴新しい統一指針として承認を受けたこと（米国弁護士会、米国医師会、統一州法会議）に加えて、⑵死の決定基準の体系的説明が盛り込まれた。後者の死の決定基準の体系的説明には、関連問題を論じたほぼすべての医師（五六名）の見解が含まれていた。[26]

『生命維持処置の中止決定』の報告書は、連邦政府刊行物の「ベストセラー」といわれている。ドラフトの段階でも多くの市民に読まれ、巻末の資料では多くの情報を提供した。裁判所、学術文献、教育において多く引用されている。[27]『生命の操作』の報告書は、遺伝子工学に関する報告書だが、実質的には遺伝子治療に関する内容をまとめている。遺伝子治療の体細胞遺伝子治療と生殖細胞系列遺伝子治療の相違点を明確にし、NIHのRACにおいて遺伝子治療の小委員会を設置するよう勧告した（第五章を参照）。この報告書によって、体細胞遺伝子治療の研究が大きく前進することになった。

グレイの調査結果をまとめると、大統領委員会の報告書の引用件数は表1―5のようになる。[28]国家委員会との単純な比較はできないが、裁判所・官報・医学誌・法律誌に引用された件数は増えたといえるだろう。これは、生命倫理委員会に対する認知度が高まったことが一因であると考察できる。

委員とスタッフによる評価（表1―6）によれば、政策への影響は大きく、全体として成功であったといえる。国家委員会との比較からすると、全体的な評価はやや下がっているが、これは委員の大半が途中交代したことの影響だろう。

また、グレイの調査によって、委員とスタッフから聴取した各報告書に影響を与えた要因の評価が集計されている。肯定的影響の要因として高いものからあげていくと、①スタッフの役割（56）、②報告書作成のための研究・論文

（41）③外的な利害関係（29）、④公聴会（22）、⑤責任の明確化（19）という結果になった。否定的影響の要因としては、①時間の制限（27）、②委員の構成（27）、③外的な利害関係（15）、④ホワイトハウスの政治的圧力（14）、⑤議会政治（10）が示された。国家委員会と同様に、大統領委員会は全体として肯定的な評価が強いといえるだろう。

表 1―5　大統領委員会における報告書の引用件数

報告書	裁判所*1	官報*1	医学誌*2	法律誌*2
死の定義	7	0	50	13
研究被験者の保護	0	37	2	0
研究被害の補償	1	0	1	1
医療における意思決定	7	3	34	31
生物医学研究への警鐘	0	0	0	0
生命維持処置の中止決定	36	5	105	71
ヒトを対象とする研究実施の規制	0	0	2	0
遺伝子スクリーニングと遺伝カウンセリング	1	0	8	12
ヘルスケアへのアクセス問題	0	0	21	22
生命の操作	0	11		15
合　計	52	56	223	165

＊1（1981-1993 年）＊2（1983-1995 年）

表 1―6　大統領委員会の委員とスタッフによる全体的な評価

報告書	成功	部分的成功	不成功	無回答
死の定義	9	2	0	3
研究被験者の保護	1	6	1	6
研究被害の補償	1	4	7	2
医療による意思決定	4	7	2	1
生物医学研究への警鐘	1	2	4	7
生命維持処置の中止決定	12	1	0	1
ヒトを対象とする研究実施の規制	2	5	1	6
遺伝子スクリーニングと遺伝カウンセリング	1	7	1	5
ヘルスケアへのアクセス問題	1	7	3	3
生命の操作	2	4	2	6
合　計	34	45	21	40

(4) 生命医療倫理委員会（Biomedical Ethics Advisory Committee, ＢＥＡＣ、一九八八〜八九年）

これまでの生命倫理委員会とは異なり、ＢＥＡＣはヘルスケアや医学研究における倫理問題を研究し、議会に助言する常設委員会として設置された。議会ではその目的として、医学研究における被験者保護、遺伝子工学の問題、ヘルスケア問題、ヒト胚研究の審議を行うことが法律に規定されていた。

その背景として、当時下院議員であったＡ・ゴアが、連邦議会に生命倫理委員会を設置する法案を提出し、一九八五年五月に法律（Health Research Extension Act, Public Law 99-158）が制定されたことがあげられる。生命倫理委員会を設置するために、議会は、まず生命医療倫理評議会（Biomedical Ethics Board, ＢＥＢ）を設置した。[29] またＢＥＡＣの設置のために、八六年から八八年までの間に、七五〇万ドルの予算が計上されたのである。しかし、一二人の議員から構成されるＢＥＢにおいて、委員の任命に一年近くの時間が費やされただけでなく、ＢＥＢの委員が、ＢＥＡＣの一三名の委員を選出するのに、さらに一年半近くかかった。そのため、八八年九月になってようやく、ＢＥＡＣの審議が開始された状態であった。[30] ＢＥＡＣは、(1)遺伝子工学（遺伝子治療）、(2)ヒト胚研究、(3)末期患者への食餌と栄養補給、という三つの調査課題を想定していた。最初の会議では、運営方針や委員やスタッフの任命について審議された。[31] 八九年二月に第二回会議が開かれ、事務局長のＲ・クック・ディーガンが予算問題やテーマ設定を計画した。その際、遺伝子工学に関しては、遺伝子治療、ヒトゲノム計画、遺伝子検査とスクリーニング、遺伝情報の社会的問題（優生学問題）が報告された。また、末期患者への食餌と栄養補給やヒト胚研究のガイドラインに関する問題整理が行われた。

ＢＥＡＣでは、研修制度プログラム、アウトリーチプログラム、アーカイブプログラム、評価プログラムの四つを計画していた。[32] 研修制度プログラムでは、医師や生命倫理学者の人材育成を計画した。アウトリーチプログラムでは、「連邦生命倫理」（federal bioethics）をより効果的にするために、セミナーや政策関係者のワークショップ、報道関係者への説明やワークショップ、資料リストの作成を予定していた。アーカイブプログラムにおいては、これまでの生命倫理委員会に関する資料を収集し、アーカイブや年報の作成などを行う予定であった。評価プログラムは、連邦生命倫理の活動を評価することを目的とし、これまでの生命倫理委員会の活動を評価することで、長所や短所を生かそうと試みたのであった。

しかしその後、人工妊娠中絶に批判的であった議長のW・グラディソンが亡くなったため、BEBでは、そのポストをめぐって人工妊娠中絶に関する賛成派と反対派の間で議論が紛糾した。その結果、会議が中断され、BEACは二回の会議が行われたのみで一九八九年に報告書を出さないまま終了した。BEACは、NIHの胎児組織移植研究委員会と同様に、中絶問題における政治的な衝突によって、生命倫理委員会が頓挫した事例である。委員長の任命に政治的圧力が加わった結果、委員会の活動に問題が生じたのである。この中止をきっかけに、米国では九〇年代初期に連邦政府の生命倫理委員会の活動が一時途絶えることになった。このように、BEACでは十分な審議は行われない状態で予算手続きにおいて多数決原理モデルの影響を受けたと考えられる。

(5) 国家生命倫理諮問委員会（National Bioethics Advisory Commission, NBAC、一九九六～二〇〇一年）

NBACは、W・クリントン大統領によって、国家科学技術会議（National Science and Technology Council）に設置された。大統領令（Executive Order 12975）を受けて、一七名の委員（最初は一五名）が任命され、二四名ほどのスタッフが任用された（付録のU5を参照）。NBACは最初の目的として、(1)人体実験研究に関わる諸権利と福祉の保護、(2)ヒト遺伝子の特許化を含む遺伝情報の運用管理と利用の問題、という二つの課題を設定していた[33]。そのため、被験者小委員会（human subject subcommittee）と遺伝子小委員会（genetics subcommittee）に分けられ、合同委員会と小委員会がそれぞれ開催されていた。クローン羊ドリーの事例が報告されるとともに、クリントン大統領からヒト・クローン問題やES細胞（ヒト胚）に関する報告書が諮問され、にわかに注目を浴びた。

NBACが設置されるまでの経緯として、NIHにおけるヒト胚研究委員会がNIHのH・バーマス長官によって

表1—7　国家生命倫理諮問委員会の報告書に対するメディアの引用数

報告書	1996	1997	1998	1999	2000	2001	合計
ヒト・クローン	0	458	167	23	8	9	665
精神障害者対象研究	0	1	16	15	1	0	33
ヒト生体試料研究	0	2	3	16	6	1	28
ヒト胚研究	0	1	13	228	25	9	276
国際治験研究	2	7	2	0	6	7	24
被験者対象研究	6	23	18	44	14	3	108
合　計	8	492	219	326	60	29	

発足していたことが挙げられる。ヒト胚研究委員会は、(1)不妊の改善、卵の凍結保存、着床前診断、ヒト胚研究への連邦助成研究費を許可すること、(2)不妊治療後における余剰胚の研究利用は、カップルの同意のもとで、受精後一四日以内に限り、許可すること、(3)ヒト・クローンの研究は時期尚早であること、を報告した。しかし、中間選挙で民主党が大敗すると、クリントン大統領はNIHの答申を却下した[34]。続いて、クリントン大統領によって、九四～五年にヒト放射線実験委員会（Advisory Committee on Human Radiation Experiment, ACHRE）が設置された。これは、メディアが、冷戦中に政府の被爆実験を報道したことをきっかけにして、過去の被爆実験を遡って調査したものである。クリントン大統領はACHREの勧告に対応するために、NBACを新設して、被験者保護のための国家的な議論を行ったのである。

NBACは、取り扱うべき生命倫理の問題について、以下の四つの基準を設定していた。(1)生命倫理の問題が公衆衛生・政策にかかわる緊急性をもつこと、(2)生命倫理の問題が連邦政府の科学技術に投資する目的に関連すること、(3)生命倫理の問題について慎重に審議できる他の団体がないこと、(4)生命倫理の問題に関連する利害関心の範囲が政府機関に当てはまること、であった。報告書の作成にあたっては、外部の専門家や一般の人からヒアリングを行い、専門家による委託論文集を作成した。報告書のドラフトは、ウェブ上で公開され、パブリックコメントを求めたのである。九九年九月に二年間の延長が認められ、ＮＢＡＣは六年間の開設となった。また、年間予算として三〇〇万ドルが費やされた。

ヒト・クローンやヒト胚研究のようなＮＢＡＣの合意形成は、妥協モデルに基づく。ヒト胚研究の報告書は研究推進をみとめる結果となり、(35) 科学研究の推進と倫理問題の提示という複数のスタンダードが見られた。また、ヒト・クローンの報告書は、多様な宗教の見解を提示しているが、これらがどのように重複する原則をもつのかは必ずしも明確にしていない。これについては三ヶ月という短期間で作成されたことが一因としてあげられるだろう。(36) 被験者対象研究の報告書は、ベルモント・レポートの影響を受けながら、ＩＲＢ改革に向けた審議を行った。だが、共通の倫理原則を構築するにはいたらなかったのである。(37)

報告書の特徴

『ヒト・クローン』の報告書は、クローン問題の出現によって、大統領から諮問を受け、三ヶ月という短期間で答申を提出した。ＮＢＡＣは安全性の観点からヒト・クローンの生成を禁止するべきであるという結論を示した。(38)『ヒト胚研究』の報告書では、不妊治療後の余剰胚からのＥＳ細胞株の樹立とその研究利用について助成を行うべきであるとした。

ＮＢＡＣの報告書の引用件数（メディア・学術誌）は、表１―７や表１―８のようになる。(39) これらの表が示すように、クローン技術やヒト胚研究が開発された時期と重なったために、それぞれの報告書は、緊急性の高い課題として大きな注目を浴びたことがわかる。

表１―８　国家生命倫理諮問委員会の報告書に対する学術誌の引用数（1996-2001年）

報告書	文献数
ヒト・クローン	30
精神障害者対象研究	18
ヒト生体試料研究	11
ヒト胚研究	17
国際治験研究	4
被験者対象研究	4
合　計	84

3　生命倫理委員会の制度化

これまで連邦政府の生命倫理委員会を歴史的に概観してきた。では、この過程において、米国の生命倫理委員会はどのような制度化を経てきたといえるのだろうか。序章で論じたように、制度化とは行為・意味・物質の類型化である。ここでは、その三つの視点から分析を試みたい。

まず第一に、行為の観点から、生命倫理委員会の分析を行なう。ＯＴＡの報告書によれば、生命倫理委員会は、「特別委員会」(ad hoc committee)、「定期委員会」(term-fixed committee)、「常設委員会」(standing committee)に分類される。(40) 特別委員会とは、定められた期間に一つの事例を審議する委員会のことであり、定期委員会は、定められた期間に複数の事例を審議する委員会である。ただしいずれも、会期が延長され会期が繰り返し続くことはある。常設委員会は、常設機関として複数の事例を審議する委員会である。米国における生命倫理委員会の制度化は、ＥＡＢやＢＥＡＣを除けば、定期委員会方式に基づいている。米国の生命倫理委員会は、期間内における一定の成果を重視しながら、委員会の更新手続きを行っているといえるだろう。

米国では国家レベルの生命倫理委員会は定期委員会が多い。これは任期を定める連邦諮問委員会法（ＦＡＣＡ）に拘束されていることがその一因である。もちろん常設委員会の設立が勧告され、ＥＡＢやＢＥＡＣが成立したような例もあるが、十分に機能しなかった。この理由として、ＦＡＣＡのもとで予算の手続きを行う必要があることから、連邦政府機関の意向（たとえば、長官の判断）や議会の政治的な利害関係が反映されて、予算手続きが困難になったためである。また、ＯＴＡの分析によれば、定期委員会のほうが、常設委員会よりも費用が少ない。(41) これは、常設委員会では多くのスタッフを抱えて報告書の作成を行うため、人件費がかかるためだと考えられる。

このように米国の生命倫理委員会は定期委員会方式を基盤とする。米国の定期委員会方式を図式化すると、図１―

1のようになるだろう。委員会は委員と事務局長が中心となって議論を行う。分野別のインフォーマルな研究班が形成され、担当の委員と専門家でもあるスタッフがドラフト案や審議の準備を行う。その際、多くのコンサルタントから助言を受けながら、数名のコンサルタントに論文作成を委託することがある。さらに、公開のヒアリングにおいて、専門家集団、学会、一般市民代表からの質問や発表を受けつけている。代表的な学会の場合には、専門スタッフが参加し、必要に応じて代表者がコメントを行っている。米国の定期委員会方式の特徴は、多様な専門家がかかわり、専門家の人材育成やネットワーク作りなど、研究センターの役割を果たしていることである。

このような定期委員会方式のもとで、米国の生命倫理委員会は、実践的なコミュニケーション行為を促してきた。

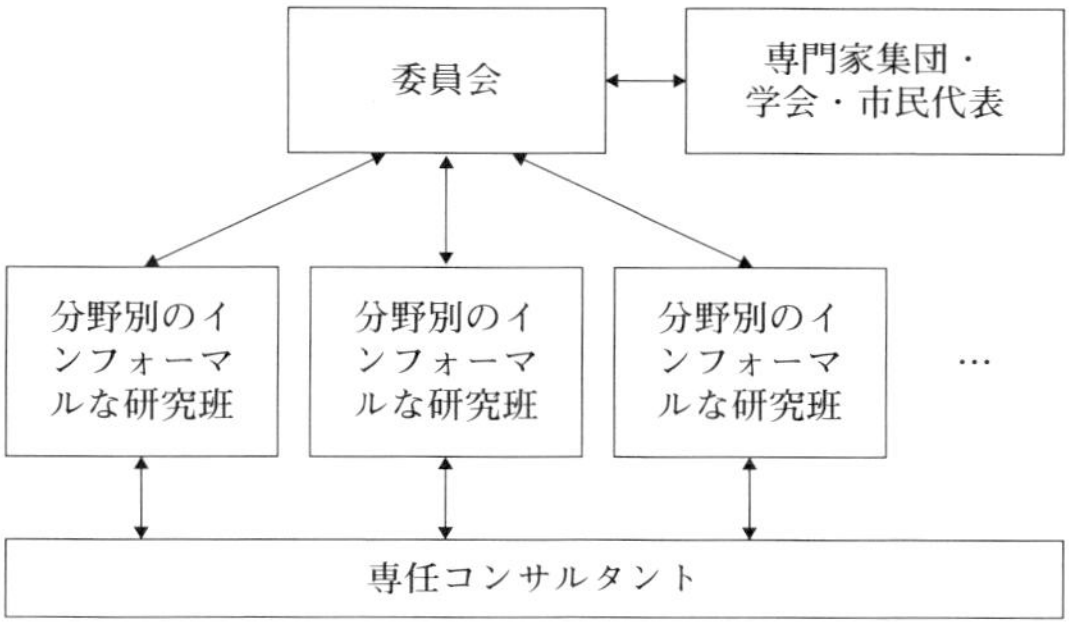

図1—1　定期委員会方式

たとえば、「合意を形成すること」、「反論や多様な価値を明晰にすること」、「将来の問題を同定すること」、「国民的討論のフォーラムとなること」、「研究成果を応用すること」、「政策を立案すること」、「立法化の施行を点検すること」、「裁判所の判定を助けること」、「専門家の研究を生かすこと」などがある。[42] このようなコミュニケーション行為は、九〇年代の後半からの新しいライフサイエンスの技術開発とともにクローン技術やヒト胚研究などの課題が浮上してきた際に生かされることになった。ヒト胚研究は、受精卵の扱いにかかわる賛否両論が多く、ＮＢＡＣのみならずＰＣＢＥでも継続的に審議されている。これらの審議は、公的なフォーラムとして機能しているという指摘もあり、生命倫理の議論の活性化に役立っている。他方、国家委員会や大統領委員会の頃と比べ、九〇年代以降、議員立法から大統領令による設置が増えたこともあり、政治的な中立性を保つのが必ずしも容易でないと考えられる。[43] 実際、八〇年代の生命倫理委員会と比べると、委員会の報告書が法律や政策に反映されることは少なくなっている。このように生命倫理委員会の営みは、政治的な影響を受けやすいといえるだろう。しかし、多様な価値観を尊重しつつも社会における合意形成を行うことが、重要なコミュニケーション行為の一つであることは間違いない。

第二に、意味の観点から制度化を分析すると、生命倫理委員会は、医科学研究に伴う価値や規範に影響を与えていることがわかる。連邦政府機関の生命倫理委員会の活動は、「規制倫理学」[44]といわれている。賛否両論が起こりうる生命倫理の課題に対して、多様な専門分野を代表する委員やスタッフが、科学的な事実に基づきながらも「倫理的妥当性」を議論し、否定でも肯定でもない調停を図ることを目指すのである。その結果、生命倫理の論争における価値や意見の対立点が明示され、それらが一致するように合意形成を行うようになった。その際には、公聴会や公開審議を行い、生命倫理の問題に対する市民の関心を高める役割を果たした。倫理的妥当性を審議する「規制倫理学」の事例として、国家委員会における研究倫理の三原則（人格尊重、善行、正義）をあげることができる（第四章を参照）。その具体的な規則としてインフォームド・コンセント、リスク・ベネフィット評価、被験者の選定が示された。このように、生命倫理委員会は、定期委員会方式のもとで、医科学研究にかかわる価値や規範を構築してきている。その価値や規範の枠組は、被験者保護や研究倫理と密接な関係をもっているといえるだろう。

また、生命倫理にかかわる規制や政策を生み出す研究を「規制科学」(regulatory science) とみなすこともできる[45]（第五章を参照）。規制科学は、学会のピアレビューに基づく「研究科学」(research science) とは異なり、倫理的・法的・社会的問題の科学的妥当性を審議することによって政策のための科学として機能する。規制科学は、規制倫理学と重なることもあるが、生命倫理の問題における「科学的妥当性」に焦点を当てる傾向がある。公共政策や評価のために科学的事実を用いて新しい科学的な枠組を構築することを目指すのである。生命倫理委員会には、規制倫理学と規制科学の両面があるが、審議課題や目的によって、両者のバランスは異なっている。

「規制倫理学」あるいは「規制科学」としての生命倫理委員会は、対立しがちな価値や規範の問題に対して極端な肯定も否定もせず中立的な合意を目指していた。七〇年代から九〇年代まで、多くの生命倫理委員会は、被験者の保護という規範を明示してきた。社会的弱者に対して研究上の保護を示し、被験者の自律を明示する規範を構築してきたのである。実際、主な生命倫理委員会（国家委員会、大統領委員会、NBAC）は、医学研究における被験者保護を審議課題の一つとして扱っている。国家委員会では、国家研究法の影響によって、医学研究における被験者保護に対する勧告が中心的なテーマとなった。大統領委員会は臨床における諸問題を取り扱ったが、被験者保護の問題を引き継いだ。NBACでは、前身であるヒト放射線実験委員会による被爆実験の調査や勧告を受け、被験者保護の問題が最初の課題とされたのである。

第三に物質の観点から制度化をとらえると、米国の生命倫理委員会では、報告書という文書化が重要な役割を果たしていることがわかる。報告書は、A・ギデンズが述べるように、規則を可能にする資源としてみなすことができる(46)（序章を参照）。生命倫理委員会は、ヒアリング（公聴会）の実施と質の高い報告書の作成が重要な仕事となる。特に、専門スタッフやコンサルタントが調査を行い、委員との審議のもとで、報告書を作成している。その結果、国家委員会が一〇の報告書、EABが四つの報告書、大統領委員会が一〇の報告書、NBACが六つの報告書を提出している。BEACは報告書を出さなかったが、それはBEACの活動期間が実質的にほとんどなかったためである。その点を考慮すると、ほとんどの生命倫理委員会が複数の報告書を作成しており、しかも、同じ委員会において、テーマは臨床医学から科学技術の問題まで多岐にわたることが多いのがわかる。専門学術誌の発行が科学者共同体の形成に寄与するように、このような報告書の作成は、公衆生命倫理の形成に影響を与えている。

報告書には、コンサルタントなど専門家の論文が付録として掲載されていることもある。自然科学・社会科学・人文科学にまたがる論文を一つの報告書に収録することは、研究科学において必ずしも多いことではない。このような学際的な論文は、公共の問題に対して独自の領域を形成する機能をもつといえるだろう。ただし、米国の生命倫理委員会の報告書は、日本の報告書のように、指針や法律の作成を前提としているわけではない。ヒアリングや調査結果に基づく研究成果を基盤として政策提言を示しているにすぎない。米国の生命倫理委員会の成否は、報告書を作成した後に行われる承認の過程にあるのであって、その評価の少なくとも一部分は、連邦機関における政策・法律の策定や一般市民の理解向上に寄与したかどうかにあるといえるだろう。

4　まとめ

本章では、国家委員会、倫理諮問委員会(EAB)、大統領委員会、生命医療倫理委員会(BEAC)、国家生命倫理諮問委員会(NBAC)における生命倫理委員会の体系的な歴史分析と考察を行った。米国の生命倫理委員会は、連邦諮問委員会法(FACA)のもとで、委員のバランスのとれた構成、公開、独立性などの要件を必要とする。米国を代表する生命倫理委員会は、一九七〇年代中期に研究倫理を中心とする国家委員会を基点として始まり、八〇年代の大統領委員会へ発展し、生命・医療倫理政策や臨床問題に大きな影響を与えた。大統領委員会では、研究倫理の問題に限らず、脳死、尊厳死、遺伝子治療、医療へのアクセスなど、臨床倫理の問題を取り扱った。その一方で、常設委員会として設置されたEABやBEACは十分に機能せず、九〇年代初期は生命倫理委員会の活動はあまり見られなかった。だが、九〇年代中期から、NBACが開始され、研究倫理の問題のみならず、クローン技術やヒト胚研究など、ライフサイエンスの問題に取り組んだのである。

生命倫理委員会は、個別課題を論じる「特別委員会」、複数の課題を論じる「定期委員会」、常設機関として複数の審議を行う「常設委員会」の三種類に分類できる。その中で、米国の生命倫理委員会は、定期委員会方式が多かった。米国の生命倫理委員会の制度化は、行為・意味・物質の類型化によって分析することができる。まず、行為の観点からみると、生命倫理委員会は、定期委員会方式に基づいて合意形成を実践してきた。また、意味の観点からすると、生命倫理委員会は倫理的妥当性を審議する「規制倫理学」や科学的妥当性を議論する「規制科学」のアプローチを提示して医科学研究や臨床医学に影響を及ぼしてきた。さらに、物質の観点からすると、多様な委員やスタッフによる質の高い報告書が、政策を支える資源として重要な役割を果たしてきたのである。

第二章　日本の生命倫理委員会

第二章では、日本の生命・医療倫理政策の歴史において生命倫理委員会がどのような審議体制を築き、合意形成を行ったのかを分析する。

近年、日本の生命・医療倫理政策について多くの注目と関心が集まっている。(1) 日本ではこれまで、ガイドライン・中央委員会・各施設の委員会から構成される「ガイドライン＝委員会体制」、法律のハード・ローと対比した「ソフト・ロー」としての行政ガイドラインのあり方、日本では施行されていない「被験者保護法案」や「生命倫理法案」といった法律案の提起、先端医療におけるルール形成の問題など、数多くの研究が進展しつつある。(2) また、北米では、「倫理的な合意」に関する理論研究、生命倫理委員会の評価分析、生命・医療倫理政策の歴史分析（たとえば、ベルモント・レポートの分析）が行われ、(3) 米国の生命倫理委員会における「合意形成」をどのように行うべきかをめぐって活発な議論がなされている。第一章でも述べたように、「生命倫理委員会」とは生命・医療倫理政策を公の場で議論する政府審議会(4)（あるいは諮問委員会）である。

しかし、現在のところ、日本における生命・医療倫理政策の歴史に注目して、生命倫理委員会の詳細な分析を行う研究は必ずしも多いとはいえない。(5) 日本の生命・医療倫理政策がどのように形成されてきたのかという分析が少ないのである。その理由の一つとして、日本で常設の生命倫理委員会が設置されたのが一九九〇年代後半であり、生命倫理に関わる多くの行政ガイドラインが二〇〇〇年代に施行されたため、生命・医療倫理政策の研究は比較的近年の政策問題を取り扱う傾向にあることが指摘できる。しかし一方で、日本の生命倫理に大きな影響を与えた生命倫理委員会として、九〇年代初めの「臨時脳死及び臓器移植調査会」などをあげることができる。日本では、これまで脳死・臓器移植に関する社会的合意形成が大きな問題として取り上げられてきたが、生命倫理委員会という機構に応じてその合意形成を扱う歴史研究は、少数の研究を除き[6]、十分に行われているわけではない。特に、近年の生命・医療倫理政策の影響力を考慮すると、生命倫理委員会における「合意形成」が歴史的にどのように実施されてきたのかを理解することは、必要不可欠といえるだろう。

本章の目的は、一九七六年から二〇〇一年における日本の生命倫理委員会の歴史的展開を分析し、合意形成モデルに基づいて、日本を代表する生命倫理委員会の合意形成について考察することである。生命倫理委員会の合意形成の類型を最も体系的に分析した研究として、M・ベンジャミンの研究をあげることができる[7]。その研究を参照しながらも、本章では、序章で提示した四つの合意形成モデルによって生命倫理委員会の分析を試みる。再度確認しておくと、「完全合意モデル」は、審議の勧告や原則が満場一致となる場合をさす。「重複合意モデル」は、政治哲学者J・ロールズが提唱した概念(「重なり合う合意」)に基づいており、多様な視点をもつ委員が各々の立場から基本的な原則に同意する状況をさす。一方、「妥協モデル」とは、相互利益のための譲歩をさし、複数のスタンダードがみられる。「多数決原理モデル」とは、審議によって賛否両論が生じた際に合意は投票によって行われることを意味する。

この合意形成モデルを用いることによって、日本における生命・医療倫理政策の倫理的・政治的な特徴が明らかになると考えられる。小集団だが公共性のある生命倫理委員会の合意形成は、法律や指針という形で反映され、多くの人々に影響を与えることが多い。そのため、これまでの生命倫理委員会がどのような合意形成を行ってきたのかを理解することは非常に重要である。歴史分析を通して、合意形成モデルがどのように当てはまるのか検証することは、今後、日本の生命倫理委員会における審議の特徴を理解するために必要な作業といえよう。

1　生命倫理委員会の歴史的変遷

日本における生命倫理の歴史的調査から、生命・医療倫理政策に影響を与えた五つの生命倫理委員会の事例を抽出すると、表2―1のようになる。

表2―1　日本の主要な生命倫理委員会

生命倫理委員会名	審議体制
科学と社会特別委員会 （文部省 1976-80 年）	組換え DNA 実験問題等の特別審議，政策立案，審査委員会設置
生命と倫理に関する懇談会 （厚生省 1983-85 年）	私的懇談会における生命倫理の個別問題に関する特別審議
臨時脳死及び臓器移植調査会 （総理府 1990-92 年）	議員立法に基づく脳死・臓器移植問題の特別審議・政策提言
厚生科学会議（「遺伝子治療に関する専門委員会」） （厚生省 1986-97 年）	遺伝子治療問題の特別審議・政策立案・審査委員会設置
科学技術会議生命倫理委員会 （総理府 1997-2001 年）	クローン技術・ヒト胚・ヒトゲノム研究問題の常設委員会，政策立案

もちろん、これ以外にも生命倫理委員会として重要な審議会はいくつもある。たとえば、組換えＤＮＡ実験問題では、日本学術会議の生物科学研究連絡委員会「プラスミッド問題検討小委員会」や、科学技術会議「ライフサイエンス部会」をあげることができるだろう。しかしその中でも、文部省の「科学と社会特別委員会」は、組換えＤＮＡ実験指針を日本で初めて策定したものとしてとりわけ重要であるため、本章でその役割を分析することにする。また、一九九〇年代の遺伝子治療に関しては、厚生省のみならず、文部省でも審議が行われていた。具体的には、学術審議会特別領域研究推進分科会バイオサイエンス部会「遺伝子治療臨床研究ワーキング・グループ」が指針の策定に関与している。だが、遺伝子治療の審査委員会を率先して立ち上げたのは、厚生科学会議や、その下部組織の「遺伝子治療に関する専門委員会」であるため、この章では厚生省の生命倫理委員会を分析することにした。さらに、九七年以降、厚生科学審議会は、遺伝子治療だけでなく、多くの下部組織をもっており、たとえば、先端医療技術

評価部会の「生殖医療技術に関する専門委員会」や「出生前診断に関する専門委員会」が生殖医療問題を審議していた。(8) これらは、生殖補助医療において重要な審議会であるが、比較的近年の事例であり生命倫理の歴史に大きな影響を与えた指針や政策提言につながったとはいいがたい。そのため、本章では、これらの審議会の分析は省略することにする。

以下、表2―1にあげた生命倫理委員会の歴史的経緯、審査体制の特徴、合意形成について、分析結果や考察を簡潔にまとめていこう。

(1) 科学と社会特別委員会（一九七六〜八〇年）

一九七〇年代の生命倫理委員会に関する研究は、近年まであまり行われていなかった。これまでの生命倫理の歴史研究では、生命科学者V・R・ポッターの『バイオエシックス』の翻訳や生命科学者の青木清による生命倫理教育から始まり、医学者の武見太郎が提唱した生存科学、生命倫理学者の木村利人による人権運動、学際的な研究分野などが重要な役割を果たしたとされている。(9) しかし、近年の研究が示すように、初期の生命倫理研究者の中には、ライフサイエンス論にかかわり、組換えDNA実験の問題をきっかけに生命倫理に取り組んだ人が少なからずいることが明らかになっている。組換えDNA実験の規制では、技術革新による倫理問題、ライフサイエンスの安全性の問題、学際的な審議の必要性、などが論じられた。特に、生命倫理委員会において、自然科学者と人文社会科学者がお互いに審議を行ったことは、重要な過程であった。近年活躍している生命倫理学者や行政官の中には、当時のライフサイエンス問題に関与していた人々が少なからずいる。そのため、七〇年代の生命倫理委員会は、生命・医療倫理政策の起点であったというだけでなく、生命倫理の歴史に少なからぬ影響を与えたといえるだろう。本節では、米国の審議が日本にどのように影響を与えたのかを説明したうえで、文部省の生命倫理委員会を中心に分析を行う。

一九七〇年代に分子生物学者P・バーグが組換えDNA実験の手法を開発したが、バーグらを中心とする全米アカデミー（National Academy of Sciences, ＮＡＳ）の委員会が組換えＤＮＡ実験のモラトリアムを提案した。全米アカデミーは、組換えＤＮＡの増殖に伴うウィルスによるバイオハザード問題を検討し、組換え実験のモラトリアム、アシロマ会議の開催、米国国立衛生研究所（ＮＩＨ）の実験指針作成委員会の設置を勧告したのである。その後、七五年二月に科学者が集まりアシロマ国際会議を開催した。それらを受けて七六年六月にＮＩＨは組換えＤＮＡ実験指針を作成したのである。

日本でも、日本学術会議において遺伝学者や分子生物学者を中心に自主規制に関する審議がすでに開始されていた。(10) 七四年秋の日本遺伝学会幹事会において検討され、その後関連分野の有志による話し合いのもと、日本学術会議において生物科学研究連絡委員会内にプラスミッド問題検討小委員会が設置された。シンポジウムなどを開催し、広く専門外の意見を反映させようとしたのである。七六年七月に、安全研究指針の基準を作成するために、分子生物学者の渡辺格を中心とする科学者が、組換えＤＮＡ分子研究検討ワーキング・グループを形成した。ワーキング・グループは、文部省科学研究費における特定研究の活動の一つとして行われ、「遺伝子操作指針設定に関する基本方針（案）」を中間報告の資料として、プラスミッド問題検討小委員会に提出し、七七年四月に修正を加えたプラスミッド問題検討小委員会案を学術会議に報告した。その後、日本学術会議は、各部会との調整を経て、七七年一〇月に「我が国におけるＤＮＡ分子組換え研究の進め方」という声明を発表し、実験の推進を承認した（付録のＪ１を参照）。

一九七六年六月には、米国の国務省からＮＩＨの実験指針に関する日本の意見照会が求められ、日本の行政機関も本格的に組換えＤＮＡ問題に取り組み始めた。(11) 同年一〇月に文部省学術審議会に「科学と社会特別委員会」（以下、特別委員会）が設置された（付録のＪ２を参照）。七七年六月に特別委員会の第一回会議が行われ、国内外の状況、今後の方針などが検討された。その際、組換えＤＮＡ実験規制を集中的に審議するために「組換えＤＮＡ（検討）小委員会」が発足した。特別委員会では、学問研究の立場から自由な討論を行い、法的規制は行うべきではないという基本見解が示された。委員会では、法学者の碧海純一を議長としながら、渡辺格らの科学者が重要な役割を果たした。

特別委員会では、組換えＤＮＡ問題にとどまらず、科学と社会に関わる多くの問題が論じられたのである。

組換えＤＮＡ小委員会は、八回の全体会議と同時に、日本学術会議との連携によって「指針案作成ワーキング・グループ」における十数回の会合を実施した。また、文部省学術局は、米国、フランス、イギリスの状況を理解するため、渡辺を団長とする海外調査団を派遣したのである。組換えＤＮＡ小委員会は、ＮＩＨのように指針を出すのか、あるいは法律による規制を行うのかについて非公開の審議を行った。その結果、七八年七月に中間取りまとめが公表され、ガイドラインによる規制を行うことを決定した。[12] 七九年三月に「大学等の研究機関等における組換えＤＮＡ実験指針」が告示され、安全委員会などの設置が義務づけられるようになった。

一九七六年九月以降、科学技術会議ライフサイエンス部会は、産業応用等を目的とした国内の組換えＤＮＡ実験すべてを規制する審議を行い、七九年八月には「組換えＤＮＡ実験指針」を策定するに至った。七九年三月には海外の実験規制の状況を調べるために、各省庁の行政官や民間企業の研究者からなる海外調査団を派遣し、その報告や文部省の指針に基づきながら、七九年八月に内閣総理大臣決定の「組換えＤＮＡ実験指針」を答申した。

組換えＤＮＡ実験の審議は、八〇年代におけるバイオエシックス（生命倫理）の議論に大きな影響を与えた。たとえば、学術誌『理想』でバイオエシックス特集が組まれ、議論がさかんに行われた。[13] 近年では、組換えＤＮＡ実験と生命倫理の歴史の関係を論じる論文が増えてきている。[14] 特に、七〇年代に日本学術会議における審議の中で「生命倫理」という用語が示されており、組換えＤＮＡ実験の審議が生命倫理の問題として捉えられていたことがうかがえる。文部省学術審議会の特別委員会では、組換えＤＮＡ実験指針のみならず、科学と社会の諸問題について「自由な討議」を行っていたのである。その審議の参加者の中にはバイオエシックス（生命倫理）に関わりをもつ者も現れた。たとえば、オブザーバーとして参加した生命科学者の中村桂子は、八〇年代のバイオエシックスの議論に貢献した人物の一人である。[15]

この審議会は、行政機関が「審議会を形成しマニュアル型のガイドラインを施行する」という行政手法をライフサイエンスのバイオエシックス分野に適用した最初のケースだと考えられる。特に、安全管理を明記したガイドラインを形成し、各施設に安全委員会の設置を義務づけているなど、ライフサイエンス分野のガイドラインや委員会のさきがけといえるだろう。その一方で、組換えＤＮＡ実験指針は、研究施設の建設を促し、日本の遺伝子解析研究の発展を促進させた。これらの点からも、日本の生命・医療倫理政策の基点となる事例だといえるだろう。

文部省の特別委員会の合意形成は、妥協モデルとして考察できる。その理由として、組換えＤＮＡ実験における安全確保の手法を確立するうえで、科学者は、国際的に採択されているＮＩＨの指針を見習い、学会主導の自主規制から行政主導の自主規制へという妥協があったと考えられるからである。日本学術会議では、組換えＤＮＡ実験に関する声明や報告書を発表したが、実際の規制は、文部省や科学技術庁のガイドラインに基づいていた。文部省の特別委員会の審議は、学術会議の自主規制の立場を尊重しながらも、国の関与は研究費交付条件による行政指導の範囲にとどめるという見解を取った。

(2)　生命と倫理に関する懇談会（一九八三〜八五年）

一九八〇年代初期に、日本の生命倫理の中心的な課題は、ライフサイエンス論から医療・医学研究の倫理問題へ移行した。当時、新しい生命科学技術は、医療分野に応用され始めており、新しい医療問題として理解されていたのである。たとえば、体外受精が初めて実施され、生殖医療問題が頻繁に報道されるようになったことから、文部省や厚生省等では、次第に生命倫理の問題に関する認識が高まりつつあった。その中で、重要な役割を果たしたのが「生命と倫理に関する懇談会」である。厚生大臣の私的懇談会であったが、脳死・臓器移植など重要な生命倫理の問題を取り上げ、その後の生命倫理の発展につながった。たとえば、八六年に日本医師会生命倫理懇談会が実施され、八八年に報告書が示された。これらの審議をきっかけに、脳死・臓器移植が国民的な議論に展開するまでに至ったのである。その点で、「生命と倫理に関する懇談会」は、特別な指針策定や政策提言を行わなかったが、生命倫理や生命・医療

表 2―2　生命と倫理に関する懇談会

第１回　「生命科学と倫理の基本問題」	第 9 回　「解剖学者からみた生死観」
第２回　「脳死と臓器移植」	第10回　「医療技術と遺伝形質の問題」
第３回　「体外受精」	第11回　「総論的な総括」
第４回　「植物状態患者，ターミナル・ケア」	第12回　「臓器移植と脳死」
第５回　「総括的討議」	第13回　「終末期医療，生殖医療」
第６回　「フリー・トーキング」	第14回　「医師・患者関係」
第７回　「生命観」	第15回　「遺伝性疾患の治療」
第８回　「フリー・トーキング」	

倫理政策の歴史の一端を担うものだったといえるだろう。

「生命と倫理に関する懇談会」(以下、懇談会) は、一九八三年四月に厚生大臣の私的懇談会として設置され、一一名の有識者から構成された (付録のＪ４を参照)。事務局は厚生省健康政策局医事課に置かれ、厚生大臣が座長をつとめた。臓器移植、人工心臓、ターミナル・ケア、体外受精、遺伝子操作問題など、生命科学や医療にかかわる倫理的な諸問題を審議するため、懇談会として審議を行ったのである。[16] 特別委員会方式をとり、専門家の講演をもとに、議論を行う形式をとった。米国の大統領委員会を模範としながらも、脳死・臓器移植、死生観、ターミナル・ケア、体外受精、遺伝子治療など、多様なテーマについて議論を行った。それぞれの具体的なテーマは表２―２のようになっていた。報告書は、すべての事項について結論を出すことは避け、検討の方向や問題点を示すことを目的とした。そのため、報告書は、各テーマに応じて、講演の内容、審議録、資料などがまとめられている。生命倫理の議論のたたき台として議事録や報告書が出版されたのである。

懇談会は、米国の大統領委員会の影響を少なからず受けている。[17] だが、大統領委員会と比べると、政策の勧告を行わない点で大きく異なっていた。また、懇談会は非公開であり、国民の認識度は必ずしも高いとはいえなかった。この意味でたしかに懇談会の審議は生命倫理の行政政策に直接結びついたわけではないものの、行政機関において生命倫理の問題提起を早い時期に行った点で重要である。たとえば、この懇談会において、委員の一人である渡辺格は、新しい自然科学には、物質から生命を経て精神へという動きがあるとみなし、『生命の世界』に入ろうとしている自然科学は、思想的にも技術的にも社会に大きな影響を与えようとしている」という問題提起を行った(18)。特に、多くの先端医療問題が審議の対象となった。たとえば、懇談会は、脳死・臓器移植の問題を先駆けて審議し、脳死討論の一つの契機となったことでも知られている。たとえば、筑波大学の医学者である岩崎洋治は脳死者から臓器移植を行う必要性を説いた。体外受精に関しては、慶応大学の飯塚理八が講演を行い、体外受精の賛否両論が論じられた。肺がんの末期患者に関する講演を受けて、終末期医療についての意見交換も行われた。

この懇談会は、多様な専門家や有識者を招いて個別問題を審議するという「生命倫理委員会」の雛形を形成するのに貢献したといえるだろう。また、ライフサイエンスのみならず、先端医療技術や臨床医療の問題を論じたことによって、生命倫理が医療分野に広がるきっかけになったとも考えられる。少なくとも、この懇談会以降、先端医療技術の問題が「生命倫理」の分野に属するものとして一般の人々に報じられ、生命倫理という用語が広範囲に用いられるようになったといえる。実際、論文や出版物の文献数を分析すると、八〇年代中期に、バイオエシックスという用語件数よりも生命倫理という用語件数のほうが増えたことは注目に値する。生命倫理という用語が一般に定着するのに一定の貢献を果たしたといえるかもしれない。

懇談会では個別問題に関する問題提起が行われ、生命倫理の議論を呼び起こした。だが、これらの議論は意見交換という形にとどまり、審議内容の合意形成は行われなかった。当時、厚生大臣はガイドラインの検討も視野に入れていたが、行政が倫理の問題を扱うのはふさわしくないという見方もあり、策定につながらなかったのである。そのため、懇談会は、合意形成を行わないフォーラム型の審議会であったということができる。

(3)　臨時脳死及び臓器移植調査会（一九九〇～九二年）

日本の生命倫理の歴史において大きな変化が見られたのは、一九八〇年代中期から九〇年代初期の脳死・臓器移植問題を通してである。当時、脳死・臓器移植に関する多くのフォーラムや研究発表が行われていた。米国の中絶問題と対比されるように、日本の脳死・臓器移植問題は、専門家や市民の間で賛否両論が巻き起こった。中でも臨時脳死及び臓器移植調査会（以下、脳死臨調）の審議は重要な過程であった。この審議の最終報告書において、多数意見や少数意見が同時に提示されたからである。日本のコンセンサス型の会議にはあまり見られない価値観の対立が明示された。結果として、脳死臨調の審議を経て臓器移植法が成立し、生命・医療倫理政策が公共政策の問題として位置づけられるようになった。

臨時脳死及び臓器移植調査会は一九九〇年二月に総理府に設置された（付録のＪ５を参照）。他の生命倫理委員会とは異なり、議員立法によって、内閣総理大臣の諮問機関として調査会の設置が決定された。臨時脳死及び臓器移植調査会設置法案は、第一一三回国会に提出され、第一一六回国会で成立し、八九年一二月に公布され、九〇年一月に施行された。事務局は関係行政機関の協力のもと、厚生省健康政策局総務課が行うことになった。脳死臨調は一五名の委員と参与五名から構成されていた。委員と参与は、生物医学の専門家、倫理・人権の専門家、法律の専門家、行政関係者、財界関係者、労働界代表、作家・ジャーナリストから成り立っていた。[19] 一つの課題を審議する特別委員会方式をとり、三三回の会合を開いた。

その会合では、有識者へのヒアリング（一二一人）、国内公聴会（全国六ヶ所）、国内視察（三回）、海外視察（三回）、アンケート調査（有識者約一〇〇〇名と国民約三〇〇〇名を対象）を実施した。審議は原則非公開だが、議事録として『審議だより』を発刊した。[20] マスメディアの報道により、脳死臨調についての国民の認知度は極めて高いものとなった。審議の過程では、有識者の講演や公聴会・アンケート調査・海外視察などの報告に基づいて、委員の討論が行われた。その結果、臓器移植は認めるが、脳死は人の死であるかどうかをめぐって議論が大きく分かれた。議論の方法として、医学的な死と社会的・法律的な死とを分けた議論が行われたのである。[21] 九一年六月の「中間意見」取りまとめでは、多数意見と少数意見がそれぞれ報告されている。少数派の意見書には、「激しい議論をすれば、当然全員一致はあり得ず、全員一致がないとすれば、多数意見の他に少数意見が存在することもやむを得ない。もしも多数意見に従えない場合、自分の責任を明らかにするためにも少数意見を公表すべきである」と記してある。[22] 中間意見に対しては関係学会からも賛否両論の意見が集まった。九二年の脳死臨調の最終答申は、両論を併記する形で発表された。脳死臨調の会長であった永井道雄は、答申提出に際しての談話として、次のように述べている。

「中間意見」発表の後、この調査会メンバーのあいだで、脳死と臓器移植をめぐって、全員の完全な意見の一致があったかというと、そうではない。会に課せられた問題は、しいて分けるならば脳死と臓器移植の二つであるが、そのうち後者については、全員相互間の歩み寄りがあった。前者については、脳死は人の死であることを否定する、肯定をためらう、あるいは、決定の必要を認めない少数者が最後まで存在し、全員一致による答申の作成は困難であった。[23]

答申に対して日本移植学会では積極的な評価を行い、日本救急学会は慎重な姿勢を見せ、日本弁護士連合会は反論の意見を示した。このような賛否両論のために、臓器移植に関する法律（以下、「臓器移植法」）の成立・施行までその後五年という月日を要したが、それにもかかわらず最終答申は九七年の臓器移植法の立法化の成立に寄与したといえるだろう。

脳死臨調では、社会的合意形成が重要な課題として取り上げられた。だが、社会的な合意形成とはどのようなものか、社会的な合意形成をどのように行うべきか、という問題が生じたまま解決されず、説得力のある審議の結果に必ずしもつながらなかった。ただし、脳死問題における社会的合意形成の問題が報道されたことで、その重要性が多くの人に認識されるようになった。

脳死臨調は、脳死問題に対して多数決原理モデルをとったといえる。討論による完全な合意というよりも、賛否両論を経て多数決原理による合意形成がなされた。脳死臨調の中間取りまとめや答申が多数派・少数派の両論を併記したことは、以後の生命倫理委員会の審議のあり方に大きな影響を与えたと考えられる。それ以降の生命倫理委員会では、賛否両論がある場合には、両論を提示しながら多数決原理による合意形成を行う手法が採決手段として導入されたためである。

(4) 厚生科学会議（「遺伝子治療に関する専門委員会」一九八六～九七年）

遺伝子治療が実現する可能性は、一九八〇年代初めの「生命と倫理に関する懇談会」においてすでに指摘されている。八〇年代に米国のＮＩＨでは、遺伝子治療の審査体制を構築し、臨床研究の計画が審議されていた。日本でも、八〇年代中期に厚生科学会議において審議が行われていたが（第六章を参照）、その議論は公開されておらずほとんど知られていなかった。しかし、九〇年に米国でＡＤＡ欠損症の遺伝子治療が初めて認可されると、事態は大きく変化した。大学の倫理審査委員会において、遺伝子治療に関わる基礎研究や臨床研究の研究申請が次第に提出されるようになったためである。厚生科学会議の委員や行政官らは、脳死問題のように、十分な審査体制のない状態で臨床研究が行われ、結果として研究が遅れてしまう可能性を危惧した。そのため、米国のＮＩＨの組換えＤＮＡ諮問委員会（Recombinant DNA Advisory Committee, ＲＡＣ）を手本としながら、日本における遺伝子治療の審査体制を構築したのである。国公立の病院を管轄する厚生省と大学の施設を管轄する文部省は、当初それぞれに遺伝子治療のガイドラインを提示したが、省庁再編後に省庁間の調整が行われ、二〇〇二年に一本化されることになった。本節では厚生省の審査体制の経緯を簡潔に示してみたい。

一九九一年一〇月に「遺伝子治療に関する専門委員会」が厚生省の厚生科学会議に設置され、一一名の委員が審議を行った。[24] 九二年四月に名古屋大学倫理委員会における遺伝子治療臨床研究の研究申請が報道されると、委員会は遺伝子治療のガイドラインや審査体制の形成を促した。九三年四月に厚生科学会議は報告書『遺伝子治療臨床研究に関するガイドラインについて』を承認した。[25] 厚生省の報告書やガイドラインを受けて、文部省でも遺伝子治療臨床研究ワーキング・グループが発足し、九四年六月に「大学等における遺伝子治療臨床研究に関するガイドライン」を告示した。厚生省も総合調整を経て九四年二月に「遺伝子治療臨床研究に関する指針」を告示した。国民の認知度は、北海道大学における遺伝子治療についての議論とともに高まった。北海道大学医学部ではADA欠損症の治療を行っており、NIHの協力のもと日本で初めて遺伝子治療の導入を行い、一定の成果を上げた（第六章を参照）。その際、メディアを通じて、遺伝子治療の審議が一般の人々に向けて報道されたのである。当時、脳死臨調による国民的な議論が高まっていたこともあって、遺伝子治療に関する専門委員会は、「脳死の二の舞になる」ことを恐れた。[26] そのため、医学者と行政官が協力し、比較的スムーズな審議と政策立案が行われたという特徴を備えている。

一九九四年に指針が策定されると、遺伝子治療の審査機関である「遺伝子治療臨床研究中央評価会議」（以下、中央評価会議）が厚生省に発足し、個別審査を行った。[27] 中央評価会議は、NIHのRACをモデルとしながらも、日本独自の審査体制を作り上げた。[28] 特に、ADA欠損症のベクターの利用にあたっては、米国食品医薬品局（Food and Drug Administration, FDA）の遺伝子治療審査の全書類を入手して検討し、日本の審査体制の構築に大きな影響を与えた。[29] 遺伝子治療臨床研究の実施前に、ガイドラインと公開の審査体制が導入された点は、メディアからも高く評価された。

遺伝子治療の事例が生命・医療倫理政策においてもつ歴史的意義として、中央省庁としておそらく初めて公開審査を行ったことをあげることができる。当時の事務局を務めた行政経験者は、遺伝子治療の審査がおそらく初めて公開で審議されたものであると示唆している。[30] 現在では、生命倫理委員会の公開審議は一般的であるが、日本では九〇年代初めまでは、非公開の審議で占められていた。中央評価会議における公開審査は、被験者のプライバシーや先端技術の情報保護との葛藤を生じさせたが、少なくともプライバシーを守りながらも、審議の内容を公開する方向へ進展した。その主な理由として、脳死・臓器移植問題の反省から、社会的合意形成を進めることの重要性が認識され、科学的・倫理的妥当性を確保するために審議内容を公開する行政手法を導入したことが挙げられる。実際、こうした審議の公開が遺伝子治療の社会的合意形成を促すことにつながったといえる。

また、遺伝子治療の公開審査は、医学研究におけるインフォームド・コンセントの普及を促した。中央評価会議で、インフォームド・コンセントについて詳細な検討が行われたことで、一般の多くの人がインフォームド・コンセントの意義を理解するようになったといえるだろう。また、委員の一人であった柳田邦男は、遺伝子治療におけるインフォームド・コンセントの意義を示唆している[31]。

一九九〇年代初期は、脳死や遺伝子治療の問題が同時期に起こり、行政が生命倫理の問題を公共政策の一部として理解し始めた時期であるといえるかもしれない[32]。聞き取り調査によれば、日本における生命・医療倫理政策が成立したのは、遺伝子治療の頃からであるという見方をする研究者がいた[33]。その理由の一つとして、同時期における脳死問題の国民的議論によって、生命倫理に関する問題が国会において審議されるようになったことがあげられる。そのため、行政官も生命倫理の問題に関与することが多くなったのである。

遺伝子治療に関する専門委員会や中央評価会議における合意形成の手法は、妥協モデルだと考えられる。医学者と行政官はともに遺伝子治療臨床研究の推進を図るために、RAC体制を模範としながら、新しい審査体制を導入した。厚生省の行政官は、承認のための申請書類が出される前に、国が関与して議論しながら審査を行うため、審査が早くなり安全性の評価も厳密になることをFDAの審査から学び、北海道のケースに適用したと説明している。公開の審議を行う一方で、事前審査の体制を取り入れることで、研究の進展を促していたといえる。

(5) 科学技術会議「生命倫理委員会」（一九九七〜二〇〇一年）

一九八〇年代後期に日本生命倫理学会が設立され、学問としての生命・医療倫理学が学際的な研究分野として確立されることになった。では、日本の生命・医療倫理政策はいつ頃に確立されたといえるのだろうか。おそらく、生命・医療倫理政策の始まりは、七〇年代まで遡ることができ、その発展は九〇年代初めの脳死臨調や遺伝子治療の審議に見ることができる。だが、日本の行政において、生命・医療倫理政策の重要性が認められ、定着し始めたのは、科学技術会議「生命倫理委員会」の設立を契機としている。科学技術会議「生命倫理委員会」は、これまでの生命倫理委員会とは異なり、公開審議による常設委員会として設置されている。行政側が、生命倫理問題を公共政策の一部として位置づけ、本腰を入れて取り組み始めたからである。本節では、日本の生命・医療倫理政策において大きな転換点となった科学技術会議「生命倫理委員会」の形成過程を探ってみる。

一九九七年二月にクローン羊ドリーの誕生が報道されると、九月には科学技術会議「生命倫理委員会」(以下、生命倫理委員会)が総理府に設置され、以後一〇回の審議会を開くことになった(付録のJ8を参照)。まず、九七年に緊急措置としてクローン研究の停止が通達され、科学技術会議の政策委員会で生命倫理委員会の設置を決定した。九八年には、クローン技術に関する検討を行うクローン小委員会が設置されたほか、ES細胞の樹立とともにヒト胚研究小委員会が設置され、九九年にはヒトゲノム研究小委員会も設けられた。このように、科学技術行政が生命倫理の問題に真剣に取り組むことになったといえる。審議内容は、原則としてインターネット等を通じて公開され、パブリックコメントにより、指針の合意形成において多くの人々が参加できるようになったことが一つの特徴であるといえるだろう。[34] 生命倫理委員会は、クローン技術規制法の施行や生命倫理の行政ガイドラインの策定に大きな貢献を果たした。

生命倫理委員会の設置にあたっては、一九九七年六月のデンバーサミットでクローン問題が取り上げられたことが大きな契機となった。[35] その後、緊急予算として「科学技術振興調整費」の調査枠を用いて、内閣府が世論調査を行った。その結果、有識者(二一一四名)は生命倫理に対して関心をもつ割合が高く(九六%)、多くがクローン技術の法規制に賛成していること(七一%)が判明した。[36] 政策の審議を進めるうえで、事務局は米国の国家生命倫理諮問委員会(NBAC)やフランスの生命倫理委員会などの情報収集を行ったが、結果としてどちらのモデルも採用しなかった。

刑法であるクローン技術規制法の場合、クローン技術のヒトへの適用は禁止するという合意は委員会でおおむね取れたが、立法化においてどのように「法益の侵害」を規定するのかが難しかった。そこで、従来の個人法益の枠を超えて、「人間の尊厳」あるいは「種としてのヒト生命の統一性」という新しい社会的法益を導き出したといわれている。[37] クローン技術規制法を企画した行政経験者によると、生命倫理に関連した「国内の法律」(たとえば、臓器移植法や母体保護法)を参考にしたという。[38] このことは、生命・医療倫理政策に関する歴史分析の必要性を示すと同時に、近年の生命・医療倫理政策では、国内の行政手法を構築してきた行政官が一層重要な役割を担っていることを示唆するといえよう。それでは、九〇年代中期以降、生命・医療倫理政策はどのように変化してきたのだろうか。

これまで日本の生命倫理委員会は、緊急性の高い個別課題に対して、特別委員会を形成するという手法を用いてきた。だが、科学技術会議の生命倫理委員会は、個別問題を国レベルで審議する初めての常設委員会である。その理由の一つとして、九五年の科学技術基本法の施行に伴い、科学技術関連の予算が二倍近くに増え、生命倫理への予算がつくようになったことをあげることができる(第八章を参照)。また、これまでのライフサイエンスは細胞レベルの基礎研究が中心であったが、クローン技術・ヒト胚研究などの先端科学技術はヒトレベルで適用できる可能性があり、行政官や政治家の危機意識が高まったと指摘できる。そのため、常設委員会という新しい行政対応を迫られたのである。その結果、事務局の役割が比較的高まり、以前と比べて省庁間の交流が増えることにつながった。

一方、科学技術会議「生命倫理委員会」は、これまでの生命・医療倫理政策と同様に、生命倫理の原則問題よりも先端医療技術の個別問題に対応する傾向をもっている。クローン小委員会ではクローン技術規制に関する議論が論点となったが、ES細胞樹立とともに産業化の期待が高まり、ヒト胚研究小委員会では研究推進のあり方が問われた。そのため、クローン胚指針やヒト胚研究指針の事例は、科学技術の急速な進歩に対して臨機応変に対処できる行政手法であることを示したといえる。[39] 聞き取り調査によれば、生命倫理委員会の委員や行政官は、倫理原則や理念的なアプローチは十分に根づいているわけではないと示唆している。[40] 実際、クローン小委員会では、特定技術の個別問題に専念する「個別的アプローチ」と、他の生殖補助医療との整合性を考えた「包括的アプローチ」を審議したが、[41] 結果として前者のアプローチが採択されている。行政経験者によれば、包括的なアプローチを支持するための共通基盤の形成が十分でないという。[42]

このようにクローン規制における合意形成は、人への応用を禁止したクローン技術の法規制と、研究の推進というダブルスタンダードをもち、妥協モデルに基づいていると考察できる。また、ヒト胚研究の場合、ガイドラインの適用による研究推進を図っており、研究者と行政官の間の妥協モデルと考えることができる。

ただし、ヒトゲノム研究小委員会は、他の小委員会とは若干異なり、『ヒトゲノム研究に関する基本原則について』という報告書を出し、原則問題に触れている。ヒトゲノム研究は国際的な共同研究を基盤とし、報告書作成においてユネスコ「ヒトゲノムと人権に関する世界宣言」の基本原則や厚生省のミレニアム指針をモデルとした。[43] そのため、『基本原則』は小委員会でヒトゲノム研究の「憲法的文書」として合意を得た。基本原則の審議における最重要課題は、他のガイドラインとの整合性を配慮し、ダブルスタンダードを避けることであった。その際、異なる委員の意見やパブリックコメントから、原則や方針に関する議論が行われた。「人権」や「人間の尊厳」の立場から、ヒトゲノム研究の基本原則を定めたのである。なお、ここでいう基本原則とは生命倫理の四原則そのものをさすのではなく、「生命科学研究一般についての原則の基本要素」として理解されている。むしろ、ヒトゲノム研究のための基本方針（人権保護や「人間の尊厳」概念）を示すものといえるだろう。この点で生命倫理委員会は、人権保護などの正義原則に関する重複合意モデルも取り入れていたと考えられる。

2　生命倫理委員会の制度化

生命倫理委員会の制度化について考察を行う前に、行政法の観点から、日本の政府審議会の法的枠組を簡単にまとめてみたい。内閣府設置法三七条や国家行政組織法第八条などからすると、審議会は合議制のための機関として位置

表2—3　近年の合議制機関の類型（赤林2003をもとに作成）

	根拠法	権　限	人　事	独立の事務局
重要政策会議 内閣府設置法18条	必要	最強（立案・決定）	国会同意 国務大臣	なし
審議会 内閣府設置法 第37条・54条 国家行政組織法 第8条	必要	強（決定・監査）	国会同意	可
	必要	中（立案・決定・監査）	国会同意	可
	必要	弱（立案・決定・監査）	（国会同意）	なし

づけることができる。日本の政府審議会は、⑴政策提言型審議会、⑵不服審査型審議会、⑶事案処理型審議会、の三つに分類することができる。政策提言型審議会は、調査審議の結果に基づいて、一定の政策または法案等の提言・勧告を行う機関である。不服審査型審議会は、行政処分に対する不服審査を行う機関である。事案処理型審議会は、行政立法の制定や公共料金、免許などの個別処分を審議するほかに、紛争処理に対して調停を行う機関である。この中で、生命倫理委員会は、⑴の政策提言型審議会、あるいは⑶の紛争を調停する事案処理型審議会の性格を備えているといわれている。[44]しかし注意したいのは、九〇年代の中央省庁の行政改革の中で、重要政策会議、委員会、審議会、懇談会における権限が明確に分類されるようになったことである（表2—3を参照）。特に、九九年の内閣府設置法に基づいて、生命倫理委員会の制度は、厚労省の厚生科学審議会や文科省の生命倫理・安全部会のような「審議会」のほかに、総合科学技術会議のような「重要政策会議」が加わったのである。また、近年の合議制機関は、表2—3で示されるように、審議会でも権限や事務局の独立性が異なっている。[45]九〇年代の行政改革の問題は本章の分析範囲を超えるが、審議会制度に対して大きな影響があったということができる。特に、各省庁に設置されている特別委員会だけでなく、総合科学技術会議のような重要政策会議のもとで、常設の生命倫理委員会が設置されるようになったのである。

それでは、序章で論じた行為・意味・物質の類型化という制度化の観点から、日本の生命倫理委員会を分析していこう。まず、行為の観点から制度化を分析すると、日本の生命倫理委員会は、非公開の特別委員会から公開の常設委員会へ展開してきている。

特別委員会方式は、学術会議や省庁別の生命倫理委員会によって採用された形式である（図2—1を参照）。各機関の親委員会のもとに、小委員会や分野別の作業部会が設置される。親委員会は、小委員会や作業部会で検討された課題や新しい課題を審議するなどの役割をもち、多くの一般的な議題を扱う傾向にある。一方、作業部会では、少数の専門委員によって個別内容に応じた審議を行う。一般に、ガイドラインや報告書の原案は、作業部会で作成されることが多い。ライフサイエンスや生命倫理の問題は、省庁の管轄をこえることが多いため、「省庁代表制」といわれるように、それぞれの関係省庁で審議されていることがある。その一方、専門委員の中には、各省庁で委員を兼任しパイプ役を務める人が出ることもある。また、省庁間の交流として他省からの出向により、横の連携を深めていることもある。

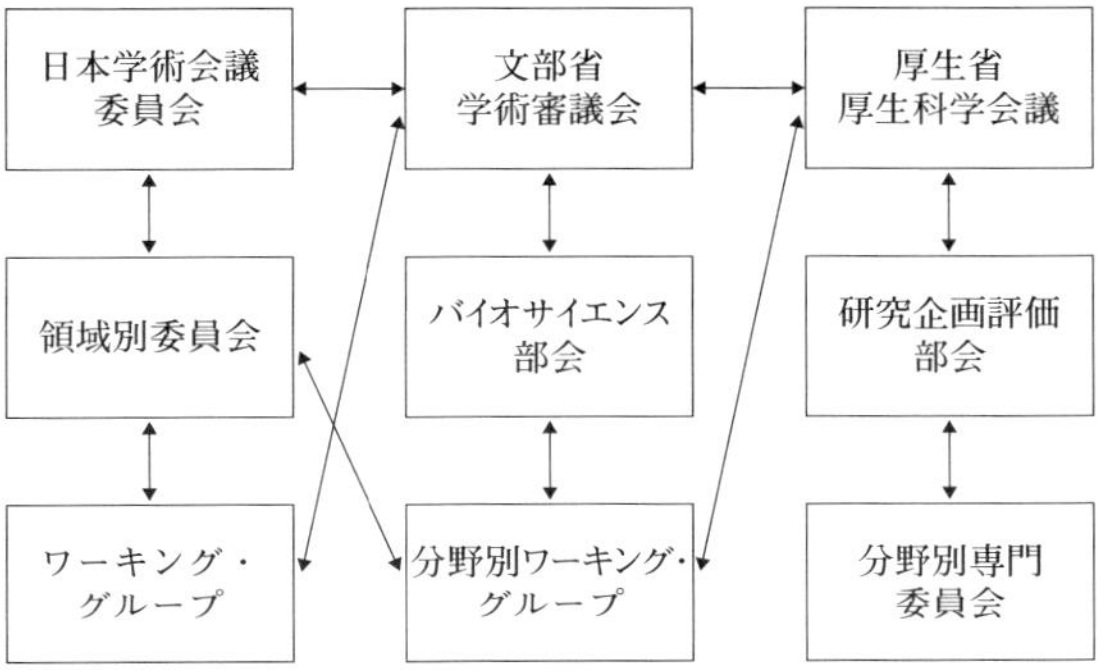

図2—1　特別委員会方式の相互交流の一例

なぜ、これらの特別委員会方式が行われるようになったのだろうか。その一因として、生命倫理委員会が国家行政組織法における省庁設置法の管轄下にあることをあげることができる。すなわち、第一章で示した米国の連邦諮問委員会法（FACA）のように審議会に共通する法律に基づくのではなく、各省庁の設置法に基づくため、省庁のニーズに応じた特別委員会方式（図2—1）が広がったと考えられる。

このような特別委員会方式は、個別事例に対して比較的迅速に対応できることが多い。作業部会が設置されれば、比較的短時間に専門委員や行政官らが指針案や報告書案を提出することが可能だからである。その一方、個別事例が、省庁の管轄を超えるときには、それぞれの省庁がばらばらに審議する可能性が高いために、対応が遅れることがある。九〇年代後半からはじまった行政改革は、省庁間の総合調整を進めるため、統合機能を高めるねらいがあった。その対応策の一つが、科学技術会議「生命倫理委員会」で見られるような「常設委員会方式」（図２―２）の設置であったといえるだろう。

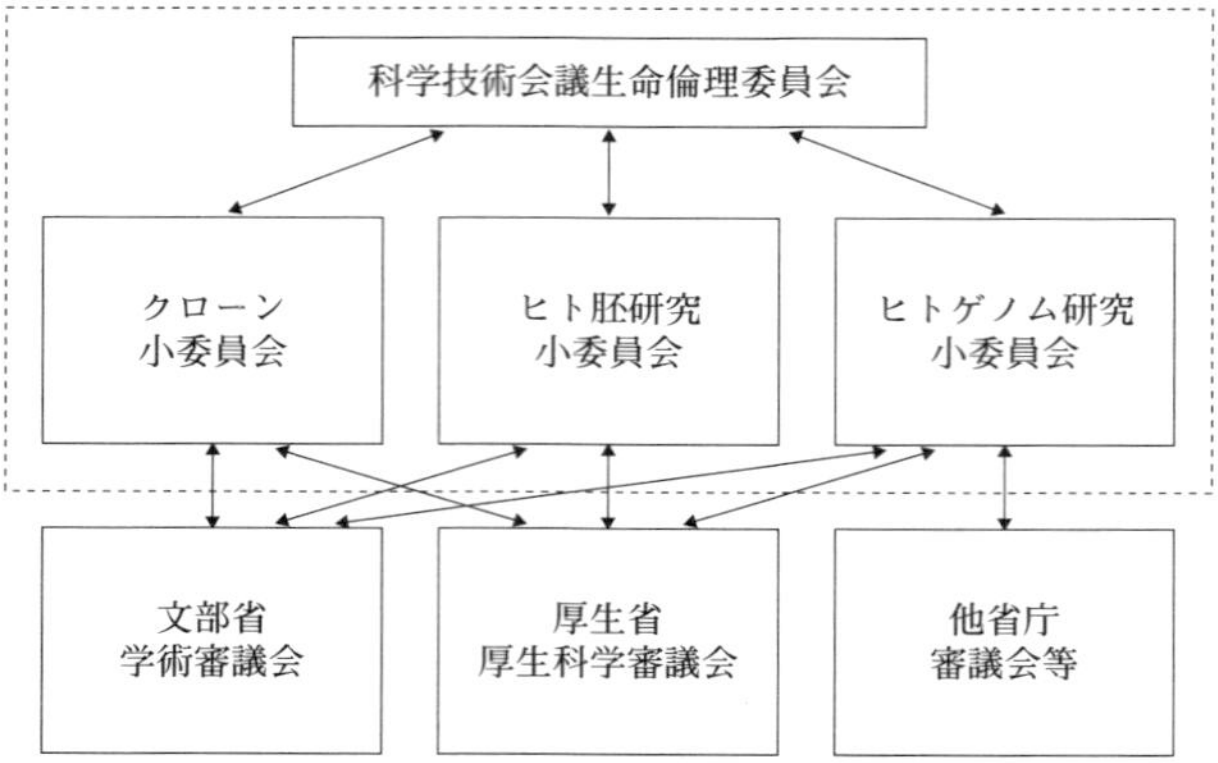

図２―２　常設委員会方式の一例

忘れてはならないのは、常設委員会が設置されたとしても、特別委員会そのものがなくなるわけではないことである。特別委員会は、それぞれの省庁で存続しており、個別課題の審議が行われている。だが、生命倫理の問題は省庁間の調整を必要とするため、各省庁の特別委員会で対応できないこともあり、それを補う形で常設委員会が形成されたのである。その結果によって変化した点は、各省庁で策定されていた指針が統合され、共通指針となるケースが増えたことである。特に、二〇〇〇年代に入って、遺伝子治療の倫理指針やヒトゲノム・遺伝子解析研究の指針などで共通指針が見られるようになった。

次に、意味の観点から制度化をとらえると、日本の生命倫理委員会は、報告書や指針などの規範を策定してきたことが指摘できる。米国の倫理原則や判例法とは異なり、日本の規範は、成文法（制定法）の条文に根拠を求める成文法（制定法）主義の影響を受けて、マニュアル型の規則が中心となる傾向がある。倫理指針で重要な役割を占めるのは、インフォームド・コンセントや倫理委員会等の規則化である。先にも触れたように、ヒトゲノム研究に関しては基本原則が策定されているが、その基本原則は倫理理論から導き出された原則というよりも、規則をまとめた基本方針に近い。これらの規則は、ケースとの対応が必ずしも明確でないこともある。このような規則や規範は、国家審議による法律や行政指導に基づく指針を中心とするため、日本の審議会では法学者の影響力が大きいといえるだろう。特に、法律の策定を目指す時には、刑法学のアプローチが反映されるケースが少なからずある。また、日本ではガイドラインにソフト・ローとしての積極的な意味を見出す議論がある[46]。このことからも、日本の生命倫理委員会は、判例に基づく米国の判例法主義というよりも、具体的な条文による行為規範やルールを重視する成文法（制定法）主義に基づいていると考えられる。

さらに、物質の観点から制度化を分析すると、日本の報告書は指針や法律策定のための資源であったといえるだろう。たとえば、組換えＤＮＡ実験や遺伝子治療などに関する報告書は、指針案に近いものであった。つまり、中間報告は、指針や法律作成のための原案であり、ガイドライン策定のための準備作業とみなすことができる。また、米国の報告書とは異なり、日本の報告書には、調査結果や委託論文の掲載などはほとんど見られなかった。生命と倫理に関する懇談会は、専門家の議論や資料データを示した報告書を作成した例外的なケースといえるが、それ以外の報告書は、比較的短い分量で、規範や勧告を示すことが多い。

3　まとめ

本章の分析は、総合科学技術会議の生命倫理専門調査会を対象としていないため、現在の審議会における実態を分析しているわけではない。しかし、日本の生命・医療倫理政策において生命倫理委員会がこれまで重要な役割を果たしてきたことは、本章の議論から明確になったといえる。日本の生命倫理委員会は、非公開の特別委員会方式から公開の常設委員会方式へと変遷し、生命倫理の原則問題よりも先端技術の個別問題に対応する傾向にあることが判明した。

「科学と社会特別委員会」は、非公開の特別委員会として組換えＤＮＡ実験規制に関する審議を行い、ライフサイエンス分野における行政の規制を進めたことから、日本の生命・医療倫理政策の基点とみることができるだろう。「生命と倫理に関する懇談会」は、厚生大臣の私的諮問機関として医科学研究や臨床問題に対応し、生命倫理についての問題提起を行った。「臨時脳死及び臓器移植調査会」は、非公開の特別委員会として設置され、脳死問題の社会的合意形成に関して国民的な議論を巻き起こした。厚生科学会議やその下部組織である「遺伝子治療に関する専門委員会」は特別委員会として設置され、報告書や指針を作成した。それを受けて、厚生省の中央評価会議は公開審議を導入するようになった。総理府の科学技術会議「生命倫理委員会」は、常設委員会として公開審議を行い、クローン技術、ヒト胚研究、ヒトゲノム研究に関する審議を行い、規制（法律・指針）を策定した。

これらの生命倫理委員会における合意形成は、多様な専門分野の委員を含むため、完全合意モデルはほとんどないが、個別問題に応じて、多数決原理モデル、妥協モデル、重複合意モデルによる審議が見られた。脳死臨調のように賛否両論がある場合は多数決原理モデルを用い、科学と社会の特別委員会、遺伝子治療における専門委員会、科学技術会議「生命倫理委員会」のように、行政と研究者の共通関心（研究推進と指針策定）がある場合には妥協モデルとなったが、行政官や多様な専門家の間で生命倫理に関する共通理解が必ずしも十分でないため、重複合意モデルに達する事例は必ずしも多いとはいえなかった。ただし、科学技術会議「生命倫理委員会」のヒトゲノム研究に関しては、基本原則を作成しており、重複合意モデルに基づいていると考えられる（詳細は第七章を参照）。また、生命と倫理に関する懇談会は、フォーラム型の審議が中心であり、審議内容の合意形成は見られなかった。

第三章　日米の比較分析

第一章と第二章では、米国と日本における生命倫理委員会の歴史的展開を分析した。この章では両者の比較を行ってみたい。比較分析の視点から、日米の生命倫理委員会の制度化や合意形成の特徴を論じることとする。

近年、欧州・米国・日本におけるライフサイエンスや科学技術政策の国際比較が進展しつつある。[1]「ライフサイエンス」とは遺伝子工学やバイオテクノロジーのように生命や有機体を扱う科学技術をさす。また、「科学技術政策」はライフサイエンスや環境科学技術のような科学技術に関する規制や政策である。国際比較の具体例として、遺伝子治療の国際意識調査、[2]脳死・臓器移植の比較調査、[3]科学審議会の国際比較、[4]組換えＤＮＡ実験規制の比較分析[5]のような研究が展開されている。また、科学技術政策研究の一つとして生命・医療倫理政策の国際比較も頻繁に行われており、[6]各国の生命倫理委員会や指針の特徴が分析されている。これらの国際比較の研究[7]は、ライフサイエンスや先端医療技術のグローバル化とともに、一層重要になるといえるだろう。

しかし意外なことに、生命・医療倫理政策の歴史を比較する研究は決して多いとはいえない。[8]中でも、生命倫理委員会の歴史的経緯を国際比較する研究は少ない。比較史は、歴史的過程について国際比較を行う研究方法や分野であり、社会の複雑な構造を理解するのに有効なアプローチである。ライフサイエンスや生命・医療倫理政策に関する比較史の研究は、社会科学において重要であるものの、方法論上の問題があることが指摘できる。まず、比較する対象が同じ状態や制度であるわけではなく、同一の方法でデータ分析が必ずしも行えないことがしばしばあることである。また、フィールドが国を超えるため、データを入手するうえで問題が起こることが多い。たとえば、日本で入手できるデータセットが米国では入手できないケース（あるいは、その逆のケース）がある。インターネットのデータベースによって以前よりもアーカイブのデータへのアクセスは容易になったが、公文書として保管されず、個人が所有する場合には依然としてアクセスは難しい。さらに、比較史の研究はフィールドが国際間にまたがるため、言語や制度の違いのために分析に多大な時間と労力が必要となるという問題もある。欧州と米国の比較分析が進み、日米の比較分析があまり進まないのはこのことが一因としてあるかもしれない。

これらの問題を補うため、本書では日米比較において「通史分析」と「事例研究」の手法を導入する。[9] 歴史の流れを巨視的な視点から分析する通史分析では、全体像を理解することによって、比較分析の対象を限定して、一貫性のある分析を行うことが可能となる。この章では、「生命倫理委員会」を分析対象として、巨視的な観点からその制度化について理解を深めることを試みる。

また、第Ⅱ部では生命倫理委員会について詳細な事例研究を行う。こうした事例研究によって、通史分析では取り上げることのできない合意形成の過程を分析するとともに、生命倫理委員会がどのように規範の正当化を行ったのかを明らかにすることができるだろう。本章では、このような事例比較分析を行うための前提として、通史分析の視点から、日米比較にふさわしい事例を検討する。偏りの少ない体系的な事例比較分析を行うためには必要不可欠な作業である。このことによって、日米を代表する典型的な生命倫理委員会がどのように研究倫理や生命科学技術の問題を審議したのかを分析することができるようになる。

本章では、巨視的な視点から日米における生命倫理委員会の制度化の分析を行い、通史分析によって、日米の生命倫理委員会の共通点や相違点を明確にしていきたい。第二章までの考察からは、次のことが明らかになっている。日米の生命倫理委員会は、ともに審議会制度（あるいは諮問委員会制度）として定着しつつあり、報告書の作成において審議原理（重複合意モデルや妥協モデル）あるいは多数決原理（多数決原理モデル）に基づく合意形成を行っている点が明らかである。相違点としては、米国の生命倫理委員会では、複数の審議を行う定期委員会に基づいて、合意形成は重複合意モデルと妥協モデルの使い分けが行われているのに対し、日本の生命倫理委員会は、個別問題に対応する特別委員会から、常設機関で審議を行う常設委員会への変遷がみられ、合意形成は妥協モデルが多いことが挙げられる。これを踏まえつつ、以下ではより詳細な比較分析を展開する。

1　日米の生命倫理委員会の共通点

日米の生命倫理委員会において、審議会制度の機能は拡大している。生命倫理委員会は、「特別委員会」「定期委員会」「常設委員会」に分類される（第一章を参照）。米国では、立法に基づく定期委員会が多い。特に、一九九〇年代後半から生命倫理委員会は継続的に設置されている。米国では、情報収集や学際的な研究成果をまとめる調査の実施、報告書の作成、情報発信のような機能が高まっており、生命倫理委員会は科学技術政策や学際的研究に大きな影響を与えている。米国の生命倫理委員会は、研究倫理の構築から先端医療技術による新しい倫理問題への対応に展開している。また、日本では、九〇年代に非公開の特別委員会から公開の常設委員会に変化し、ガイドラインや法律を策定する政策立案、各省庁を調整する総合調整、公開審議を行う情報公開に関する役割が高まっている。二〇〇〇年代以降には各省庁で行っていた審議会やガイドラインを統合することによって、先端医療技術に対する科学・倫理審査を促す過程が見られる。

生命倫理委員会の共通点は、親委員会と小委員会（作業部会）から構成されていることである。親委員会は有識者や専門家によって遂行され、小委員会（作業部会）は事務局のスタッフが中心となっている。中でも、親委員会は、各分野からの専門家あるいは有識者が参加しており、委員の構成に関して日米の間で類似性がみられる。たとえば、日米ともに大半の親委員会において自然科学者・法学者・社会科学者・人文科学者の参加が見られる。ただし、委員の選出は日米で多少の差があり、米国では大統領や議会の意向が影響を及ぼし、日本では管轄省庁の影響があると考えられる。その理由の一つとして、生命倫理委員会は、米国では大統領令や議員立法で成立していることが多く、日本では、審議会が各省庁の設置法に基づいていることがあげられるだろう。

合意形成の特徴は、ともに審議原理（重複合意モデルと妥協モデル）と多数決原理（多数決原理モデル）を用いていることである。基本的には各委員の意見をまとめて合意形成を図るべく審議原理が用いられており、中でも重複合意モデルや妥協モデルが多く示されている。賛否両論の激しい議論の場合には、投票による多数決原理モデルが用いられる。ただし、委員会や審議内容によっては合意形成を行わないフォーラム型の審議もある。

生命倫理委員会は、医科学研究にかかわる基本原則や基本方針という規範を形成してきており、合意形成の結果として、研究倫理の構築が進められてきた。その規範は、生命倫理委員会によって多少の差はあるが、人格尊重・善行・正義という研究倫理の三原則や人間の尊厳という概念が提示され定着してきた。

生命倫理委員会の重要な役割は、報告書（あるいは答申）をまとめることである。報告書の作成において合意形成の問題が生じる。専門家からのヒアリングや情報収集等も大切なプロセスであるが、それらの結果を報告書としてどのようにまとめるのかという点が、より一層重要な過程である。報告書の作成においては、日米ともに事務局が重要な役割を果たしている。親委員会の専門委員と事務局のスタッフが報告書の原案を作成し、それを親委員会で審議するという過程が一般的である。報告書の勧告やガイドラインは、科学技術の発展のために必要な基盤を形成するのに大きな影響を与えるようになる。

これらの審議会の合意形成と、秩序形成の四原理との関係を示したのが、図３—１である。序章で論じたように、制度化とは「行為、意味、物質の類型化」をさす。その制度化の観点から、審議会における合意形成の影響を分析してみよう。まず、歴史的な背景として、医科学研究に関わる問題をきっかけに人々の価値観やコミュニケーション行為を通じて、法律や審議会が設置される過程がある（図の点線部分）。たとえば、国家委員会の場合では、医科学研究について被験者保護の規範が必要だと認識した議員や団体が、議会で法案を提出し、その結果、審議会が形成された。次に、審議会の合意形成によって、報告書や指針の規範が示され、それが、研究者や倫理委員の新しい価値観の形成や、医科学研究に関わる助成金、科学技術、知識という公共財の構築につながっている（図の実線部分）[10]。具体的に示すと、国家委員会では、委員やスタッフの合意形成を通じて、研究倫理の三原則を示す報告書を作成した。その報告書に基づいてコモン・ルールが形成され、科学的知識や助成金の枠組に影響を与え、新しい公共財（public goods）の形成に貢献したといえる。公共財とは、社会資本のように、非競合性と非排除性（排除不可能性）によって特徴づけられる財やサービスをさす[11]。たとえば、政府が社会資本のために投資する財は公共財に含まれる。公共財に対して自由財（私的財）は競合性などの特徴を備える。

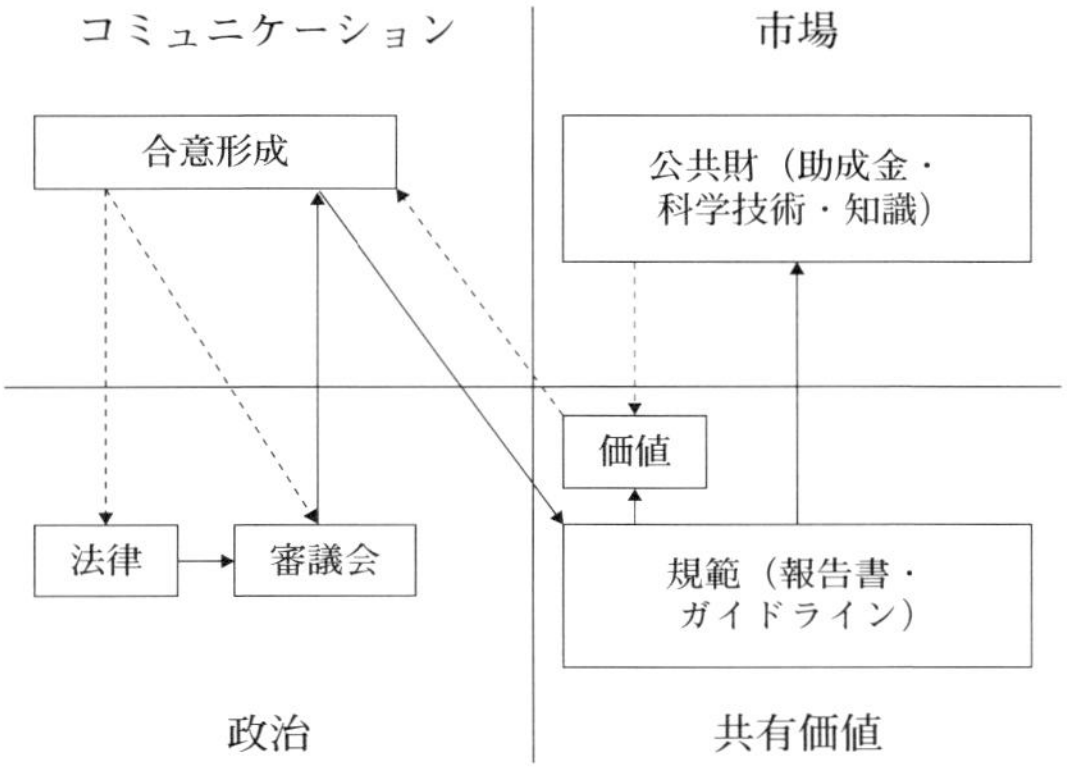

図3―1　秩序原理と合意形成

　第Ⅱ部の事例比較分析では、図の実線部分にあたる過程を中心に、政治分野の審議会ではコミュニケーション行為の合意形成によって、どのような影響が共有価値や市場に対して与えられたのかという分析を行う（第八章を参照）。その際、再び公共財の問題を詳細に論じてみたい。

　このような制度化をミクロ＝マクロの視点から捉えなおすと、図3―2（次頁）のような図式になる。まず、ミクロの段階では、個人あるいは少数の団体が法案の提出や政策提案を行うことで、審議会が形成される。ミクロ＝マクロの段階では、審議会が多様な専門家や市民代表の有識者を中心に形成され、生命倫理の問題に対して合意形成が行われる。

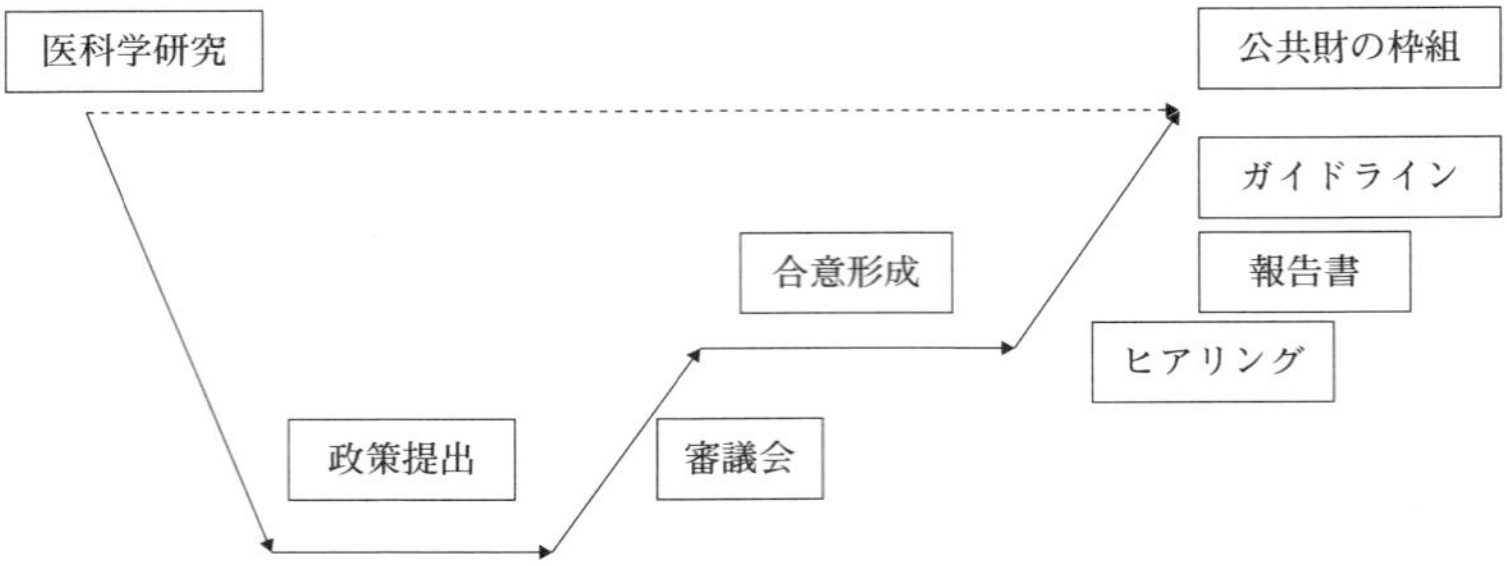

図３―２　合意形成のミクロ＝マクロ過程

もちろん、合意形成にはいくつかのパターンがありうる。その過程で形成された共有価値は、パブリックコメントやヒアリングを通して検討され、報告書という資源になる。報告書は、そのままガイドラインになる場合、あるいは再度審議を通して政策になる場合がある。それらの過程を経て、マクロ段階では、規範は医科学研究における公共財の枠組の形成を促し科学技術の基盤となる。すなわち、政策提案から審議会の合意形成やパブリックコメントを通して、報告書の成果はガイドラインや法律という公共政策へ転換され、医科学研究の発展、助成金、研究計画のような枠組を構築するのに貢献するのである。

これまでの生命倫理に関する議論では利益の一致や市場に関する分析が十分でないという見方がある。[12] それはおそらく医科学研究は公共財としての側面を備えており、生命倫理学研究では経済学的な分析を行うことが必ずしも多いとは言えなかったためだろう。また、生命倫理学者は、市場の問題よりも共有価値の問題に専念してきたとも考えられる。実際、近年のパブリックヘルスエシックス（公衆衛生倫理学）が台頭するまで、[13] 生命・医療倫理学においてマクロの資源配分やヘルスケア制度の研究は、生命倫理学者の強い関心を引いたわけではない。[14]

それでは、このようなミクロ＝マクロ過程を経て、どのような問題が解決されるのだろうか。おそらく最も重要な課題の一つは、被験者保護の問題であろう。被験者保護という課題は、ベルモント・レポートの事例に見られるように、生命倫理委員会の合意形成を経て、人格尊重、善行、正義などの規範をもたらしたのである。[15]

そして、図３―１で示した共有価値から市場（利害の一致）の問題へ達する際に、自己決定の問題は私的所有権と公的所有権という線引き問題に変化している。たとえば、人格尊重という規範は、被験者の自己決定を尊重しながら、社会的な弱者の場合に、被験者の保護を訴えることにつながる。被験者保護のもとでは、新しい科学的知識は科学者の知的財産あるいは公共財の問題として理解される。社会学者の立岩真也は、生命倫理の問題を分析しながら、自己決定の問題は実は私的所有の問題であると問いかけた。

私は、何を決定＝所有するのか。この何かが決まっていなければ、「自己決定」とただ言っても何のことか、意味を持たない。（中略）「自分のことは自分で決める」と言うが、その「自分のこと」とは何か、その範囲が問題なのであり、そしてなぜその範囲が自己決定のもとに置かれるべきなのかが問題なのである。こうして、私的所有そのものが、そしてさらに所有そのものが、考察されるべき主題としてある。(16)

被験者保護と自己決定の問題は、科学技術における知的所有権の公的保護や資源配分の正当化に関する問題と関係があると考えられる。(17) たとえば、研究倫理の発展により、近年、科学者の利益相反（conflict of interest）の問題が高まっている。(18) 利益相反とは、主要な関心事（被験者の福利等）に関する判断が、二次的な関心事（個人的な報酬等）によって歪む可能性がある状態をさす。国家委員会の報告書は、研究者は被験者の福利に関心があるのと同時に、知識を追求する意欲があるため、常に潜在的に相反した立場にあると述べている。(19) こうした例も含めて、被験者の自己決定や自律という規範は生命倫理委員会の合意形成によって支えられていて、新しい科学研究の枠組形成や研究者の価値判断に大きな影響を与えてきたといえる。

この分析結果によれば、秩序問題の解決は実は新たなる秩序問題を生み出すのではないかという問いが生じる。最初に意図された秩序形成のほかに、「意図せざる結果」として公共財の形成が生じ、市場において医科学研究の成果がどこまでが自由財であり、あるいは公共財であるのかという線引き問題が形成されるのである。つまり、医科学研究の規範問題が解決されても、公共財としての医科学研究の問題が形成されることになる。だが、この秩序問題の相互作用は、市場、共有価値、コミュニケーション、政治が相互に連関していることを示しており、コミュニケーションの問題はコミュニケーションの分野だけで解決することが難しいという難題を突きつける。

実は、この秩序問題の相互作用は、生命倫理委員会の制度化と深い関係にある。たとえば、被験者保護によって生じた科学者の利益相反は、倫理委員会やＩＲＢにおける合意形成の問題として展開されている。その過程で、科学者は生命倫理委員会の報告書やガイドラインに基づいて、研究計画や助成金の申請を行うように変化しつつある。さらに、新しい利益相反の問題に関してガイドラインの改訂が行われるようになることもある。つまり、秩序問題の相互作用は、利害の一致に関して新たな規範問題が生じ、その解決を図るために、生命倫理委員会の制度化をより一層推進する役割を果たす。それは同時に、生命倫理委員会が示した規範が、正当化を経て、価値や規範として内在化されていくことを意味する。本書では内在化の問題は取り扱わないが、どのように合意形成が規範の正当化と関わるのかという課題については、第Ⅱ部の事例研究で論じることにしたい。

次節では、国際比較の視点から、日米の生命倫理員会の制度化における相違点を示す。まず、米国の生命倫理委員会の制度化やその特徴を分析し、次に日本の分析を同様に行うことにしよう。

2　日米の生命倫理委員会の相違点

(1)　米国の生命倫理委員会の制度化

第一章でふれた米国の生命倫理委員会については、あらためて表３―１にまとめておこう。米国の生命倫理委員会の特徴は、立法に基づく「定期委員会」にある。常設の生命倫理委員会（ＥＡＢ、ＢＥＡＣ）を設置したが、いずれも十分に機能せず中止となった[20]。特に、ＢＥＡＣの中断後、生命倫理委員会は六年間開催されなかった。これらの中止は生命倫理の問題に関する議会の膠着や米国国立衛生研究所（ＮＩＨ）の長官の判断によるところが大きい。だが、その後、大統領制の定期委員会が継続的に設置され、重要な役割を果たしている。

日本の委員会との相違点は、一つの生命倫理委員会が複数の報告書を作成することである。これは米国の定期委員会方式が影響を与えているためである。その当時に重要かつ解決可能な問題を吟味したうえで、研究倫理、臨床問題、先端医療技術の問題という多様なテーマを扱っている。中でも、研究倫理（被験者保護）については、国家委員会、

表 3—1　米国の主要な生命倫理委員会

委員会名	設置機関（設置法）	委　員	特　徴
国家委員会 1974-78 年	保健教育福祉省 （国家研究法，FACA）	11 委員 16 スタッフ	定期委員会 報告書（10） 重複合意モデル
倫理諮問委員会（EAB） 1978-80 年	保健教育福祉省 （45 C. F. R. Part 46，FACA）	13 委員 12 スタッフ	常設委員会 報告書（4） 妥協モデル
大統領委員会 1980-83 年	大統領府 （議員立法，大統領令，FACA）	11 委員 22 スタッフ	定期委員会 報告書（10） 妥協モデル・重複合意モデル
生命医療倫理委員会（BEAC） 1988-89 年	議会（Health Research Extension Act，FACA）	13 委員 2 スタッフ	常設委員会 報告書なし 多数決原理モデル
国家生命倫理諮問委員会（NBAC） 1996-2001 年	国家科学技術会議 （大統領令，FACA）	17 委員 24 スタッフ	定期委員会 報告書（6） 妥協モデル

大統領委員会、ＮＢＡＣを通して一貫した審議が行われてきた。事務局は事務局長を中心にスタッフやコンサルタントが報告書の作成にかかわる。担当テーマに応じて専門スタッフがつき、報告書の原案を作成する。なお、審議のテーマは他の行政機関や過去の審議と重複しないように工夫されている。これらのスタッフやコンサルタントは、医学・哲学・法学・社会科学の専門分野に造詣が深い。事務局は、コンサルタントから科学・倫理のアドバイスを受ける体制になっている。国家委員会や大統領委員会の場合、議論のテーマに応じて、親委員会の委員がスタッフとの連携のための会合を開いていた。これらは人材育成の機能を備え、スタッフから米国の中心的な生命倫理学者のグループが形成されてきた。

生命倫理委員会の特徴は、おもに二つの根拠法から影響を受けている。すべての政府審議会を規制する連邦諮問委

員会法（ＦＡＣＡ）[21]は、期限の設定、公正な委員構成、公開性、独立性等を必要としている（第一章を参照）。公正な委員構成として、多様な専門家の参加が義務づけられており、複数の報告書を作成するうえで有利であると考えられる。また、個別の生命倫理委員会を規定する根拠法は、議員立法や大統領令であることが多い。たとえば、国家委員会は議会の国家研究法のもとで保健教育福祉省に設置された。大統領令は、期限の設定、委員の任命、事務局の予算や設置などを規定する。比較的豊富な資金のもと（大統領委員会の場合、年度ごとに約二〇〇万ドル[22]）、事務局のスタッフが集められ、集中的な報告書の作成に貢献している。中でも、事務局をまとめる事務局長は、親委員会の座長と同様に重要な役割を果たす。国家委員会ではＭ・イェーズリーが、大統領委員会ではＡ・ケイプロンが、ＮＢＡＣではＥ・メセリンがその役割を果たした。事務局長は、単に事務局をまとめるだけでなく、親委員会の審議課題を進める中心役となる。そのため、審議会がどのような合意形成を行うのかという点で、事務局長の手法が大きな影響を与える。

米国における生命倫理委員会の合意形成は、重複合意モデルと妥協モデルの両者を使い分けている。生命倫理委員会は、そのテーマに応じて、合意形成のあり方が異なっている。倫理原則に関する審議は国家委員会において行われたが、重複合意モデルの過程を通して形成された。たとえば、『ベルモント・レポート』の研究倫理の審議において重複合意が行われた。一方、大統領委員会では、「諮問委員会方式」（公衆が参加し、合意形成を促す手法[23]）が取られた。国家委員会は研究倫理に焦点を当てていたが、大統領委員会は研究倫理だけでなく医療問題を対象とした点に特徴を持つ。そのため、実践的な問題を解決する妥協モデルが多く示された。ただし、脳死問題では、医学・法学関係者の間の統一基準を構築し、重複合意モデルを用いたといえるだろう[24]。多数決原理モデルは生命倫理委員会において合意形成が難しい課題において一つの手段として導入されている。

米国の生命倫理委員会において、重複合意モデルと妥協モデルの使い分けは、どのような条件のもとで行われたのであろうか。まず、合意形成にかかる時間が重要な要因となる。重複合意モデルは、ベルモント・レポートの作成が示すように、比較的時間がかかると考えられる。分量的には短いベルモント・レポートの作成のために、二年ほどの歳月を費やしたのである。多様な意見や価値観を集約するためには、それ相当の時間と作業を費やす必要がある。一方、妥協モデルは、ＮＢＡＣのヒト・クローンの報告書のように、比較的限られた時間内でまとめることができる。ＮＢＡＣの報告書は、多様な宗教上の立場、倫理・哲学の立場、政策の立場を分析し、三ヶ月でまとめられた。

また、合意形成モデルの相違は、審議のテーマにも大きく左右されるだろう。研究倫理の倫理原則を構築するというテーマは、単に規制の問題を解決するだけでなく、多様な価値観を考慮する必要が生じる。米国の生命倫理委員会は、国家委員会からＮＢＡＣまで、研究倫理の構築を重要な案件とみなしてきた。もちろん、大統領委員会では、臨床倫理の問題も多く扱ってきたが、研究倫理の報告書も作成している。研究倫理や科学技術政策の基本方針にかかわる審議の場合には、重複合意モデルを導入する傾向が強いといえるだろう。

さらに、委員長や事務局長のリーダーシップも、重複合意モデルや妥協モデルの選択に影響を与えるだろう。大統領委員会では、事務局長であり法学者のケイプロンが、事務局や委員会の意見の集約を担う役割を果たしたが、その際、ケイプロンは個別問題に対応した帰納的で実践的なアプローチを導入した。ケイプロンのアプローチでは、審議課題に対して原則論に即して対応するというよりも、個別の倫理問題を明確にする手法が採用されたのである。(25) これらのアプローチは、妥協モデルに支持的な対応だったといえるだろう。

このような米国の生命倫理委員会は、審議会の制度としてどのような機能を備えているのだろうか。第一章での分析とここまでの議論を踏まえると、米国の生命倫理委員会において明示された機能として、「調査の実施」、「報告書の作成」、「アウトリーチ」（情報発信）、「公正の確保」（公正な人事）、「人材の育成」の五つを提示できるだろう。ここでは、それぞれの機能を説明してみたい。

調査実施機能

調査実施機能とは、スタッフやコンサルタントが報告書のための調査を行うことをさす。アンケート調査、文献調査等が含まれる。日本の場合、重要な課題に対しては視察団による海外調査が中心的な役割を果たすが、米国の場合には、委託論文に基づくコンサルタントの調査研究が大きな役割を果たす。その多くは、専門家の研究成果に基づいており、OTAの報告書を除けば、他国との比較調査は少ない。国家委員会のベルモント・レポートでは、数人の倫理学者が委託論文にかかわった（第四章を参照）。調査研究者は、その分野の第一人者（場合によっては若手の研究者）に依頼することが多い。そして、専門家でもあるスタッフが、そのような研究をまとめて調査報告を補うのである。

報告書作成機能

報告書作成機能とは、科学的・倫理的妥当性の問題をまとめた報告書を作成する役割をさす。報告書作成機能は、調査実施機能と密接な関係をもつ。米国における報告書の作成には、スタッフと委員のほかに、専門家であるコンサルタントが多く参加するという特徴がある。報告書は、学際的な専門家によって作成されるため、報告書の成果は、単に審議会にとどまらずアカデミックな学問領域での合意形成にもふさわしいことが多い。報告書には、いくつかのバリエーションが見られる。研究の概観と勧告を示す報告書、綿密な調査結果や多様な議論を示す白書、委託論文を集めた資料集などに分類できるだろう。

情報発信機能

情報発信（アウトリーチ）機能とは、専門知を一般の人々にわかりやすく説明する双方向のコミュニケーションをさす[26]。生命倫理委員会は、新しい科学技術の問題や生命倫理の問題について一般の人々を対象にわかりやすく説明することが期待されている。これは問題を単純化するということではなく、科学技術や倫理問題の枠組を再構築するという創造的な役割を担っている。このような機能は、報告書が一般の人々にどのように受け入れられ、影響を与えるのかということにかかわる。専門家だけでなく、市民が議論に参加するための架け橋となる。

公正人事機能

公正人事機能とは、審議に関わる専門領域や分野を反映させ、委員の構成がバランスをもって任命されることをさす。連邦諮問委員会法（ＦＡＣＡ）により、委員の公正な人事が義務づけられている。このことは、合意形成の正統性を高めるために、重要な要因となる。つまり、特定の専門分野に偏らず公正な手続きを行うことによって、報告書の勧告がより多くの人々に受け入れられる可能性が高まるのである。ただし、委員の人事は投票に基づくというよりも、連邦政府や専門家集団の間で信任され任命されることが多い。人事において大統領や議会の影響が強すぎると、委員の構成がアンバランスとなり、円滑な審議に支障をきたすこともある。

人材育成機能

米国の生命倫理委員会は生命・医療倫理分野の専門家を育成する役割を担っている[27]。日本の審議会では人材育成を行うことは少ないが、米国の審議会は、事務局が専門家をスタッフとして採用し委員やコンサルタントと連携することによって、生命・医療倫理学の専門家を育成することに貢献している。また、大学院生や研修生を受け入れる体制が整っており、生命・医療倫理学にかかわる人材を少なからず輩出している。人材育成を行うには、事務局がある程度の独立性を保つことが必要となる。また、安定した予算措置によって、教育の機能が維持されている。

これらの機能は、「規制倫理学」や「規制科学」の形成に貢献しており、米国の生命・医療倫理政策が世界に先駆けて定着した理由として考えられる。このような生命倫理委員会の機能については、終章で政策提言の観点から論じることにしたい。

それでは、日本の生命倫理委員会にはどのような制度化の特徴があるのだろうか。これまでの通史分析の結果をまとめながら、日本における生命倫理委員会の特徴や機能を分析してみたい。

(2) 日本の生命倫理委員会の制度化

日本を代表する生命倫理委員会をまとめると、表3－2のようになる。通史的な視点からみると、日本の生命倫理委員会の特徴がいくつか浮かび上がってくる。

日本の報告書は、科学や倫理問題の体系的な分析というよりも、規制や指針に向けたマニュアル型の報告書を作成する傾向がある。近年の日本では、米国の生命倫理委員会と比べ、法学者の活躍が目立つ。これは、ガイドラインや法律の政策立案において、法学者の意見が一定の貢献を果たしていることを示唆する。日本では指針策定のための報告書が多い理由は、審議会が調査報告よりも政策立案に重点を置いているからである。日本の行政は、審議会を通して政策を遂行しようとする傾向が強い。その際、事務局が作成する原案について多様な専門家やスタッフが関与することが少ないのである。これは、別の側面から見れば、少数のスタッフが、ヒアリング、世論調査、海外調査を行うことで、短期間に重要な情報を収集し、規制や指針の原案を効率的に作成できるという長所にもなる。根拠法では、事務局のスタッフ数、スタッフ構成、スタッフ勤務規定が定まっておらず、事務局の判断に委ねられている。そのため、個別の課題によって事務局のばらつきが出てくるという問題点がある。さらに、海外において似た事例がなく、先行研究が少ない場合は、報告書の作成が難航することもありうる。

次に、日本の生命倫理委員会は、個別問題に対応する傾向が強いという点が指摘できる。たとえば、組換えDNA実験、生殖補助技術、脳死・臓器移植、遺伝子治療、クローン技術、ヒト胚研究、ヒトゲノム・遺伝子解析研究のような問題に対応した委員会の設置とガイドラインの策定が行われてきた。個別問題に対応するために、管轄省庁ごと

表3―2　日本の主要な生命倫理委員会

委員会名	設置機関（設置法）	委員数	特　徴
科学と社会特別委員会 1976-80年	文部省 （文部省設置法）	16名	特別委員会 報告書（2）・指針（1） 妥協モデル
生命と倫理に関する懇談会 1983-85年	厚生省 （厚生省設置法）	11名	特別委員会 報告書（2） フォーラム
臨時脳死及び臓器移植調査会 1990-92年	総理府 （臨時脳死及び臓器移植調査会設置法）	15名	特別委員会『審議だより』 報告書（2） 多数決原理モデル
厚生科学会議（「遺伝子治療に関する専門委員会」）1986-97年	厚生省 （厚生省設置法）	11名	特別委員会 報告書（1）・指針（1） 妥協モデル
科学技術会議 「生命倫理委員会」 1997-2001年	総理府 （科学技術会議設置法）	18名	常設委員会 報告書（3） 妥協モデル・重複合意モデル

に複数の委員会が設置され、重複したガイドラインが形成されることもある。

日本の生命倫理委員会は、一つのテーマを審議する特別委員会が多いため、それぞれのテーマに応じた合意形成を行ってきた。「科学と社会特別委員会」では妥協モデルに基づいて合意形成が進められ、「生命と倫理に関する懇談会」では合意形成が行われていなかった。脳死臨調は多数決原理モデルを用いて、「遺伝子治療に関する専門委員会」は妥協モデルを取り入れ、科学技術会議「生命倫理委員会」は妥協モデル及び重複合意モデルに準拠していた。これらをまとめると、日本の合意形成は米国と比べ、妥協モデルを用いることが多いと判断できる。その理由として、個別問題に対応するアプローチが中心的であること、日本の審議会は利害関係を調整する役割をもつこと、多様な委員をまとめるプラットフォームの構築が必ずしも十分でないことなどが考えられる。[28]

では、日本における妥協モデルの合意形成は、どのような条件のもとで行われてきたのだろうか。まず、妥協モデルという合意形成が行われたのは、組換えＤＮＡ実験、遺伝子治療、クローン技術、ヒト胚研究のような生命科学技術の個別問題に対応する場合が多い。ヒトゲノム・遺伝子解析研究のように国際的な共同研究を推進する場合には各国との歩調を合わせる必要がある。だが、生命科学技術が国内問題として受容される場合には、国内の利益関係を調整する妥協モデルに落ち着く傾向がある。組換えＤＮＡ実験では、学術会議や文部省がそれぞれ見解や指針を出していたが、最終的には総理府（科学技術会議）の指針としてまとまった。遺伝子治療のケースでは、厚生省と文部省が指針を出したが、後に一つにまとまった。クローン技術では、総理府の科学技術会議が中心となって審議を行った。このように妥協モデルの審議主体も次第に統一化され、より短い期間で各省庁間の総合調整を行うことが可能になっている[29]。

次に、妥協モデルが成立した条件の一つとして、これらの生命科学技術については、脳死・臓器移植問題とは異なり、国民的な賛否両論が生じなかったことがあげられる。一九九〇年代以降は、生命倫理委員会が公開審議を行うことでその内容が報道され、社会的受容が比較的早く進んだ成果といえるだろう。また、近年では、パブリックコメントの設置により、多様な意見を取り込む手続きが形成されたことも一因として考えられる[30]。組換えＤＮＡ実験の場合は、八〇年代に環境問題との関連で議論が起こったが、その他の生命科学技術については国民の間で幅広い議論があったわけではない。また、クローン技術については、クローン人間の生成に反対するという意見に国民の比較的高い支持がみられた。クローン技術やヒト胚研究の限定的な医学応用という妥協モデルは、こうした背景のもとで形成されたのである。

さらに、妥協モデルの合意形成には、国家行政組織法という法律体系の影響があると考えられる。生命倫理委員会は、国家行政組織法によって各省庁に設置された審議会の一つとして位置づけられる。審議会は一般的な特徴として、行政の民主化（行政への国民参加）、専門知識の導入、公正の確保、利害の調整、各種行政の総合調整という役割を担っている[31]。そのため、生命倫理委員会の妥協モデルは、相互の利害を尊重しながら、利益の調整や行政の総合調整といった、政策立案を行うのに適しているといえる。ただし、専門知識の導入という調査機能に関しては、「生命と倫理に関する懇談会」や脳死臨調を除けば、日本の生命倫理委員会は必ずしも十分な役割を果たしてきたとはいえない。

立法を根拠として多額の予算がつく米国の生命倫理委員会と比べると、日本の審議会は国家行政組織法（または内閣設置法）に準拠しているが、立法に基づく予算措置が明確ではなく、調査機能が必ずしも十分とはいえない。[32]二〇〇一年以降、厚生労働省の厚生科学審議会や文部科学省の科学技術・学術審議会は国会同意人事のもとで根拠法により設置されているが、[33]調査費は必要に応じて別枠の予算で確保されることになっている。そのため、新しい科学技術・倫理問題を一般社会にわかりやすく説明する教育的な役割（アウトリーチや人材育成）は少なく、多様な価値観や意見を集約するための条件が難しいのだろう。

妥協モデルの合意形成は、いくつかの長所を備えている。まず、科学技術の発展において一定の成果をもたらすことにつながっている。国内の意見調整を迅速に行うことによって、ライフサイエンスや医科学研究の推進や規制の明確化を達成し、多くの混乱を防ぐことが可能となった。たとえば、組換えＤＮＡ実験規制の結果、日本における遺伝子研究の施設に対して予算が認められるようになり、日本の遺伝子研究が大きく発展する基盤となった。遺伝子治療の場合も、規制導入を速やかに進めることで遺伝子治療臨床研究が日本に定着するようになったといえよう。また、妥協モデルによる合意形成は、新しい科学技術・倫理問題の比較的早い解決手段として優れていることが指摘できる。特に、常設委員会が設置されてから、生命科学技術の個別問題に対する行政の迅速な対応は高まったと考えられる。

その一方、研究倫理のような長期的な共通原理を構築するうえで適しているとは必ずしもいえない。もちろん、日本の研究規制においてはガイドラインや倫理委員会が中心的な役割を担っており、それらは一定の効果を果たしている。[34]実効性を高めるために、ガイドラインをソフト・ローとみなし、柔軟な対応を取るべきであるという見方もある。[35]その一方で、被験者の保護の明確化やその必要を訴える研究もある。重複合意モデルでは、共通の規則や価値を得るために、話し合いを通じて価値観の相違に気づくのである。その結果、委員は、互いの価値観を尊重しつつも、部分的に価値観が変更されたり新しい原則の正当化を支持したりすることがある。だが、妥協モデルの合意形成では、自らの価値観のもとで利益の分配を維持しようとする保守的な傾向が強い。そのため、利益団体を代表する委員は、他の委員の価値観に目をつぶって、自らの価値観を大きく変更することはない。おそらく、妥協モデルでは、研究倫理のような共通のルールの形成や理解の浸透において問題が生じる可能性があるだろう。将来、日本の生命倫理委員会は、被験者保護や科学技術政策の基本方針という長期的でグローバルな課題に対して重複合意モデルのアプローチを導入する必要があると考えられる（終章を参照）。

これまでの分析結果から、日本の生命倫理委員会の主な特徴は、「政策の立案」、「利害の調整」「行政調整」、「個別の審査」、「迅速な対応」、「情報の公開」に関する機能としてまとめることができる。[36] 以下、それぞれの機能を説明することにしよう。

政策立案機能

政策立案機能は、報告書に基づいてガイドラインや法律を策定することをさす。日本の生命倫理委員会では、政策立案機能が最も重視されていると考えられる。特に、近年では、急速な科学技術の発展のため、緊急の課題に対応できるガイドラインの有効性が論じられている。ハード・ロー（法律）と対比して、ソフト・ローとしてのガイドラインの実効性を示す研究もある。[37] 実際、日本における代表的な生命倫理委員会の多くが指針や法律を策定してきた。その過程を説明すると、事務局で指針の原案を作成し、中間報告書において指針案を発表する。その後、委員による修正や関係省庁の調整を通して指針として報告書を提出することが多い。

利害調整機能

利害調整機能とは、利益団体の調整のもとに科学技術の推進を行うことである。日本の生命倫理委員会は、利益団体の調整を行い、科学技術の推進を図る役割を担っている。もともと、日本における審議会の機能には、利益団体の調整を行うことが含まれていた。[38] 生命倫理委員会は、利益団体の代表者だけでなく、多様な専門家を内包するため、異なる意見が生じる可能性がある。したがって、それぞれの意見を調整する役割が重視されている。審議会では、研究者、行政関係者、法学者の意見が反映されることが多い。異なる専門分野の委員の間で意見対立が生じた際には、議長のリーダーシップによって解決を図るか、あるいは報告書の中に多数意見と少数意見を併記することが多い。

行政調整機能

行政調整機能とは、関係省庁の分担を調整することである。新しい生命科学技術は、各省庁の管轄にまたがることがある。その際には、各省庁の役割分担を定める必要がある。二〇〇〇年代に入って、科学技術会議の「生命倫理委員会」は、総合科学技術会議の生命倫理専門調査会となった。(39) そのため、以前と比べ、各省庁の総合調整は進んだといえる。特に、各省庁でそれぞれ策定されていた指針の統一化が進み、審査機能の分担もより明確になった。その一方で、生命科学技術が引き続いて基礎研究として導入される時には、文部省（現文部科学省）がかかわり、国公立の病院で治療として用いられる際には、厚生省（現厚生労働省）の管轄となり、産業応用が期待されると、科学技術庁（現文部科学省）や通産省（現経済産業省）が関与していた。このように、科学技術の汎用性が高まるにつれ、関係省庁が広がり、その総合調整はより複雑になるといえるだろう。

個別審査機能

個別審査機能は個別技術の問題に対応した審査を行うことである。生命倫理委員会は、中央や各施設に倫理委員会や審査委員会を設置させる重要な役割を果たす。たとえば、組換えDNA実験指針では、各施設の安全委員会の設置を義務づけ、遺伝子治療に関する指針の場合には、中央評価委員会を設置した。直接個別審査を行わない場合でも、生命倫理委員会の委員が審査委員に任命されることもあり、その連動性が指摘できる。このことから、生命倫理委員会は報告書や指針を策定するだけでなく、審査機能を含んでいるといえるだろう。国家行政組織法第八条に基づく日本の審議会は、「政策提言型審議会」、「不服審査型審議会」、「事案処理型審議会」に分類される（第二章を参照）[40]。生命倫理委員会は、政策提言型審議会（あるいは事案処理型審議会）だが、他の審議会のように審査を行う参与機能を少なからず持っていると考えられる。

迅速対応機能

迅速対応機能とは、個別問題に速やかに対処することをさす。米国と比べ、近年の日本の生命倫理委員会は、緊急の個別課題に対して適切に処理するのが早い。日本の政府審議会は、組換えＤＮＡ実験規制に対しては比較的時間がかかったが、九〇年代以降、生命科学技術の問題に迅速に対応できるようになってきた。遺伝子治療、クローン技術、ヒト胚研究に対して、比較的短期間に報告書を作成し、その規制を実施することができた。このような迅速な対応には、柔軟性のある審議会の政策立案が向いている。この機能は日本の審議会における重要な特徴の一つである。特別委員会方式は、少人数の集中審議によって迅速対応機能を高める役割を果たしている。

情報公開機能

情報公開機能は、公開審議・パブリックコメントによって情報を公開することである。近年の生命倫理委員会は、審議会や審議録の公開、パブリックコメントの募集など、情報の公開が義務づけられるようになった[41]。九〇年代以前には、生命倫理委員会は非公開に審議され、その審議は出版物を通して発表されることが多かった。その一方で、生命倫理委員会の情報公開が進み、生命倫理の問題に対する一般の関心も高まってきている。審議会は隠れ蓑であるという批判に対して、中央省庁の行政改革では、パブリックコメント制を義務づけることでその問題の解決を図ろうとしたといえるだろう。

このような生命倫理員会の機能や役割は、終章において再度論じることとする。ここでは、第Ⅱ部で行う事例比較分析のための予備分析を進めたい。

3　日米の事例比較分析に向けて

通史分析は、歴史の全体像を記述することにより、巨視的な観点から事例の特徴を理解することができる。その一方、通史分析は、事例研究と異なり、審議過程などの詳細な分析をすることは難しい。その点を補完するために、第Ⅱ部において合意形成モデルの比較事例分析を行うが、その前提作業として、通史分析の特長を生かし、分析対象となる事例を特定化してみたい。

まず、日米の生命倫理委員会の審議課題をまとめると、表3－3（次頁）のようになる。この中で、日米の生命倫理委員会に共通する審議課題をあげることができる。その課題の組合せは、「国家委員会のベルモント・レポート」と「生命倫理委員会の基本原則」、「大統領委員会の脳死問題」と「脳死臨調の脳死・臓器移植問題」、「大統領委員会の遺伝子治療」と「厚生科学会議の遺伝子治療」、「NBACのヒト・クローン」と「生命倫理委員会のクローン技術」、「NBACのヒト胚（ES細胞）研究」と「生命倫理委員会のヒト胚研究」となる。もちろん、日本の「生命と倫理に関する懇談会」は、ターミナル・ケアを分析しているが、フォーラム型の審議であるため、共通の分析対象には入らない。

国家委員会のベルモント・レポートと生命倫理委員会の基本原則は、ともに研究に関わる基本的な研究倫理や基本方針を示したものであり、日米において、倫理原則や基本原則を審議した委員会の代表例である。たしかに日本の基本原則は、ヒトゲノム研究に限定されている。だが、基本原則を策定した委員会が限られ、重複合意が行われていたことを考えると、国家委員会との比較は可能であると考える。ともに、審議録やアーカイブのアクセスが可能である

表 3―3　日米の生命倫理委員会における審議課題

米国の委員会	報告書のテーマ	日本の委員会	報告書のテーマ
国家委員会 1974～78 年	胎児研究，囚人の被験者保護，小児の被験者保護，精神外科，調査情報の開示，精神遅延者の被験者保護，IRB，保健教育福祉省のガイドライン，生物医学・行動科学の進歩，ベルモント・レポート（研究倫理の三原則）	**科学と社会特別委員会** 1976～80 年	組換え DNA 実験の規制
倫理諮問委員会（EAB） 1978～80 年	体外受精，胎児鏡の研究，CDC や NIH の情報公開法の免除	**生命と倫理に関する懇談会** 1983～85 年	脳死・臓器移植問題，死生観，ターミナル・ケア，体外受精，遺伝子治療，
大統領委員会 1980～83 年	脳死問題，被験者保護，内部告発，研究被害の補償，ヘルスケア決定，遺伝子治療，延命治療，ヒト研究規制，遺伝子スクリーニングと遺伝子カウンセリング，ヘルスケアのアクセス	**臨時脳死及び臓器移植調査会** 1990～92 年	脳死・移植問題
生命医療倫理委員会（BEAC） 1988～89 年	遺伝子工学等を予定	**厚生科学会議（「遺伝子治療に関する専門委員会」）** 1986～97 年	遺伝子治療の規制
国家生命倫理諮問委員会（NBAC） 1996～2001 年	ヒト・クローン，精神障害者の被験者保護，ヒト生体試料，ヒト胚研究，国際治験，被験者対象研究	**科学技術会議「生命倫理委員会」** 1997～2001 年	クローン技術，ヒト胚研究，ヒトゲノム研究の基本原則

点からも有効な比較事例である。

大統領委員会の脳死問題と脳死臨調の脳死・臓器移植問題の比較分析は、重要な課題である。実際、先行研究においても両者の委員会体制の分析を試みる研究がある(42)。だが、脳死臨調の審議録やアーカイブは、著者の知る限り、アクセスできるものは限られている。脳死臨調は、『審議だより』を発行したが、審議録を発表していないからである。そのため、合意形成の詳細な審議過程について十分な比較分析を行うことは現状では難しいと考えられる。

大統領委員会の遺伝子治療と厚生科学会議の遺伝子治療の審議は、ともに同じ疾病の遺伝子治療を進める結果となった。大統領委員会や厚生科学会議は、ともに日米を代表する典型的な生命倫理委員会であり、さらに、両者の審議録やアーカイブも部分的ではあるが入手可能である。このことから、両者の日米比較を行うことは十分意義がある。

ＮＢＡＣと生命倫理委員会は、同時期にヒト・クローンという同じ課題に対して審議を行った委員会である。両者の審議録はウェブ上で公開されており、比較分析が可能である。また、ＮＢＡＣのヒト胚研究と科学技術会議「生命倫理委員会」のヒト胚研究にも同様のことが言える。しかし、これらの委員会は、ともに比較的近年の審議会であり、日米の生命倫理委員会の歴史分析という目的をもつ本書の観点からすると、両者の比較分析だけを行なうことは歴史研究としてふさわしいとはいいがたい。さらに、ＮＢＡＣと生命倫理委員会の比較に偏ってしまった場合、日米を代表する事例といえるかどうかという問題が生じることになる。

このような考えから、本書は、国家委員会のベルモント・レポートとそれに対応する科学技術会議「生命倫理委員会」の基本原則、大統領委員会の遺伝子治療とそれに対応する厚生科学会議の遺伝子治療、という四つの事例を選択することにする。ヒト・クローンやヒト胚研究などの詳細な事例比較分析はこれからの研究課題とみなし、本書の事例分析には含めない。この四つの事例は、研究倫理の理念的な問題（倫理的妥当性）を議論したケースと、科学技術の実践的な問題（科学的妥当性）を審議したケースに分類できる（第八章を参照）。そのため、日米を対比させるだけでなく、国家委員会と大統領委員会、厚生科学会議と生命倫理委員会の特徴も比較できるという利点も備えている。

第Ⅱ部では、それぞれの詳細な事例分析を年代順に行ったうえで、第八章において事例比較分析を行う。

4　まとめ

この章では、通史分析の立場から日米の生命倫理委員会の歴史的展開についての比較を試みた。日米ともに生命倫理委員会の機能は拡大している。日本では、特別委員会から常設委員会への変化があり、ガイドラインや法律を策定する機能が増えている。米国では、大統領制の定期委員会が多く継続的に設置され、科学技術政策や医科学研究に大きな影響を与えている。生命倫理委員会の共通点は、親委員会と小委員会（作業部会）から構成され、報告書を作成することである。合意形成の特徴としては、ともに審議原理と多数決原理を用いていることが指摘できる。このような制度化は、政治領域に属する審議会が、合意形成というコミュニケーション行為を通し、研究倫理の原則などの規範を構築し、科学研究の公共財や知的財産の枠組に貢献するという秩序形成を行っている。すなわち、ミクロの領域で個人や団体による政策提案から始まり、ミクロ＝マクロの領域にかかわる生命倫理委員会の合意形成となる。その結果、ヒアリング・報告書・ガイドライン（あるいは法律）を経て、科学技術のマクロ問題に対応していると理解することができる。たとえば、被験者保護という課題は、生命倫理委員会の合意形成を経て、人格尊重、善行、正義の規範をもたらしたのである。その一方で、被験者保護の規範は、研究者の利益相反という問題を伴い、さらなる制度化につながることがある、すなわち、合意形成というコミュニケーション行為は、政治、共有価値、市場という秩序原理と複雑で密接な相互作用があるといえる。

生命倫理委員会の相違点としては、法律の影響を受け、報告書の内容や事務局の性質に違いがみられることが判明した。米国の生命倫理委員会は、政策立案よりも調査機能が高く、豊富な資金をもとに多くのスタッフにより複数の報告書をまとめ、学識経験者からなる専門スタッフやコンサルタントを中心にそれぞれのトピックに対応している。日本の生命倫理委員会は、政策立案機能が強く、指針に向けた報告書を作成する傾向がある。少数の委員とスタッフが海外調査などを行い、集中的に報告書の原案を作成する。この結果、新しい生命倫理の問題に迅速に対応するという役割が特徴づけられる。合意形成に関しては、米国では妥協モデルと重複合意モデルの使い分けが行われ、日本では妥協モデルが中心的な役割を果していた。

歴史の全体像から事例を考慮することができる通史分析の特長を生かし、本章では最後に日米の生命倫理委員会の比較事例分析にふさわしい四つの事例を選んだ。第Ⅱ部では、それらの事例研究を行っていくことにしよう。

II 日米事例研究

第四章　国家委員会における「ベルモント・レポート」

第Ⅱ部では、日米の生命倫理委員会について四つの事例研究を行う。まず、本章では米国の国家委員会の『ベルモント・レポート』を論じたい。

一九七四年五月に国家研究法（National Research Act）が成立したのを受けて、同年七月に設置されたのが国家委員会（National Commission for the Protection of Human Subjects of Biomedical and Behavioral Research）である(1)（付録のU1を参照）。国家委員会は、多くの報告書を作成し、生命・医療倫理学の領域に大きな影響を与えた。中でも、ベルモント・レポート（Belmont Report）は、人格尊重・善行・正義という研究倫理の三原則を確立させたことで知られ、生命・医療倫理学の基盤に大きな影響を与えたため、国内外から高い評価を受けている。実際、ベルモント・レポートの示した規則は、一九八一年の保健教育福祉省の連邦規則に採用され、九一年には連邦機関のコモン・ルールとなったのである(2)。このように、ベルモント・レポートの三原則は米国の施設内倫理委員会（ＩＲＢ）における共通基準となったといえる(3)。

それでは、国家委員会のベルモント・レポートはどのような合意形成に基づいて作成されたのだろうか。国家委員会に関しては、委員であったＡ・ジョンセン、スタッフであったＳ・トゥールミン、Ｔ・ビーチャムのような関係者

表4—1　ベルモント・レポートの歴史

1974年5月	国家研究法の成立
1974年7月	連邦規則（45 CFR 46）を規定
1974年7月	国家委員会（National Commission for the Protection of Human Subjects of Biomedical and Behavioral Research）の設置
1976年2月	スミソニアン研究所（メリーランド州）のベルモント・ハウスにおいて第15回会議の集中審議が実施
1976年3月	第16回会議にトゥールミンによるドラフト版（Identification of Basic Ethical Principles）の提出
1976年6月	第19回会議にてドラフト版改訂版の提出
1976年9月	ビーチャムが委託論文を提出
1976年12月	トゥールミンがシカゴ大学に戻る
1977年1月	ビーチャムが国家委員会のスタッフに参加。
1977年5月	第30回会議にてドラフト版（第29回に提出）の審議
1977年7月	第32回会議にて小児対象研究の審議
1977年9月	ジョンセン宅にて委員とスタッフが2日間集まりドラフト版の審議
1978年2月	第39回会議でドラフト版の改訂
1978年6月	第42回会議にてベルモント・レポートが承認
1978年9月	第43回の最終会議にてベルモント・レポートを提出
1978年10月	国家委員会が終了
1979年4月	官報にベルモント・レポートを発表
1981年1月	保健教育福祉省が連邦規則（45 CFR 46）を改訂
1991年6月	連邦規則が連邦機関のコモン・ルールとなる

がこれまで多くの研究を行ってきた。(4) また、ベルモント・レポートの倫理原則に関する歴史研究も見られる。(5) さらに、ベルモント・レポートと関連した生命・医療倫理学の四原則の研究は数多く存在する。(6)

これらの先行研究において注目すべき点は、国家委員会における審議が、規制倫理学（regulatory ethics）の典型例であるとみなされたことである。規制倫理学とはD・キャラハンが唱えた概念であり、研究規則のように医科学研究における倫理的妥当性を論じ価値観の対立を調停することをさす。(7) 規制倫理学は研究の全面的な肯定も否定もせず放任と禁止の中道を探り合意形成を促す方法でもある。ジョンセンは、国家委員会での委員としての経験から、抽象的な理論の議論ではなく具体的な規範や規則による合意形成のアプローチを「新しい倫理学の方法」と呼んだ。規範とは、社会における具体的な行為の規準や様式を定める規則一般を意味する。国家委員会の審議は、医科学研究の規範を論じる規制倫理学のアプローチに根ざしていたといえるだろう。

さらに重要な点は、国家委員会における合意形成

（あるいは規制倫理学のアプローチ）は重複合意モデルに基づくと考えられることである。トゥールミンは、国家委員会の審議の中で、多様な専門分野からなる委員が、合意の理由を異にしつつも基本原則に合意した経緯を示した。(8) 第一章で述べたように、その合意形成は重複合意モデルであるといえる。だが、先行研究では、国家委員会がどのように報告書を作成したのかという分析はあまり行われていない。特に、ベルモント・レポートのドラフトがどのように作成され、研究倫理の正当化が行われたのかという詳細な分析はほとんど見られない。そのため、ベルモント・レポートの審議やドラフトの作成について詳細な事例分析を行う必要がある。

本章の目的は、国家委員会の委員やスタッフが、どのように倫理原則の問題を議論し、ベルモント・レポートを作成したのかを分析することである。文献調査やアーカイブ調査に基づいて、ドラフト版の作成過程を例証するが、まず、ベルモント・レポート作成の経緯については、表4—1を参照していただきたい。ビーチャムが指摘するように、一九七七年を境にしてベルモント・レポートの審議には大きな変化が見られた。スタッフの中心であったトゥールミンが大学に戻り、ビーチャムがスタッフに加わったためである。そこで、本章ではベルモント・レポートの審議を「前期ベルモント」と「後期ベルモント」に分類する。前期ベルモントでは、七六年二月のベルモント・ハウスにおける会議で集中審議を行い、トゥールミンを中心にドラフトが作成された。後期ベルモントは、七七年以降に他の報告書と一緒に審議を重ね、ビーチャムを中心にしてドラフトの作成が行われた。前期と後期それぞれの会議やドラフトの推移について分析結果を示していくことにしよう。さらに、「規制倫理学」とロールズの「重なり合う合意」の観点から考察を行うことにする。序章で詳しく論じたように、「重なり合う合意」は、三つの正当化（当座の正当化、十全な正当化、公共の正当化）を前提としている。そのため、ベルモント・レポートの正当化についても三段階に分けて分析を行う。

1 前期ベルモントの審議

ベルモント・レポートの根拠となる国家研究法の成立には、ケネディ上院議員やロジャース上院議員の活躍が欠かせない。当時、米国国立衛生研究所（ＮＩＨ）の法務局行政官であったＣ・マッカーシーは、国家委員会とＮＩＨの連携委員を務めていたが、当時の状況について詳しい証言を行っている(9)。ケネディ一家は恵まれない人々のための慈善事業を行い、研究倫理の問題に深い関心を持っていた。そのため、ケネディ財団は、ジョージタウン大学にケネディ倫理学研究所を設立させたのである。研究所の初代所長のＡ・ヘレガースは、まず最初に生命倫理学者のＬ・ウォルターズを雇ったが、マッカーシーは、ウォルターズと一緒に多くの政府公聴会に参加して、研究倫理にかかわる情報収集に努めたのであった。その過程で、タスキギー事件の問題を担当するようになり、ＮＩＨ長官のための証言メモを作成した。このようにマッカーシーはＮＩＨの行政官として重要な役割を果たしていたのであった。そのマッカーシーによると、ケネディ法案は常設委員会の設置を求めていたのに対して、ロジャース法案は定期委員会の設置を求めていたが、最終的には、ケネディ法案はロジャース法案に吸収される形となったのである。Ｐ・ロジャース上院議員もまた、「［ケネディ］上院議員のほうは、委員会は常設にすべきであると考えていたと思う。しかし、科学者側からの懸念が示されていたのは、委員会がどのように運営されるのか見当もつかなかったからである」と述べている(10)。

国家研究法は、医科学研究における被験者の保護を確立することを目指していた。国家研究法では、ベルモント・レポートを作成するうえで必要な前提条件が提示されている(11)。たとえば、インフォームド・コンセント、リスク・ベネフィット評価、被験者の選定のような研究課題を審議する必要性がすでに示されていた。スタッフであったトゥールミンは、ベルモント・レポートの目的について「研究のために提供された助成金がきちんと使われるように政府［保健教育福祉省］への助言を行うことである(12)」と回想している。こうした背景のもとで、国家委員会は、産婦人科医

表 4―2　第 15 回会議における倫理原則の委託論文

Kurt Baier, D. Phil. ―Ethical Principles and Their Validity
James Childress, B. D., Ph. D. ―The Identification of Ethical Principles
Alasdair MacIntyre, M. A. ―How to Identify Ethical Principles
Tristam Engelhardt, Ph. D., M. D., ―Basic Ethical Principles in the Conduct of Biomedical and Behavioral Research Involving Human Subjects
Alvan Feinstein, M. D. and Jeffrey L. Lichtenstein, M. D. ―Medical Ethics and the Architecture of Clinical Research
LeRoy Waters, B. D., Ph. D. ―Some Ethical Issues in Research Involving Human Subjects

のK・ライアンを委員長としながら、当時喫緊の課題となっていた被験者保護の問題（例として、中絶胎児研究）を解決したのち、研究倫理の原則を定めるベルモント・レポートの審議を始めたのである。

一九七六年二月一三日から一六日までの四日間、メリーランド州エルクリッジにあるスミソニアン研究所ベルモント・ハウスにて、国家委員会の第一五回会議が開催された。その四日間にベルモント・レポートに関する集中審議が行われ、前期におけるベルモント・レポートの枠組が形成されたのである。[13] 当日の配布資料には、K・バイアー、J・チルドレス、A・マッキンタイア、H・T・エンゲルハート、A・フェインスティンとJ・L・リヒテンスタイン、L・ウォルターズの委託論文[14]が示されている（表4―2を参照）。

第一五回会議では、スタッフのトゥールミンが委託論文をまとめ、スタッフによる概観を発表した。トゥールミンは英国出身の哲学者で七三年からシカゴ大学の教授を務め、国家委員会には主に七五年から七八年まで関わっていた。[15] 概観の中で主題とされていたのは、「倫理原則、研究と診療の区分、リスク・ベネフィット評価の役割、インフォームド・コンセント」の四点であった。[16] それぞれの問題に対応した研究班が形成され、その成果が全体会議において発表されたのである。七六年一月にまとめられた「倫理原則と人体実験」というスタッフによる文書は、おそらく最初のドラフトであり、ここでの議論の出発点となった。会議の席上、トゥールミンは、論文を依頼したことについて次のように述べている。

委員会が委託論文の課題を依頼する際に、課題や分野を分けました。まず、一般的な倫理原則の性質、及びその妥当性の特徴や性質、次に人体実験に関連があると思われる具体的な原則です。提出された委託論文からすると、このような区別は必ずしも役立つとはいえないことが明らかになりました。委託された専門家はそれぞれ異なる課題を論じて他の分野と重なりました。倫理原則、インフォームド・コンセント、その他の区分や分類を維持することは容易とはいえなかったのです。(17)

専門領域や役割分担を超えて、委託論文は理論と実践を関連づける論文が多かったのである。たとえば、トゥールミンは「人体実験にかかわる倫理原則は、R・ヴィーチの論文の序章にあったと思うが、それはちょうど、インフォームド・コンセントの最も役に立つ議論がH・T・エンゲルハートの倫理理論にあったのと似ている」(18)と述べている。その上で、トゥールミンは、A・マッキンタイアの論文をあげながら個人の人権保護と生物医学の集団的な研究との関係をどのように調停すべきか、という問いかけを行った。

マッキンタイアが指摘したように、西洋の道徳哲学はおよそ一七〇〇年まで遡れますが、その伝統からすると、集団の主張と個人の利益は対立しがちであったものの、集団の主張が個人の利益を倫理的に凌駕していました。(中略)国家委員会が結局行うべきことは、倫理的な基礎付けを支える限り、個人の人権を尊重するという伝統を正面から選択する立場を示すことだといえます。個人の人権は、我が国で認められた政治的、社会的な伝統の必要不可欠なものだと思います。(19)

バイアーとマッキンタイアは個人の自己決定という原則を問題にしていたのである。一方、トゥールミンは、ヴィーチの論文を参照しながら、医科学研究における問題を明確にした。

我々の問題とは、ヴィーチが明らかにした問題なのです。つまり、どのようにすれば、（医科学研究の計画のような）集団的な研究計画が、長期的な目標のために、被験者の短期的な目標を先延ばしにすることについて合法的に許されるのかということです。その長期的な目標とは、特定の個人のためというよりも社会集団のための目標なのです(20)。

国家委員会には、被験者の保護や個人の人権を尊重しながらも、医科学研究の妥当性を正当化する倫理原則の確立が求められていたのであった。各委員はそれに対して、多様なコメントや意見を述べた。その後、「研究と診療の区別」、「リスク・ベネフィット評価」、「インフォームド・コンセント」に関する作業報告の発表が行われ、コメントが示された。

翌日の会議では、再度全体での審議が行われた。倫理原則グループの哲学者K・レバック委員が、このとき七原則を提示している。

人体実験に関する一般的な倫理綱領や先ほどの議論は、多くの倫理原則を前提としており、少なくとも次のような原則があります。「個人の自己決定の尊重」、「被験者に対する利益の配慮」、社会全体の善と呼ばれるような現在と将来における「個人や集団に対する利益の配慮」、「被験者の危害を最小にする配慮」、「結果として他者危害を最小にする配慮」、保護や平等なアクセスなどの「分配的な正義の配慮」、事故の補償のような「補償の正義の配慮」。これらは研究分野に関連すると認められた原則です。その原則は、自由、正義、善行という広い熟慮に基づいているのです(21)。

レバック委員は、「このような原則への信頼は、米国の多元的社会で示される西洋倫理学的、政治的、神学的思想の主な伝統と一致していると考えている」[22]とコメントを述べた。続いて、トゥールミンは「弱者や貧困者の保護」というもう一つの原則を加え、八原則を提示したのである[23]。

しかし、これに対して行動科学者のJ・ブラディ委員は原則が多すぎることに異議を唱えた。

最初から原則がたくさんあって、私たちが議論している問題、つまり、人体実験に潜在する倫理原則を扱っていないのではと私は考えます。原則には一般性や普遍性が必要ですが、ここで示されている六や八の原則には問題があると思います[24]。

彼の議論によると、補償のような分配的正義の原則や被験者個人の危害を少なくするという原則は、普遍的というよりも「二次的な概念」にすぎない。それゆえ、ブラディ委員は「善行・自由・正義」(beneficence, freedom, and justice) という三原則を提唱したのである。

研究に潜む原則を同定するという立場からすると、これまでの原則はあまり明確でないと考えます。私の提案としては、一般的な原則のように詳細に説明できる三原則を示すべきだと思います。三原則は、幅広い概要を説明できますが、最大の利益と最小の危害としての「善行」、強制を最小に自己決定を最大にする「自由」、平等の保護、平等な機会、公平さとしての「正義」を扱う必要があります[25]。

この提案に対して、委員の意見は当初から賛成で占められていたわけではない。たとえば、スタッフの概観と一致しないのではないかという質問も生じた。それに対して、ブラディ委員は、「これまでの原則は潜在的な意味の違いを十分に説明していない」と述べた[26]。すなわち、研究における倫理原則がいかにより一般的な倫理学に当てはまるのかを示す必要があると論じたのであった。他の委員からは、それはスタイルの問題であり、作業部会で詳細に検討すべきであるという意見も出た。その一方で、ジョンセンは、原則論における合意は難しいことを指摘しながら、ブラディ委員の意見を支持したのである。

問題は、大半の哲学者にとって原則論に同意することが極めて難しいことだ。彼らは原則の正当化や応用に同意することはかなり難しいとわかっている。そこで、ジョー［ブラディ委員］の提案に対していくつか述べてみたい。彼がまとめた倫理原則の理論が導き出せれば、その理論はいくつか大切な目的を達成させるだろう。一つは正当化であり、かなり難しい作業である。もう一つは、特定化された規則を用いる際に優先順位の規準をもたらす[27]。

このような審議を経て、研究規則と倫理理論をつなぐ倫理原則の枠組を形成することになった。たとえば、自由原則のなかに「問いかけの自由」を加えるべきであるという意見も出てきた。また、法律学者のP・キング委員は、インフォームド・コンセントを研究する立場から、「自己決定尊重の原則」において、なぜ被験者保護の問題が出てくるのかと問いかけた。この問題は、倫理原則の対立という問題と絡み、ベルモント・レポートの審議中に繰り返し議論されることになった。ブラディ委員は「自由原則」と名づけたものの、他の委員は「人格尊重の原則」という用語を用いて審議を行った。そのため、最終的には、ドラフトにおいても自由原則という名称は採用されず、人格尊重原則が用いられるようになったのである。オーラルヒストリーによると、人格尊重の概念が三原則の中で最も重要であるとみなす委員は多い[28]。人格尊重概念の特徴は、自律の尊重だけでなく、人間の尊厳の立場から被験者の保護も意味するという幅のある概念であった。そのため、哲学者だけでなく神学者や医学者らの賛同も得られたのである。

一九七六年三月の第一六回会議において、ドラフト版（Identification of Basic Ethical Principles）が提出されている。この中で、倫理原則として「人格尊重、正義、善行」の三つが示された。このドラフトは、委員の議論をもとに、トゥールミンらスタッフがまとめたものであり、第一六回のドラフト版で三原則の大枠が形成され、第一九回まででほぼ同じであった。これらの三原則は、詳細な説明を伴うというよりも、規則を束ねる一般的な枠組として提示されていたのである。また、これとは別に、第一六回会議のドラフト版では、研究規則は倫理原則の具体的な規制であるとみなされていた。すなわち、倫理綱領や研究指針などの生物医学や行動科学の研究を規制する倫理原則と、そのような研究の実施に潜む一般的な倫理原則の二つがあると示されたのであった(29)。

一九七六年六月における第一九回会議では、修正したドラフト版が提出されている。第一九回会議のドラフトにおいて追加されていたのが、研究規範の具体例であった。これまでの倫理綱領（ニュルンベルグ綱領、ヘルシンキ宣言、七一年の保健教育福祉省のガイドライン）を参照しながら、倫理原則の応用として、「研究デザイン、研究者の能力、結果の評価、被験者の選定、インフォームド・コンセント、事故への補償」の具体例を詳しく説明したのである(30)。

「研究デザイン」の項目では、ヘルシンキ宣言の第一条を引用し、よい研究デザインとはどのようなものなのかを論じている。「研究者の能力」では、ニュルンベルグ綱領の第八条やヘルシンキ宣言の第二条を引用しながら、研究者の実績が必要になることを示した。「結果の評価」については、ニュルンベルグ綱領、ヘルシンキ宣言、保健教育福祉省のガイドラインを引用しながら、研究結果が、事故、守秘義務の放棄、感情的な危害のようなリスクをおこさず、被験者本人になんらかのメリットがあるべきだと示した。「被験者の選定」については、これまでの倫理綱領ではあまり触れられてこなかったことを指摘し、分配的な正義の必要性を唱えた。「インフォームド・コンセント」では、ニュルンベルグ綱領とヘルシンキ宣言の基本原則を示しながら、合理的な機会の選択が必要であると述べた。その一方、被験者の中には保護を必要とする場合もあると指摘している。「事故の補償」に関しては、保健教育福祉省の調査委員会を設置しており、補償は正義の観点から必要であるという認識を示した。国家研究法において、国家委員会はＩＲＢの審査メカニズムの審議を行うことが求められており、それに沿って、倫理原則を審査メカニズムの規範として示そうと試みていたのである。

第一九回会議のドラフト版が作成された後に、ベルモントの審議は一時中断し、一九七七年からベルモントの審議が再開されるようになった。[31]そのため、この第一九回までの審議を前期ベルモントとして分類することができる。

一九七六年の第一五回会議から第一九回会議までの、ベルモント・レポートのドラフト版は、三原則という大枠を設定したうえで、これまでの代表的な倫理綱領を概観することにより作成された。まず、第一五回の集中審議において、倫理理論に基づいた三原則の大枠が形成され、その後は主な倫理綱領を参照しながら原則の説明を試みたのである。その特徴として、基本的な倫理原則は、科学研究に当てはまるだけでなく、西洋の倫理的、政治的、神学的な思想の伝統と一致しており、米国の多元的社会にふさわしいという認識を提示したことがあげられる。[32]「潜在的な倫理原則」[33]という表現を用いたことからも、最初の議論の段階では、倫理原則とは文化に内在する具体的な「規範」であるとみなす姿勢が窺われる。その際、代表的な倫理綱領の影響を受けて、審査のための研究規則に焦点が当てられたのである。ただし、研究規則の具体的な項目は作成されたものの、倫理原則と研究規則との関係は必ずしも明示されていなかった。

2　後期ベルモントの審議

一九七七年初めからベルモント・レポートの構成は大きく変化するようになった。七六年九月の第二二回会議において、ビーチャムは「分配的正義と道徳に関連した相違点」(Distributive Justice and Morally Relevant Differences)という論文を提出した。七六年末にベルモント・レポートのスタッフ責任者であるトゥールミンがシカゴ大学に戻ったため、ビーチャムは、七七年初めに国家委員会のスタッフとして参加するようになったのである。[34]その後、ビーチャムは報告書の作成において中心的な役割を担うようになり、ベルモント・レポートのドラフトは大きく変化するようになった。

ビーチャムは、一九七〇年にジョンズ・ホプキンス大学で博士課程を修了し、当時、ジョージタウン大学哲学部につとめていた。[35] ビーチャムは、七七年一月に初めてベルモントのドラフト版を読んだと回想している。[36] また、彼は、ベルモントのドラフトには倫理原則の説明があまり示されていなかったと指摘する。[37] そして、事務局長であったM・イェーズリーから、ベルモント・レポートの改訂が依頼されたのであった。

ビーチャムは、一月のドラフト版と四月のドラフト版の間で大きな変化があったと述べている。七七年四月の第二九回会議では、新しいドラフト版が提出された。ただし、アーカイブの資料によると、第二九回会議ではドラフト版の審議は行われず、第三〇回会議で、前回のドラフト版を用いて審議が行われた。[38] この第二九回会議のドラフトでは、歴史的背景や研究規則の箇所が大きく削除され、そのほとんどが倫理原則の説明で占められていた。そこでは「研究の配慮」や「倫理原則と倫理綱領の関係」が論じられている。「研究の配慮」としては、(1)個人の自己決定を尊重する必要性、(2)被験者個人への利益の配慮、(3)過去や未来における、被験者や研究対象集団への利益の配慮、(4)被験者のリスクを最小にして危害を防ぐ配慮、が挙げられている。[39] また、「倫理原則と倫理綱領の関係」では、倫理綱領とは倫理規則がすべてそろったシステムのことであって、より一般的な倫理原則の応用であるとみなされていた。人格尊重、善行、正義の三つを根本的な倫理原則として位置づけ、倫理綱領の規則との違いを明確にしたのである。

後期の審議においては、ベルモント・レポートのための時間が十分に取られていたわけではない。だが、他の報告書の審議において、倫理原則の問題があがり、そこで活発な審議が行われたことには注意すべきである。たとえば、七七年七月の第三二回会議では、小児対象研究の審議を行っていたが、倫理原則の問題に触れる機会があった。そこで問題となったのが、三原則が守れない場合、研究を認めるべきかどうかという審議であった。[40] たとえば、最小限のリスクを超えるような小児対象研究の場合に、どのように対処すべきなのだろうか。ある委員は、一般には善行原則を必要とするが、小児対象研究では例外規定が必要となり、その説明や解釈が必要になるだろうという意見を述べた。その一方、研究における倫理原則の条件づけが不明であると指摘するスタッフもおり、小児研究の善行原則について賛否両論があった。

このような賛否両論についてキング委員は次のようなコメントを述べている。

実際に起きたことは、異なった理由から同じ結論に達したということなのだと思います。胎児研究に関する私たちの審議はまさしくその通りでした。同じ理由で同じ結論に達しようとするやり方ではうまくいかないのです。なぜなら、異なる立場の人はそれぞれの良心に照らし合わせ、原則や感情を扱い、自らの理由づけで投票できるかどうかを決めるからです。(41)

このように、胎児研究の審議のみならず倫理原則の審議においても、異なる理由に基づいて共通の結論を求める重複合意モデルの試みが行われたのである。これらの審議は、ベルモント・レポートの成果に反映されている。すなわち、ドラフト版では、小児対象研究のような具体的なケースへの応用の際に、倫理原則の対立が起こりうることが示されるようになった。(42)また、最終報告書の「善行」原則の説明において、小児対象研究を具体例としながら、善行概念は必ずしも常に明確とはいえず、曖昧な側面もあるという指摘を示したのである。

ベルモントの審議は、フォーマルな審議だけでなく、インフォーマルな研究班によっても進行していた。たとえば、事務局長のイェーズリーとビーチャムの間で議論が進められた。その結果、三原則と三規則が定式化され、人格尊重原則（インフォームド・コンセント）、善行原則（リスク・ベネフィット評価）、正義原則（被験者の選定）という関係が明確になったのである。また、委員とスタッフは必要に応じて作業部会を開いた。七七年九月には、サンフランシスコのジョンセンの自宅において、ブラディ委員、レバック委員、ジョンセン委員とスタッフのイェーズリー、トゥー

ルミンが二日間集まり、ドラフト版の審議を行ったのである。(43)

一九七八年二月の第三九回会議においてドラフト版が提出された。(44) このドラフト版は、これまでのドラフトの中で最も長い論文の一つである。その理由は、応用に関する詳細な説明が追加されたためである。このドラフトでは、倫理原則を研究に応用した場合、どのような条件が必要なのかが詳細に記述され、それによって「インフォームド・コンセント、リスク・ベネフィット評価、被験者の選定」という研究規則の枠組が明確になった。また、このドラフトでは「倫理原則間の関係」が論じられている。これまでの審議から倫理原則の対立や比較考量の問題が指摘されたことで、それらを受けて倫理原則の関係を示そうと試みたのである。

このことは、基本的な倫理原則の枠組から、具体的な研究倫理の問題へと、その応用に審議の関心が移ったことを示唆する。インフォームド・コンセントの説明では、単にその概念を説明するだけではなく、インフォームド・コンセントが人格尊重の原則に基づき、情報・理解・自発性から成り立つことを示すなど、詳細な要件が説明されたのである。また、リスク・ベネフィット評価については、善行原則に基づいて、リスクやベネフィットの性質や範囲を明確にし、その両者の体系的な評価やリスクの受容性の問題を概観している。被験者の選定に関しては、正義原則に基づいており、利益や負担の分配をどのように行うべきかを論じた。このように、第三九回会議のドラフトにおいて、それぞれの研究規則と倫理原則との関係が明確に対応するようになった。

一九七八年四月の第四一回会議においても、ドラフト版が提出され、議論が行われた。(45) 目次は第三九回のドラフトとほぼ同じだが、研究規則に関する説明箇所が削除されたのである。これは、委員の中にベルモント・レポートについて、他の報告書よりも簡単にまとめることを望む人がいたためである。

スタッフのビーチャムは、ベルモント・レポートの強みはその短さにあるという考えに賛成して、それがどのようにしてできたのかということを次のように述べている。

まず、［ドラフトに］新たに加えるのではなく削除を行う過程があったのだと思う。削除してから語句の修正を行った。重なっているところすべてを削除した。それから重要なことはすべての人が賛成できるようにまとめることであり、一文ごとの修正を行った。[46]

第四一回会議では、ベルモント・レポートに政策提言を載せるべきかどうかという問いが出た。[47] それに対して、ジョンセン委員から、ベルモント・レポートは他の報告書とは異なり政策提言というよりも、すべての報告書の基盤となる基本方針であるという見解が示された。[48]

一九七八年六月の第四二回会議のドラフトは、第三九回のドラフトにおける詳細な説明を大幅に短くした。それまで報告書のドラフトには、倫理原則と倫理綱領の関係などが論じられていたが、その説明箇所は省略され三原則の説明のみに改訂された。また、研究規則の定義や説明は残されたが、歴史的な概観に当たる箇所は削除された。ベルモント・レポートの最終的な改訂は、ジョンセン、トゥールミン、ビーチャムの三人に委ねられたのである。[49]

一九七八年九月の第四三回最終会議に、ベルモント・レポートの最終版のドラフトが提出され承認を得たのであった。[50] その後七九年四月の官報（Federal Register）に発表された。第四三回会議に提出された最終版は、第三九回会議のドラフト版の枠組から大きな変化があったわけではない。しかし、倫理原則の定義、研究規則の説明項目などについて、いくつかの修正が見られた。違いがあるとすれば、第四三回会議のドラフトは、説明内容が簡略化され、簡潔かつ明確な基本方針が示されるようになったことである。

ベルモント・レポートの成果は、一九八一年の保健教育福祉省の連邦規則（45 CFR 46）となり、九一年のコモン・ルールの土台となった。[51] この結果、米国において研究倫理の三原則は、ＩＲＢの共通基準となり、多くの研究者や倫理委員に用いられるようになった。このことは、研究倫理がヒトを対象とする研究に対して大きな影響力を持つようになったことを意味する。それに伴い、ベルモント・レポートは、生命・医療倫理学の四原則と並んで、研究倫理の[52]

三原則として定着するようになったのである。第一章で示したように、連邦政府の生命倫理委員会が設置され、研究倫理の問題は継続的に審議されたが、ベルモント・レポートに取って代わる研究倫理の原則は示されていない。さらに、八〇年代のエイズ問題を契機に、研究倫理の三原則は国際医科学協議会（Council for International Organization of Medical Sciences, CIOMS）や世界保健機関（World Health Organization, WHO）の倫理基準として採用され、世界的な倫理基準として広がるようになった。(53)

3　ベルモント・レポートの作成

これまで論じてきたベルモント・レポートの流れをまとめると、図4－1のようになるだろう。前期の審議の特徴は、集中審議に基づいてスタッフを中心にドラフトが作成されたことである。また、後期の審議では、ベルモント・レポートのための審議というよりも、他の報告書の審議において、原則論の問題が論じられ、それがドラフトに反映されていたことがあげられる。したがって、ベルモント・レポートの研究においては、ドラフト版の分析が必要不可欠である。どのようにドラフト版が形成されたのかについて、それぞれの会議におけるドラフト版の変化を比較してみたい。

多くのドラフト版が作成されたが、それらを代表すると考えられるのが表4－3で示された会議のドラフト版である。(54)これを見ると、前期のドラフトと後期のドラフトでは、大きな違いがあることが明らかである。とくに、後期では、歴史的な背景や倫理綱領の説明が少なくなり、基本原則の定義や概念が明示される傾向にあった。

これらの三原則を比較すると、まず、第一六回会議と第一九回会議では、差異はほとんどない。それに対して、第一九回会議と第二九回会議のドラフトの間には大きな違いがあることがわかる。第一九回会議では、三原則の枠組がすでに定義づけられていたものの、その概念や説明が必ずしも十分に示されていたわけではない。具体的にいえば、

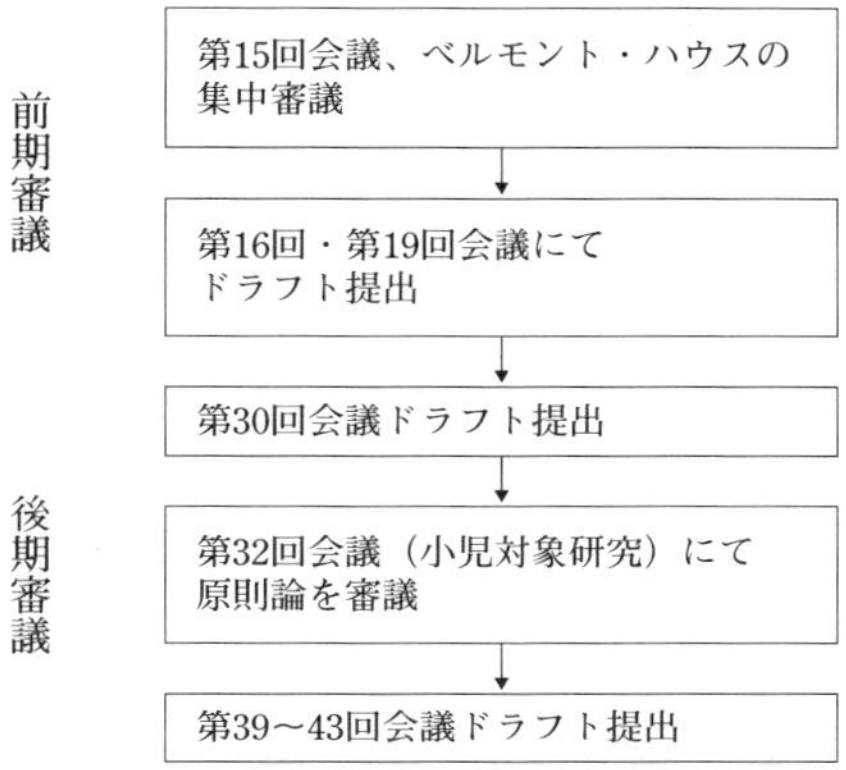

図4—1　ベルモント・レポートの審議過程

表4—3　ドラフト版における倫理原則の作成

	前期（第16回・19回）	後期（第29回）	後期（第43回）
人格尊重	○個人の自己決定（self-determination） ○個人の自由（individual freedom）	○自律尊重の要件（the requirement to respect autonomy） ○個人保護の要件（the requirement of individual protection）	○自律認識の要件（the requirement to acknowledge autonomy） ○自律を損じた人への保護要件（the requirement to protect those with diminished autonomy）
善行	○危害の回避（avoidance of harm） ○利益の分配（distribution of benefits）	義務（duty） ○実用的な利益の義務 ○危害を避ける義務 ○利害のバランスをとる義務	義務（obligation） ○危害を与えない ○利益を最大にし，危害を最小にする
正義	○道徳的平等（moral equality）	正義（fairness） ○分配的正義	○分配における正義（fairness in distribution） ○平等（equal）

表4―4　ドラフト版における研究規則の作成

前期（第16回・19回）	後期（第29回）	後期（第39回）	後期（第43回）
○研究デザイン ○研究者の能力 ○結果の同定 ○被験者の選定 ○インフォームド・コンセント ○事故への補償	なし	○インフォームド・コンセント（情報，理解，自発性） ○リスク・ベネフィット評価（リスクの性質と範囲，リスクとベネフィットの体系的評価，リスクの受容性） ○被験者の選定	○インフォームド・コンセント（情報，理解，自発性） ○リスク・ベネフィット評価（リスクの性質と範囲，リスクとベネフィットの体系的評価） ○被験者の選定

人格尊重や善行についての規範概念は説明されていたが、その下部概念がどのように原則を支えるのかという説明が不足していたのである。

一方、第二九回会議のドラフトでは、より詳細な定義や分類が行われるようになった。三原則における分類概念が明示され、その原則の範囲が理解しやすくなったのである。たとえば、正義原則については、道徳的平等から分配的正義に変化し、その議論が明瞭になった。第三九回会議のドラフト版では、善行の内容が「危害の回避」と「利害のバランス」から「無危害」と「利益を最大にし、危害を最小にする」へと変化し[55]、第四三回のドラフトに近くなった。これは、後期ベルモントの審議が、三原則の説明や分類を発展させたためである。

次に、研究規制の作成として表4―4を参照してほしい[56]。研究規則の類型化については、ドラフトにおいて大きな変化が見られた。第二九回会議のドラフト版では研究規則は示されなかったが、これは、原則論の分析や議論に焦点を置いたため、その箇所を削除したからである。そのため、倫理原則と研究規則の対応関係がドラフト版に明示されるのは、第三九回会議のドラフト版以降である。第三九回会議以降に、インフォームド・コンセント、リスク・ベネフィット評価、被験者の選定という分類は固定化された。ただし、その分類の具体的な説明や規則は、審議を重ねるごとに変化をしていった。

研究規則の作成における変化を示すのが、ドラフトの長さである。第一六回会議のドラフトは二六ページであったが、第一九回会議では三一ページ、第三九回会議では三六ページまでに増加している。しかし、それ以降は、第四一回会議のドラフトは二六ページ、第四二回会議と第四三回会議では二〇ページという具合に、ページ数が減っていっている[57]。研究規則の詳細な説明を省略し、むしろ基本的な概念や分類を簡潔に提示するようになったといえる。

これまでの分析から、前期の審議は倫理原則と研究規則を並置する傾向があったことがわかる。これは、倫理理論から三原則という大枠を形成したうえで、過去の倫理綱領に基づいて研究規則を集約したためである。それに対して、後期の審議では、倫理原則の審議から研究規則へという傾向が見える。いったん研究規則を削除し、倫理原則の分類概念を明確にしたうえで、その倫理原則から研究規則との関係を引き出して明示したのである。そしてさらにその研究規則を検討するという過程をたどったとみることができる。

4　規制倫理学と重なり合う合意

ベルモント・レポートの研究倫理は、いったいなぜ世代を超え安定した倫理原則になりえたのだろうか。その問いを解く鍵は、「規制倫理学」とロールズの「重なり合う合意」概念にある。

規制倫理学は、生命倫理委員会において対立する倫理問題を調停して研究規則を導き出す手法といえる[58]。ベルモント・レポートの規制倫理学は「強い重複合意モデル」に基づいているということができるだろう。「強い重複合意モデル」とは、異なる意見や価値観のもとで合意形成を行うだけでなく、倫理理論、倫理原則、研究規則、ケースの間の一貫性を構築することをさす。ここで重要だったのは、スタッフのトゥールミンとビーチャムの役割である。ドラフトの作成において、二人の倫理学者が異なる方法で関与したことによって、その原則と規則はより普遍化される契機を得たとみることができる。前期では、トゥールミンは、倫理理論をもとにして倫理原則の枠組を形成しながらも、倫理綱領に準拠して研究規則の提示を試みた。その一方で、後期では、ビーチャムは、倫理原則の概念を明示したうえで、倫理原則を研究規則やケースに応用する試みが行われたのである。その際、ケースの審議を同時進行させることで、倫理原則の対立が明らかになった。その整合性をまとめることで倫理理論・倫理原則・規則・ケースという重層性が形成され、普遍性の高い安定した倫理原則が構築されたのである。

世代を超える安定した倫理原則は、単に抽象的な倫理理論だけでは無理だし、だからといって具体的なケースの分析だけでは一般性の高い原則には結びつかなかったと考えられる。具体的な事例判断による決疑論を研究するトゥールミンと、理論に基づく共通道徳を研究するビーチャムとの二人が重要な役割を果たすことによって、バランスの取れた研究倫理が形成されたのである。そして、両者の間の橋渡しを可能にしたのが、重複合意モデルを支える規制倫理学のアプローチだったのである。実際、ベルモント・レポートについての彼らの見解は明らかに異なる。だが、それはまた、この審議が参加者それぞれの価値観や理由づけによって共通原則を形成する重複合意モデルに基づいていることを証拠づけるものである。トゥールミンは、国家委員会の審議によって、アリストテレスの実践的な哲学を再考する機会を得たと示唆している[59]。規制倫理学のアプローチは、アリストテレスの実践哲学に基づくとみなすこともできる。歴史的にみれば、この規制倫理学のアプローチは、抽象的な分析哲学から実践的な課題を論じる「応用倫理学」の幕開けを示すとも言えるだろう[60]。

続いて、生命倫理委員会に限らず、より広い文脈で用いられるJ・ロールズの「重なり合う合意」という概念によってベルモント・レポートの特徴を分析してみよう。ロールズは「重なり合う合意」に関連して正義の正当化の議論を行っている。すなわち、ロールズは、「当座の正当化」(*pro tanto* justification) から「十全な正当化」(full justification) を経て「公共の正当化」(public justification) という三段階の正当化を経由することを指摘している[61]。「当座の正当化」とは、各自の広範囲な意見交換から支持された暫定的な正義構想の価値をさす。「十全な正当化」は、市民社会における市民個人によって政治的概念を認識しその正当化を行うことである。「公共の正当化」とは政治的な集団により正当化されるものであり、重なり合う合意、正当な理由の安定性、正統性 (legitimacy) を備えていることが必要とされる。重なり合う合意は、有識者が集う小集団の合意形成だけでなく、市民社会の市民による受容や政治集団による正統性の問題も含む。このような重なり合う合意は、ベルモント・レポートの倫理原則に当てはまるのだろうか。ベルモント・レポートの研究倫理が重なり合う合意であるとすれば、その合意形成が暫定的でない一般性の高い原則を形成したという確証になる。ここでは、その条件を検証するために、「当座の正当化」、「十全な正当化」、「公共の正当化」の三段階に分けて分析してみたい。

まず、ベルモント・レポートの審議を分析してみると、先に述べたように、「重複合意モデル」の一つであることがわかる。その審議において、多様な委員の間で異なる意見が見られたが、人格尊重・善行・正義という共通する倫理原則に合意していたことは明らかである。このことから、ベルモント・レポートの審議は、正義構想を示す当座の正当化であるといえる。したがって、ロールズの「重なり合う合意」に達するための必要条件は満たされていると考えられる。

次に、十全な正当化は、パブリックコメントやコンサルタントからの承認を示す。注意すべき点は、ハーバーマスが指摘するように[62]、市民や市民代表からの受容過程はロールズの議論では必ずしも明確ではないことである。どのような過程を経れば、十全な正当化が可能になるのかが示されているわけではない。ベルモント・レポートに関していえば、報告書の審議期間は二六ヶ月だったが、その間に市民代表のパブリックコメントを受けたわけではない。国家委員会は市民が公聴することも可能であったが、ベルモント・レポートは、コンサルタントからの助言や委員の承認を受けただけである。しかしその一方で、ベルモント・レポートは、発表後に委員やスタッフから高い評価を得ただけでなく、裁判所、連邦政府、医学、法学、生命・医療倫理学分野からも強い支持を得ている[63]。また、ベルモント・レポートに関するカンファレンスが開催されるなど、時間をかけて多くの人々にその意義が浸透したと考えられる。たとえば、ベルモント・レポートは全米のＩＲＢに共通する基準となり、多くの研究者や倫理委員によって受容されていったのである。発表後も含めた期間を受容の過程であるとみなすならば、ベルモント・レポートは多くの人々から受容されており、十全な正当化のための十分条件を満たしているといえるだろう。

公共の正当化とは、政治集団において重なり合う合意、安定した正当な理由、正統性が認証されることをさす。連邦規則そのものは、IRBの義務要件を示しており、ベルモント・レポートだけでなく、国家委員会の他の報告書の成果もそこに含まれている。(64) だが、IRBの基本要件は、ベルモント・レポートが示した三規則を基盤としており、ベルモント・レポートの枠組が採用されたといっても過言ではないだろう。八一年の連邦規則は特定の連邦機関に限定されていたが、九一年のコモン・ルールは連邦政府機関における規則として採用されている。コモン・ルールは、ヒトを対象とする研究を行う研究者が、連邦政府から研究助成を得るために必要不可欠な規範であり、ベルモント・レポートは公共財としての医科学研究の形成に貢献したといえる（第三章を参照）。研究倫理にかかわる教育や研究において、ベルモント・レポートは重要な礎となっている。このように、ベルモント・レポートには、重なり合う合意、安定した正当な理由、正統性が付与されており、公共の正当化を満たしている。要するに、ベルモント・レポートはロールズの「重なり合う合意」の一例であるとみなすことができるのである。

5　まとめ

国家委員会のベルモント・レポートは前期と後期の二つの段階を経て、審議が行われてきた。前期の集中審議では、倫理理論に関する論文に基づいて、三原則の枠組（人格尊重原則、善行原則、正義原則）が形成された。まず、倫理理論による議論から、一般性の高い三原則が抽出された。また、倫理規則は、過去の倫理綱領を参照しながら具体的な規則が示されたが、三原則との関係が必ずしも明確ではなかった。一方、後期の審議では、集中的な審議ではなかったが、他の報告書の審議と並行してドラフトの改訂が進んだ。そのプロセスの中で、三原則と三規則（インフォームド・コンセント、リスク・ベネフィット評価、被験者の選定）の関係が明示されるようになった。研究倫理の三原則を研究審査のメカニズムに応用するために、三つの研究規則が倫理原則に対応して示されたのである。

ベルモント・レポートの審議は、規制倫理学のアプローチに基づく「強い重複合意モデル」であると考えられる。強い重複合意モデルは、単に異なる委員の間の合意形成が行われただけでなく、倫理原則と研究規則の間の一貫性を高めることに特徴をもつ。トゥールミンやビーチャムは異なるアプローチで報告書の作成にかかわったが、両者のアプローチを組み合わせたことで、ベルモント・レポートは、倫理理論・倫理原則・規則・ケースという重層性が形成され、普遍性の高い安定した倫理原則が形成されたのである。

ベルモント・レポートは、保健教育福祉省の連邦規則やコモン・ルールの形成に大きな影響を与えた。その結果、米国のＩＲＢの共通基準になっただけでなく、生命・医療倫理学の分野や国際機関における世界的な倫理基準として広がったのである。このような分析結果から、ベルモント・レポートはロールズの示す「当座の正当化」、「十全な正当化」、「公共の正当化」を満たしており、重なり合う合意の一例であると指摘することができる。

第五章　大統領委員会と遺伝子治療

第五章では、生命科学技術の問題を論じた生命倫理委員会として米国の大統領委員会を取り上げる。大統領委員会は体細胞遺伝子治療の確立に貢献しており、その審議と報告書の作成がどのような過程であったのかを分析する。第三章で論じたように、米国の大統領委員会と日本の厚生科学会議はともに遺伝子治療の審議を行い、遺伝子治療研究が発展するきっかけとなった。それでは、米国の大統領委員会は、具体的にどのような役割を果たしたのだろうか。

大統領委員会の事例研究は、生命倫理委員会の多様な役割を理解するうえで重要である。これまで生命倫理委員会については、倫理的な対立に対して合意形成を行う「規制倫理学」の研究が行われてきた（第四章を参照）。だが、生命倫理委員会は倫理的妥当性だけでなく科学的妥当性の検討という使命も背負っている（序章を参照）。生命倫理委員会は「規制科学」（regulatory science）という役割をもつ可能性があるのだ。

S・ジャサノフは、研究科学（research science）と対比させながら、規制科学の概念を提唱している。規制科学は政策に用いられる科学を意味しており、科学・価値・政策の問題を取り扱う。すなわち、規制科学とは、倫理的・法的・社会的問題における科学的妥当性（あるいは科学的合理性）を示すことによって科学技術政策を形成するアプロ

表 5—1　体細胞遺伝子治療の歴史

1974 年 10 月	米国国立衛生研究所（NIH）において組換え DNA 諮問委員会（RAC）が発足
1975 年 2 月	米国第 2 次アシロマ会議の開催
1976 年 6 月	NIH ガイドラインの発表
1980 年 1 月	大統領委員会の開始
1980 年 6 月	最高裁チャクラバティ判決後，3 宗教団体によるカーター大統領への書簡
1980 年 9 月	第 4 回会議にて政府関係者・専門家からヒアリング
1982 年 11 月	報告書『生命の操作』を提出
1982 年 11 月	下院科学技術委員会の調査・監督小委員会議長ゴアによるヒアリング
1983 年 3 月	大統領委員会の終了
1983 年 4 月	RAC 遺伝子治療ワーキング・グループの結成
1985 年 1 月	RAC の体細胞遺伝子治療審査基準が官報に発表
1990 年 7 月	国際医科学協議会（CIOMS),「犬山宣言」(Genetics and Human Values : Human Genome Mapping, Genetic Screening and Gene Therapy）を発表
1990 年 9 月	NIH において ADA 欠損症に対する最初の遺伝子治療を実施

ーチなのである。一方、研究科学は、大学を拠点として科学者集団を形成する、査読制度に基づいたアカデミックな科学をさす。規制科学において科学者は、審議会や諮問委員会に有識者や顧問として参加し、政策決定に大きな影響を与える。規制科学は、政策決定において信頼できる科学知を目標とし、政府や産業界とかかわりながら、時間内に政策研究やデータ解析を行う。規制科学の特徴として、(1)科学が政策に用いられること、(2)科学が経済的・社会的利害を伴う法的問題と関わること、(3)規制科学の審議が独自性をもつこと、(4)規制科学は科学に伴う倫理問題を明確にすること、が考察できる[1]。生命倫理委員会は、このような四つの特徴に当てはまるため、規制科学の具体例であると考えられる。このような規制科学の議論は、一九七〇年代以降のライフサイエンスの歴史を理解するうえで欠かせない。なぜならば、ライフサイエンスの発展は、行政機関の研究推進や規制から大きな影響を受けてきたからである。だが、先行研究[2]では規制科学がどのように成立してきたのかという歴史的な分析が必ずしも十分に行われているわけではない。

ここで注目すべき点は、大統領委員会が体細胞遺伝子治療の確立に貢献したことである。これまで米国における遺伝子治療の歴史分析においては、組換えDNA実験と遺伝子治療の関係、遺伝子治療の実施、遺伝子治療の審査体制の分析などが行われている[3]。遺伝子治療は、体細胞に遺伝子を注入する「体細胞遺伝子治療」(somatic gene therapy) と、生殖細胞(卵子・精子)に遺伝子を入れ次世代に影響を与える「生殖細胞遺伝子治療」(germ-line gene therapy) という二つの分類に基づいて、体細胞遺伝子治療を中心に発展してきた。体細胞と生殖細胞の分類は、次世代への遺伝的影響の有無が問われるため、ヒトゲノム研究やクローン技術などのライフサイエンスや生命倫理を論じるうえで必要不可欠である。一九八二年に大統領委員会は体細胞遺伝子治療と生殖細胞遺伝子治療を分類する報告書を初めて作成したが、その形成を詳細に分析した歴史研究は少ない。そのため、大統領委員会の審議や報告書の作成について詳細な事例研究を行う必要がある。(4)

本章の目的は、生命倫理委員会の役割を理解するために、米国の体細胞遺伝子治療の成立に関与した大統領委員会の事例研究を行うことである。まず、大統領委員会の特徴をまとめ、どのような委員やスタッフが報告書『生命の操作』にかかわったのかを示す。次に、遺伝子治療の背景を述べたうえで、大統領委員会における遺伝子工学の審議や報告書の作成を分析する。体細胞遺伝子治療の歴史を示すと表5－1のようになる。大統領委員会は、もともと遺伝子工学に関する報告書を作成する予定ではなかったが、宗教団体からの大統領宛の書簡を契機に審議が始まったのである。続いて、報告書が発表されたのちに、どのように体細胞遺伝子治療に関する審査体制が構築され、遺伝子治療が国際的に拡大したのかを分析する。その上で、大統領委員会が規制倫理学や規制科学の事例であるといえるのかということを考察する。そして最後に、遺伝子治療に関する合意形成において妥協モデルが用いられ、大統領委員会は規制科学の特徴をもつことを示す。

1　大統領委員会の設置

大統領委員会 (President's Commission for the Study of Ethical Problems in Medicine and Biomedical and Behavioral Research) は、一九七八年の連邦議会の法律 (Public Law 95-622) や連邦諮問委員会法 (Federal Advisory

Committee Act, FACA）のもと、J・カーター大統領により、独立委員会として設置された。大統領委員会は、七九年に法律家のM・アブラムを議長とし、法学者のA・ケイプロンが事務局長についた。事務局は、専門スタッフ、アシスタント、専属コンサルタント、大学院生、インターンらによって構成されていた。専門スタッフには、医学者、法学者、倫理学者、社会学者、研究員らが任務に就いた（付録のU3を参照）。

一九八〇年一月から八三年三月まで、大統領委員会は多くの生命倫理の問題に取り組み、一〇の報告書と一つの概略報告書を提出した。議長のアブラムらによると、大統領委員会には諮問委員会方式という特徴がある（第二章を参照）。第四章で示したように、国家委員会は、医科学研究における研究倫理の問題を議論したが、大統領委員会は臨床医学の問題を扱う傾向があった。特に、「死の定義」や尊厳死問題を扱った報告書は、臨床倫理に大きな影響を与えた。政権交代とともに、委員は三人を除き、他の全員が交代した。大統領委員会の委員とスタッフによる評価[5]によると、大統領委員会は生命・医療倫理政策に大きな影響を与えたとされている。大統領委員会の主な役割はヒアリング（公聴会）の実施と、委員・スタッフ・コンサルタントによる報告書作りにあった。ヒアリングは、専門家、政府関係者、市民代表といった有識者から意見を集約する。委員とスタッフは、報告書ごとに研究班を作り、その研究班を中心に報告書を準備する。その際、委員とスタッフは、コンサルタントから報告書案に関する意見を募る。大統領委員会の会議は通常二日ほど開催され、その間に複数の報告書について論じたのである。

遺伝子治療が成立する契機となったのが、大統領委員会の報告書『生命の操作』(Splicing Life)であった[6]。『生命の操作』は遺伝子工学を扱った報告書だが、内容は遺伝子治療が中心である。スタッフのケイプロンとR・シャピロや、遺伝学者のA・モタルスキー委員と分子生物学者のM・クリム委員が中心となって報告書を作成した。事務局長のケイプロンは、当時ペンシルバニア大学の法学部と遺伝学部の教授であり、のちに南カリフォルニア大学の教授となった。また、モタルスキー委員は、ワシントン大学医学部教授であり、遺伝病センターの所長や大学病院の臨床遺伝学科長を務めていた。また、モタルスキー委員は全米科学アカデミー（NAS）や医学研究機構（IOM）の会員でもあった。他の報告書と比べ、『生命の操作』の報告書は比較的少ない人数で作成されていた。『生命の操作』は遺伝子治療研究において影響力のある報告書の一つである。社会学者のJ・エバンズの調査では、八五年から九五年までに出版された遺伝子治療の全関連文献の中で報告書を引用した文献が四八あり、大統領委員会はこの期間に最も引用された文献著者として二番目であった。(7) 報告書が遺伝子治療の成立に与えた影響が大きいことがわかる。

2 遺伝子治療の歴史

(1) 『生命の操作』報告書

遺伝子治療の発案は一九六〇年代にすでに行われていた。六七年に、遺伝子暗号を最初に示したノーベル賞受賞者のM・ニーレンバーグが、生殖細胞の遺伝子治療の可能性を指摘した。(8) 七〇年には、「新遺伝学とヒトの未来」という全米会議が開かれ、遺伝子治療研究者のF・アンダーソン、遺伝学者のモタルスキー、法学者のケイプロン、宗教学者のP・ラムジーが、遺伝子治療に関する先駆的な議論を行った。(9) 後の大統領委員会における『生命の操作』の報告書に係わったモタルスキーやケイプロンは、すでに遺伝子治療の議論を開始していたのである。しかし、この時点では、遺伝子治療の具体的な技術や倫理問題については触れられず、将来の問題として議論されただけである。一方、七〇年代における組換えDNA技術の発展は、遺伝子治療の前提となる技術革新だけでなく、社会的な議論や、米国国立衛生研究所(NIH)の指針による規制を促す機会となった。また、組換えDNA技術の成立と同時に、遺伝子操作技術を用いるバイオテクノロジー企業の投資額が七〇年代後半から急増した。(10) 八〇年代には、遺伝子組換えを行った有機体の特許が認められると、市場から多くの資金がベンチャー企業に投入され、遺伝子治療研究を進めるうえで必要な資金やインフラストラクチャーの整備が進んだ。特に、八〇年にバイ・ドール法(Bayh-Dole Act, Public Law 96-517)が施行されると、産学連携の動きが促進され、大学内における基礎研究の技術移転が進行した。実際、遺伝子治療の基礎研究を行っていたアンダーソンが遺伝子治療の臨床試験に速やかに移行できたのは、彼自身が関与していたバイオベンチャーによる投資のためであるという指摘もある。[11]

一九八〇年六月に、遺伝子操作によって作製された有機体の特許を認める最高裁のチャクラバティ判決を受けて、三つの宗教団体（National Council of Churches, Synagogue Council of America, United States Catholic Conference）がカーター大統領宛の書簡を提出した。[12]その書簡には、遺伝子工学によって新しい生命体が作製されれば生命の所有権という倫理的な問題が発生するが、その監視を行う公的機関がないと記されていた。また、遺伝子工学の専門家が「神を演じる」（playing God）危険性についても指摘されていた。このため、八〇年七月にカーター大統領は、大統領委員会に遺伝子工学の問題を諮問した。八〇年七月の第三回会議において、宗教団体の書簡が委員たちに示されたのである。大統領委員会は、遺伝子治療に関する報告書を作成する予定はなかったが、遺伝子工学の倫理問題に関する審議を行うべきかどうかを検討した。クリムとモタルスキーは、遺伝子工学の倫理的側面や潜在的な危険がメディアによって誇張されていると述べた。[13]委員会による事前調査を行い、他の政府機関の役割と重ならないかどうかを確認する必要があった。そのため、九月の第四回会議までにスタッフが事前調査の結果を報告することになった。

報告書『生命の操作』にかかわったスタッフのシャピロは、遺伝子工学の問題に強い関心を抱いた。[14]一方、大統領委員会の委員は、アシロマ会議のように論争が起こるのではないかと恐れ、ためらいを感じていたという。遺伝学者のモタルスキーは、社会への影響の観点から、「体細胞」の遺伝子治療と「生殖細胞」の遺伝子治療の違いを指摘し、委員の間で議論が起こった。[15]体細胞遺伝子治療は、特定の遺伝子を体細胞に注入することにより、疾病を治療する方法である。一方、生殖細胞遺伝子治療は、生殖細胞（精子・卵子）に遺伝子を注入することで、患者のみならずその子孫まで影響を及ぼす方法である。たとえば、第三回会議では、以下のような議論があった。

（ケイプロン）「糖尿病を生成する遺伝子を変えることは誰かにインシュリンを与えるようなものだ」といわれて

も、私にとって同じだとはいえない。社会への影響に違いがある。

（モタルスキー）［体細胞遺伝子治療による］体細胞の変化ならば、［社会への影響の］違いはないが、［生殖細胞遺伝子治療による］生殖細胞の変化ならば、その通りである。

（中略）

（ケイプロン）これはまさに一般市民にとって役に立つと考えられる種類の区別である。[16]

ケイプロンが指摘したように、体細胞と生殖細胞の分類を一般の人々に示す必要があるという認識が共有されたのである。しかし一方で、生殖細胞遺伝子治療の問題が起こるのはいつ頃なのかという議論が起き、意見の相違がみられた。

（ケイプロン）異型接合体に関していえば、異型接合体の生殖にはリスクがあるため、人々は［生殖細胞遺伝子治療による］生殖細胞の変化［の問題］について話したがる傾向がある。

（モタルスキー）しかし、生殖細胞の変化における問題が起きるのは将来のはるか先の話です。

（ケイプロン）たとえ全米科学アカデミーの最善の判断ではその問題が将来のはるか先であるとしても、現在からみれば、生殖細胞遺伝子治療が遠い未来のことであるという話に私は納得しません。たしかに五年前において今現在を予測した発言については、「あれは五年前、一〇年前の出来事でした」といえる。［しかし、研究は］ものすごい速さで動いているのです。[17]

モタルスキーは、生殖細胞への介入が行われるのは遠い将来の話であり、報告書で論じる現実的な問題ではないという認識を示したのである。結局、他の委員や議長も、モタルスキーの意見を支持することになった。

一九八〇年九月の第四回会議では、遺伝子工学に関わる専門家や政府関係者からヒアリングを行った。その結果、政府の関連機関が遺伝子工学に関する規制を行っていないという懸念が示された。ヒアリングを受けて大統領委員会の審議が行われ、遺伝子工学における現実的な問題に焦点を当てて報告書を作成することが決定された。

まず、専門家のヒアリングは、大統領府の副所長O・ギルバート、フリディクソンがん研究センターの医学者R・ロブリン、ニューヨーク州立大学バッファロー校の哲学者R・ハルに対して行われた。[18] ギルバートは大統領委員会の予定を示し、ロブリンは分子生物学の医学応用における倫理的・社会的な問題を研究する必要性を促した。委員からの質問に対して、ロブリンは、体細胞遺伝子治療は一般的な治療と大差ないというモタルスキーの意見を支持した。[19] ハルは遺伝子治療などの遺伝子工学の倫理的側面について一般の人々や科学者に教育を行うべきだと主張した。

また、連邦政府機関の行政官から、遺伝子工学に関する活動報告を受けた。政府連携委員会の行政官は、組換えDNAによる商業利用はNIH指針に従っており、遺伝子工学にかかわる研究は特に行われていないと指摘した。全米科学財団（National Science Foundation, NSF）の行政官によれば、組換えDNA問題の社会的影響に関する研究はいくつかあるが、その応用に関する社会的・倫理的な問題の研究はないという報告を行った。

次に、委員の審議が行われたが、その際に参考となったのが、ヘイスティングス・センターの研究員T・ポウリッジの論文「遺伝子工学による諸問題」(Issues Raised by Genetic Engineering) であった。[20] 八〇年八月にポウリッジは専門コンサルタントの依頼を受けて、遺伝子工学の概観をまとめていたのである。[21] その論文において、ポウリッジは「企業支配、遺伝子治療、他の医学応用、生物兵器、農業、科学への影響、品種改良の問題（安全性・優生学問題）、アイデンティティ問題、法制化」という九つの課題を取り上げた。委員会の審議では、生命倫理学者のA・ジョンセンが、遺伝子工学の倫理問題として、規制問題、医療問題の焦点化、将来の問題を挙げ、ポウリッジの委託論文を改訂すべきであると示した。医師のC・ウォーカーは、遺伝子工学が優生学の目的のために悪用される可能性があるとし、監視の必要性を示唆した。遺伝学者のモタルスキーは、現実的な問題と非現実的な問題を分類すべきであると主張し、ポウリッジの論文を改訂することをすすめた[22]。

委員会において、モタルスキーは遺伝子工学の問題に対して必ずしも積極的というわけではなかった。彼の見解は、アシロマ会議の論争は世論を必要以上に刺激して実験規制が行われたが、彼自身は規制に対して批判的であった[23]。しかし、一般の人々に遺伝子工学の情報を正しく知らせることは、不適切ではないと考えていた。スタッフのメモ書きによれば、モタルスキーの意見は「治療と不適切な工学を区別する必要がある」というものだった[24]。大統領委員会は、モタルスキーの意見に従い、報告書は遺伝子工学のすべての分野ではなく、生物医学に関連する遺伝子技術の倫理的・社会的問題に絞ることを決定した。

第四回会議以降、ポウリッジの論文を改訂することにより、報告書の作成が進行した。まず、八〇年一〇月のスタッフ会議において、研究班の分担が決められた[25]。遺伝子工学の分野では、スタッフのケイプロンとシャピロが各自の仕事量一〇%分を分担することになった。『生命の操作』報告書のための専門コンサルタントはポウリッジやロブリンが担当することになったほかに、政府コンサルタント（行政官）が合計四人ついたのである。研究班ではクリムとモタルスキーが担当の委員となった。二〇名ほどのコンサルタントのコメントをもらいながら、研究班がドラフトを仕上げたのである。その際、組換えＤＮＡ実験問題は、他の政府機関の審議と重なるため、報告書の対象からはずされることになった。

この時期に米国内では、遺伝子治療の問題が関心を呼んでいた。八〇年一〇月に、カリフォルニア大学ロサンゼルス校（ＵＣＬＡ）のＭ・クラインが倫理委員会から未承認のまま遺伝子治療を実施した問題が報道されたのである[26]。クラインはイスラエルとイタリアで地中海貧血の患者を対象とする遺伝子治療を行ったが、国内の倫理審査において未承認のままであったことがロサンゼルス・タイムズにより報道され、ＵＣＬＡの学内調査が行われた。この結果、大統領委員会が遺伝子工学の問題を論じることについて市民の関心が高まったのである[27]。

一九八〇年一一月から一二月にかけて、スタッフはコンサルタントにポウリッジの論文を配布し、訂正箇所の指摘やコメントを受けた。それらのコメントや委員会の審議を受けて、八一年三月に最初のドラフト版(Genetic Engineering : A Report on the Ethical Issues)がまとめられた(28)。ドラフトは五一ページの論文であり、(1)イントロダクション(遺伝子工学報告)、(2)技術セクション、(3)問題の分類、という三つの部分から構成されていた。このうち(3)で示された問題は次の通りである。

「遺伝子工学による薬や生物製剤は安全で効果的であるか。」「遺伝子転移技術による薬の生産は多用されるのだろうか。」「遺伝子工学技術の薬や生物製剤は治療以外の目的で不適切に用いられるのだろうか。」「遺伝子工学の新製品を生産する者は危害のリスクを負うのだろうか。」「遺伝子工学技術による新しい出生前診断のため一般の胎児数は減少するのだろうか。」「疾病の発症前診断の向上は人間の生活にどのような影響を与えるのだろうか。」「遺伝子治療は患者の子孫に危害を与えるのだろうか。」「遺伝子工学の商業利用は商業的な価値の低い有効な薬や生物製剤の利用を抑えるのだろうか。」「商業利用は科学者・大学・市場の伝統的な関係に悪影響を及ぼすのだろうか。」「遺伝子工学における過度の商業進出は誇張や偽装をもたらすのだろうか。」「遺伝子組換え物質は生物兵器に用いられるのだろうか。」「遺伝子工学技術を用いることで特定集団を攻撃する兵器を製造できるのだろうか。」「新しい技術は人間の遺伝子工学となるのだろうか。」「遺伝子工学の兵器はテロリストにより用いられることがありうるのだろうか。」

これらの問題設定は、当時のスタッフの問題意識を反映していると考えられるが、その多くが遺伝子工学にかかわる診断、ビジネス、安全保障の問題であり、遺伝子治療に関する問題は一つにすぎなかった。最初のドラフトにおいて、遺伝子工学の倫理的な問題は遺伝子治療に限定されていなかったことがここから明らかである。

一九八一年三月のスタッフ会議にポウリッジが参加した。その会議では「遺伝子治療、動物モデルが発達(F.

Bergman)」というスタッフのメモ書きからもわかるように、遺伝子工学の諸問題から遺伝子治療へと審議の内容が移ったことが理解できる。八一年三月や四月に、スタッフは再びドラフトをコンサルタントや学会に配布しコメントを受けた。スタッフのメモによると、報告書の訂正箇所には「遺伝子治療の明確な定義」「生殖細胞に介入するかどうか」などと書かれていた(30)。八一年四月四日のメモによれば、コンサルタントから「生殖細胞治療ははるか先かもしれない」というコメントも受けている(31)。そのような過程を通して、体細胞遺伝子治療と生殖細胞遺伝子治療という相違点がより明確に記述されるようになった。その後も、コンサルタントからの多様な意見を受け入れながら、ポウリッジとスタッフによるドラフト改訂は続いた。八一年六月、ケイプロンは『遺伝子接合』(Splicing Genes : A Report on the Ethical and Social Implications of Genetic Engineering)というドラフトを配布した。ケイプロンは「第二章は改善の余地がある」という意見を述べ、委員からのコメントを求めたのであった(32)。この時期から、ドラフトには遺伝子工学ではなく「遺伝子接合」(Splicing Genes)という題名が付けられた。

一九八一年七月の第一一回会議で、大統領委員会は「遺伝子工学の倫理的・社会的・法的問題」を集中的に審議した。この会議は、第四回会議と同様に『生命の操作』の報告書に方向性を与えた重要な会議であった。委員は、スタッフらが用意したドラフトに対して⑴技術的可能性、⑵治療利用、⑶診断利用、⑷他の利用、⑸これらの問題への対応、という課題を提示した。近年の（あるいは潜在的な）遺伝子工学の発展が伝統的な医学介入とは異なることを明示すべきだという委員もいた。モタルスキーは、報告書の中で、生殖細胞（精子や卵子）とは対照的に、体細胞（生殖細胞を除くすべての細胞）の利用には将来性があり意味づけが明らかに異なることを示すべきだと主張した(33)。さらに、体細胞遺伝子治療は、欠陥遺伝子への介入を行う「遺伝子手術」(genetic surgery)とは異なることを指摘した(34)。モタルスキーは、体細胞遺伝子治療は一般の治療法とそれほど大きな差がないため認められるが、遺伝子手術は遠い先まで行われない可能性があり異なるものだと述べた。

委員会では遺伝子工学の方向性と規制を論じ、技術の公認から禁止まで幅広く考慮した。遺伝子工学の分野における公的教育が重要であり、遺伝子工学の利用について注意を促すべきであることが論じられた。監視機関を設置することで、教育促進の役割が期待されるが、しかし、そのような機関は特別な権力を持つべきではないと大方の委員が合意した。ジョンセンはそうした機関の役割はむしろ遺伝子工学の社会的合意を促すことにあると述べた。一方、モタルスキーは国際機関の設立がその役割に相応しいと提案した。委員は遺伝子工学が国際的な問題であると認識していたが、まずは国内の監視目的を達成させることが最善であるとみなしたのであった。

一九八二年七月の会議では、遺伝子治療研究者のアンダーソンやニューヨークタイムズのN・ウェイドが報告書のドラフト版を審議した。また、宗教学者のJ・ネルソンからパブリックコメントを受け、ドラフト版が承諾された。アンダーソンからは報告書について次のような質問があった。

（アンダーソン）このドラフトは、教会からの書簡に対する対応だけなのですか。それとも、全体的な問題を分析するために一歩踏み出して、報告書を作成しているのですか。私は後者の印象を持っています。

（ケイプロン）公正にいえば、後者のほうになります。理由の一つは、ウェイド氏が示したように、教会からの質問は些細であるとも適切であるともいえないからです。それは懸念されている分野を明らかにしたものであり、同じことが、「大統領がその分野の研究を望んでいる」と大統領科学アドバイザーから諮問を受けた際にもいえます。書簡は私たち宛ではなく、教会が大統領宛てに出したものなのです。私たちはより広い調査を行うべきであると理解しています。(35)

一九八二年一一月の最終報告書案（Splicing Life : A Report on the Social and Ethical Issues in Genetic Engineering with Human Beings）では、タイトルが「遺伝子接合」から「生命の操作」（Splicing Life）へ変更された。最終報告書案の第二章では、「生命の神秘の発見」、「生命操作技術」、「遺伝子工学の医学応用」、「他の技術」、「遺伝子かトラブルの種か」という項目が示された。また、用語の使い方やスタイルなどに若干の変更が見られた。たとえば、第二章の「遺伝子工学の医学応用」の小見出しにおいて、最終報告書案では遺伝子治療と胚治療（embryo therapy）という分類を用いていたが、[36]最終報告書では、体細胞と生殖細胞という分類に変更された。さらに、遺伝子手術の項目がなくなり、体細胞遺伝子治療と生殖細胞遺伝子治療が強調されるようになったのである。[37]八二年一一月に『生命の操作』の最終報告書が完成した。

(2) 遺伝子治療の審査体制

一九八二年一一月に下院科学技術委員会の調査・監督小委員会の議長A・ゴアによる公聴会が行われた。公聴会には遺伝子治療にかかわる専門家が招かれ審議を重ねたが、その際、組換えDNA諮問委員会（RAC）における審査体制の必要性が指摘されたのである。報告書や議会の勧告を受けて、八三年四月にRACは遺伝子治療ワーキング・グループを結成した。一二月にワーキング・グループは、遺伝子治療の審査を行う小委員会を提案した。八四年九月には、倫理学者のL・ウォルターズが議長となり、「体細胞遺伝子治療の審査基準」（Points to consider in the design and submission of human somatic-cell gene therapy protocol）が発表された。一〇月になると、RAC遺伝子治療ワーキング・グループの会合で「体細胞遺伝子治療の審査基準」（以下、審査基準）が改訂されたのである。

一九八五年一月の時点で、ワーキング・グループは一六名から構成され、その内訳は医学者四名、基礎研究者三名（一名はコンサルタント）、法学者三名、倫理学者三名、公共政策者一名、市民代表一名、事務局長一名であった[38]（付録U7を参照）。遺伝子治療で中心的な役割を果たしたアンダーソンも委員の一人だっただけでなく、大統領委員会における報告書の作成で活躍したケイプロンやモタルスキーも委員になっていた。このことは、RACのワーキング・グループが単に大統領委員会の勧告で形成されただけでなく、大統領委員会と強い結びつきがあったことを示唆する。遺伝子治療の研究計画を提出するための審査項目として一〇〇以上の詳細な質問形式が用意され、それが審査基準となった。[39]ウォルターズとJ・パーマーによれば、その主な質問は生命倫理における自律・善行・正義という三原則に対応している。[40]

一九八五年一月には、審査基準が官報に発表され、パブリックコメントが募集された。その後、審査基準の改訂が続いた。J・フレッチャーは、このように策定された審査基準を遺伝子治療政策の成果であるとみなした。遺伝子治療政策は、次の方針として確立されたといえるだろう。「現在RACでは生殖細胞遺伝子治療の申請を受け付けず、体細胞遺伝子治療の申請を考慮している。体細胞遺伝子治療の目的は、被験者の体細胞の中に正常に機能する遺伝子を注入することで、患者個人を治療することである。生殖細胞の変化は、次世代に続く遺伝子変異を目的とし、個人の生殖細胞の遺伝子変化をもたらす試みである[41]」。この時点で、体細胞遺伝子治療と生殖細胞遺伝子治療の区分は確定的になったといえる。

また、一九八四年一二月には議会のテクノロジー評価局（OTA）による報告書『遺伝子治療』が発表された。[42]OTAによる報告書は、大統領委員会の報告書やゴアによる公聴会の結果をまとめ、連邦機関や多くの専門家からの議論をまとめた。OTAによる報告書では、大統領委員会の報告書が示した科学的説明をさらに体系化し、体細胞遺伝子治療と生殖細胞遺伝子治療の違いが強調された。特に、生殖細胞遺伝子治療は胚の段階に限定されるのに対して、体細胞遺伝子治療の長所は人間のどの成長段階でも実施でき、その恩恵が直接患者個人にもたらされることを指摘したのである。[43]また、リスク評価の観点から、生殖細胞遺伝子治療が動物実験に用いられるとしても、人間の治療に使われる可能性はほとんどないだろうと論じた。ヒトを対象とする遺伝子治療のすべてにおいて、安全性、効果、信頼性、他の治療法の検討が必要であることが明記されたのである。

(3) 体細胞遺伝子治療の導入と拡大

アンダーソンは、遺伝子治療の研究を最初に行った研究者として知られている。彼は、NIHにおいて早い時期から遺伝子治療の開発のみならず、倫理的な問題の議論に参加した。たとえば、ＮＩＨのフレッチャーと共著で遺伝子治療の倫理問題に関する論文を発表している。[44] また、ＮＩＨではＲＡＣの委員として参加していたが、自らが遺伝子治療の研究計画を提出することを考えて委員を辞任している。しかしその後も、アンダーソンは、コンサルタントとしてＲＡＣとの協力体制を維持し、遺伝子治療の科学的・倫理的問題に関与を続けた。

一九八〇年代には、アンダーソンは、遺伝子治療の基礎研究としてベクターの開発を進めていた。八四年に遺伝子治療に最も適した対象としてＡＤＡ欠損症などの三種類の疾患遺伝子に注目した。[45] また、同年にＲＡＣの小委員会で遺伝子治療の審査基準が発表されると、アンダーソンは、厳しい審査に適合する疾患としてＡＤＡ欠損症が最もふさわしいと考えるようになった。ＡＤＡ欠損症の遺伝子を入手すると、アンダーソンが属するＮＩＨの研究グループはＡＤＡ欠損症の遺伝子治療を実施する研究計画を試みたのである。[46]

一九八七年七月に、アンダーソンの研究グループはＡＤＡ欠損症に対する遺伝子治療の研究計画をＲＡＣに提出するが、審議は膠着した。動物実験のデータが十分でなかったのである。だが、Ｓ・ローゼンバーグとアンダーソンの研究グループがメラノーマのマーカーによる遺伝子治療の研究計画をＲＡＣへ提出し、八八年一〇月にこの計画は承認された。[47] これは臨床試験の研究に過ぎなかったが、遺伝子マーカーを人体に注入する臨床試験の最初の事例である。九〇年五月にはアンダーソンとＭ・ブレーズの研究グループが、ＡＤＡ欠損症に対してＴリンパ球のベクターを用いた遺伝子治療の研究計画をＲＡＣに提出した。九〇年七月にＲＡＣはアンダーソンやブレーズの研究グループの申請をついに承認することになった。その結果、同年九月にＰＥＧ―ＡＤＡという酵素補充療法も同時に行いながら、遺伝子治療が初めて実施されたのである。他の治療も行われたため、遺伝子治療それ自体の効果が必ずしも完全に明確になったわけではないが、九〇年代において遺伝子治療に対する一定の評価が確認され、最初の遺伝子治療として認知されるようになったのである。

一九九〇年以降、体細胞遺伝子治療は多くの疾患に対して行われ、九六年までにＲＡＣは一四九の申請書を審査

表5―2　各国の遺伝子治療に関する報告書・ガイドライン

1987年	オーストラリア（Medical Research Ethics Committee）Ethical Aspects of Research on Human Gene Therapy
1988年	欧州医学協議会（European Medical Research Council）Gene Therapy in Man
1989年	カナダ（Medical Research Council）Discussion Paper, Research on Gene Therapy in Humans : Background and Guidelines
1990年	CIOMS, Genetics and Human Values : Human Genome Mapping, Genetic Screening and Gene Therapy「犬山宣言」
1990年	カナダ（Medical Research Council）Guidelines for Research on Somatic Cell Gene Therapy in Humans
1990年	フランス（Comité Consultatif National d'Ethique pour les Sciences de la Vie et de la Santé）Avis sur la Thérapie Génique（Opinion on Gene Therapy）
1991年	ドイツ（Gesetz zum Schutz von Embryonen）Embryo Protection Act
1991年	ノルウェー（Ministry of Health and Social Affairs, Ethics Committee）Man and Biotechnology
1992年	英国（Committee on the Ethics of Human Gene Therapy）Report
1993年	日本（厚生省厚生科学会議）『遺伝子治療臨床研究に関するガイドラインについて』

した[48]。九一年には、体細胞遺伝子治療のために特別な審査を行う必要はないと判断され、結局、遺伝子治療小委員会は解散され、遺伝子治療の審議はRACの総会で行われるようになった。RACの役割は公開審議を必要とする新規の遺伝子治療に限って、新しい倫理問題を討論することになったのである。RACの審査は、米国食品医薬品局（Food and Drug Administration, FDA）と並行して行われていた。これは、FDAが米国における臨床試験や薬品検査すべてに対して審査を行う権限をもっており、遺伝子治療で用いるベクターや遺伝子の審査を行うためである。両者の違いとして、RACが年四回ほど開催されて、公開審議のもとで新規性の高い遺伝子治療の研究を中心に安全性の審査を行ったのに対し、FDAでは、非公開の審議により、遺伝子治療のベクターなどに関する技術的な審査を中心に、遺伝子治療に関する研究すべてを対象としたことが指摘できる。

体細胞遺伝子治療がこれまでの標準的な治療法と大差はなく、厳密な審査機関のもとならば実施できるという合意形成は、米国のみならず、国際的にも見られるようになった。表5―2が示すように、八〇年代後半から欧州や北米の各国において報告書の作成やガイドラインの整備が進んだのである[49]。

各国の報告書やガイドラインの共通点は、重症疾患の治療のために体細胞遺伝子治療が倫理的に認められたことである。その中で、最も象徴的なのは、九〇年七月に国際医科学協議会（CIOMS）が、愛知県犬山市で採択した「犬山宣言」である。犬山宣言の直後に、米国で初めての遺伝子治療が承認されたが、この犬山宣言によって体細胞遺伝子治療が国際的に公認されたといえる。また、ドイツでは、九一年一二月に生殖細胞遺伝子治療が「胚保護法」第五条により法的に禁止された。体細胞遺伝子治療と生殖細胞遺伝子治療は、表5―2で示した各国のガイドラインや法律のみならず、米国の専門学会や宗教団体の指針でも同様に、明確に区分されたのである。このような結果、体細胞遺伝子治療の審査機関が各国で成立し、遺伝子治療も臨床研究として国際的に行われるようになった。

その一方、一九九〇年を境に生殖細胞遺伝子治療に対する倫理的な議論が次第に増えていった。[50]たとえば、E・ユンゲストは、[51]生殖細胞遺伝子治療の賛否両論を整理し、「科学的不安定さ」、「資源の配分」、「社会的リスク」、「人権問題」という問題点を指摘している。生殖細胞遺伝子治療に関するこれらの問題点は、将来の問題として議論されており、疾病の治療や予防のために実施すべき段階ではないという意見が依然として多数を占めていた。

一九八〇年代末頃から、体細胞遺伝子治療や生殖細胞遺伝子治療にかかわるエンハンスメント（遺伝子強化）の問題が注目を浴び、遺伝子工学の課題が活発に議論されるようになった。アンダーソンは、体細胞遺伝子治療の成果によるエンハンスメントが技術的に可能になってきたことを指摘した。[52]そのため、九〇年代初期には、遺伝子治療とエンハンスメントの分類枠組が形成されるようになった。遺伝子介入の典型的な分類法として表5―3のような四つのタイプが示された。この分類枠組は、九五年版の『生命倫理百科事典』における遺伝子治療の倫理的・社会的問題の項目でも記載され、その後も頻繁に用いられている。[53]ただし、ユンゲストやウォルターズらが指摘するように、「体細胞遺伝子治療」と「生殖細胞遺伝子治療」の区分が明確であるのに対して、「疾病の治療

表5―3　遺伝子介入の四類型

	体細胞	生殖細胞
疾病の治療や予防	倫理的に可能	動物実験で可能
能力のエンハンスメント	倫理的に問題	倫理的に問題

や予防」と「能力のエンハンスメント」の区分は、必ずしも明瞭ではない。[54]しかし、この四類型を用いることで、疾病の治療や予防のための体細胞遺伝子治療と遺伝子工学の諸問題との境界が明示され、体細胞遺伝子治療が正当化できるようになったといえるだろう。

3　規制倫理学と妥協モデル

ここで大統領委員会の審議の流れをまとめてみると、図5―1のようになる。『生命の操作』の報告書は、遺伝子工学を危惧する宗教団体の書簡をきっかけとしたが、結果的には、体細胞遺伝子治療の有効性を指摘する報告書となった。報告書でも引用されたように、法王ポール二世から遺伝子治療を容認する発言があったため、宗教界から大きな批判を受けることはなかった。

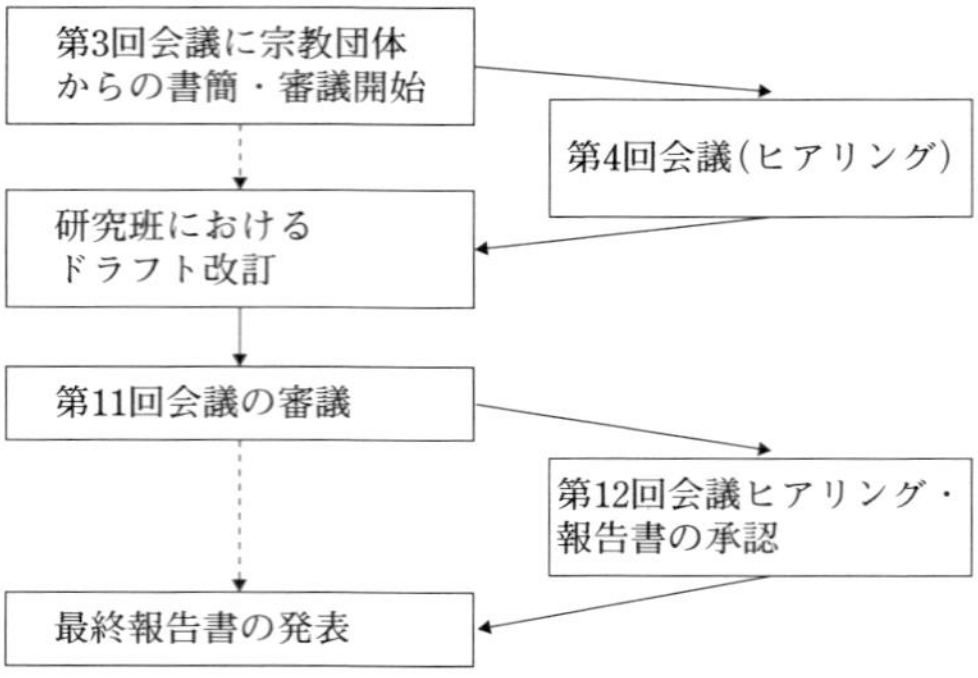

図5―1　大統領委員会の審議過程

報告書は、体細胞遺伝子治療が従来の標準的治療と大差がないことを初めて提示した。一方、生殖細胞遺伝子治療は倫理的・技術的な問題が大きく、報告書では禁止という言葉は用いなかったが、ヒトへ応用すべきではないと示唆した。この分類により、生殖細胞遺伝子治療やエンハンスメントの問題は残るものの、科学者・宗教家・行政関係者の体細胞遺伝子治療に対する危惧は少なくなったのである。[55]むしろ、フレッチャーによれば、この報告書を受けて、米国では、体細胞遺伝子治療の研究を促す倫理的合意が形成されたという。[56]このことは、報告書が科学的事実を明確にしただけでなく、体細胞遺伝子治療の倫理的妥当性を示し、それを多くの人々に伝える教育的な役割を担ったことを示すものといえよう。

このような大統領委員会の審議は、明らかに第四章で論じた規制倫理学のアプローチにあたる。生命倫理委員会において、価値観の対立を調停して研究規則が合意されたためである。大統領委員会の規制倫理学は、重複合意モデルというよりも、妥協モデルに基づいている。宗教団体からの書簡を受け、遺伝子工学における諸問題を論じる中で、二つの遺伝子治療の基準を設定し、体細胞遺伝子治療研究の推進を図ったのである。しかし一方で、委員の間で遺伝子治療に関する共通の「倫理原則」はほとんど審議されなかった。審議での中心的な課題は、遺伝子工学の誤解を取り除き、体細胞遺伝子治療の有効性を明示することであった。そのため、大統領委員会の合意形成は、重複合意モデルとはいえない。注意すべき点は、ケイプロンが示唆したように、大統領委員会の妥協モデルが宗教団体の批判と科学者の研究推進という利害関係の調整だけを第一の目的にしていたわけではないということである。むしろ、全体を俯瞰する立場から、二つの遺伝子治療を線引きし、これまでにない新しい科学的・倫理的スタンダードを構築したことに大きな特徴がある。その結果、宗教団体も体細胞遺伝子治療を容認し、科学者と宗教団体が合意に達するグローバルなスタンダードが形成されたのである。

4　大統領委員会と規制科学

大統領委員会は規制倫理学における妥協モデルであると判明したが、それでは、大統領委員会の合意形成は規制科学の事例といえるのだろうか。

大統領委員会の報告書が示した科学的・倫理的な枠組は、八〇年代に他の報告書や審査基準に受け継がれ、九〇年代における遺伝子治療の国際体制の基盤となった(57)。米国の生命倫理委員会は報告書や勧告があっても強制力がない。そのため、質の高い報告書の作成によって、連邦機関や他の関係者がその勧告に同意することが重要となる。その点で、『生命の操作』の報告書は比較的短期間に遺伝子治療にかかわる問題点を整理し、体細胞遺伝子治療についての合意形成を促した事例であるといえる。この報告書が影響力を持つに至った理由として、(1)科学的枠組の類型化（体細胞遺伝子治療と生殖細胞遺伝子治療の分類)、(2)倫理的妥当性の提示(体細胞遺伝子治療は標準的治療に近く倫理的に問題はないが、生殖細胞遺伝子治療は実験レベルであり、倫理的・技術的に問題があることの指摘)、(3)政策への提言(体細胞遺伝子治療を行うための厳しい審査体制を構築すべきという主張)、を挙げることができる。これまでの歴史研究では、(2)や(3)の点を指摘しているが[58]、(1)の重要性を指摘する研究はほとんどない。

報告書の出版前には、研究科学の領域でも、遺伝子治療の明確な分類はあまり行われていなかったことに注目すべきである。体細胞遺伝子治療と生殖細胞遺伝子治療の概念が、研究科学の領域で積極的に用いられるようになったのは八三年以降である。報告書の出版後に、アンダーソン、モタルスキー、T・フリードマンらの代表的な科学者や、フレッチャーらの生命倫理学者が、遺伝子治療の分類を積極的に導入するようになったのである[59]。たとえば、モタルスキーは、体細胞遺伝子治療は次世代に影響を及ぼさないため、骨髄移植のような移植治療と大差ないとみなした。

では、なぜ大統領委員会の報告書が出版されるまで、遺伝子治療の明確な分類が現れなかったのだろうか。七〇年代末の当時、遺伝子治療研究の分野では実験遺伝学や遺伝子工学における生殖細胞の遺伝子操作を前提していたことが理由の一つとして考えられる。七九年にモタルスキーが共著で編集した人類遺伝学の教科書では[60]、影響力のあったH・マラーの「生殖細胞の選択」(germinal choice)という概念を引用しながら生殖細胞の遺伝子工学の問題が解説された。その中で、「体細胞治療」の可能性は示唆されたものの、体細胞遺伝子治療の具体的な説明はなかった。七九年にロブリンは体細胞と生殖細胞を用いた遺伝子治療の仮説を立てたが[61]、ロブリンも生殖細胞の遺伝子治療を前提としており、明確な分類は示されなかった。

一方、体細胞遺伝子治療の分類枠を用いたモタルスキー、アンダーソン、フリードマンらの論文は、八〇年代後半に高い頻度で引用されている[62]。体細胞遺伝子治療の枠組は、倫理的・社会的な影響を考慮した学際的な審議の中から形成されたといえるだろう。この変化を見るうえで、七八年版と九五年版の『生命倫理百科事典』の遺伝子治療の項目を比較してみると、その違いは明確である[63]。七八年における遺伝子治療の科学的メカニズムは、ロブリンにより

「転移による遺伝子治療」、「形質導入による遺伝子治療」などの技術的概念として説明されているが、遺伝子治療の技術的分類は倫理的・社会的側面に十分に対応していたとはいえない。その一方、九五年版では、ユンゲストらにより体細胞遺伝子治療と生殖細胞遺伝子治療の分類が示され、各々に対応した倫理的・社会的な問題の議論が明晰になっている。

このように大統領委員会は、遺伝子治療の科学的枠組を構築することで公共政策に貢献したといえる。これは、規制科学の特徴の⑴を満たすものである。また、報告書の審議は、遺伝子操作にかかわる最高裁判決を一つの契機としていた（⑵に該当）。さらに、大統領委員会は、独自の審議を行い（⑶に該当）、遺伝子治療の倫理問題を明確にしたこと（⑷に該当）が指摘できる。これらのことから、大統領委員会は規制科学の四つの特徴に当てはまるということができる。これまでの規制科学の分析では、科学顧問の役割や政策提言を対象にしがちであったが、本章の分析からは、学際的な審議や報告書の作成に関する分析も重要であるといえる。遺伝子治療の導入において、科学顧問だけでなく法学者、倫理学者、政策関係者のような有識者や、多様な専門バックグランドをもつスタッフが、学際的な審議を行い、新しい科学的・倫理的枠組を示す報告書を仕上げたのである。このような規制科学は、M・ギボンズらが提唱した科学技術政策研究のモード論におけるモード2の特徴（トランスディシプリナリティ、多様性、自己言及）に一致する。(64)

大統領委員会は規制科学の事例に当てはまることが判明したが、このことから、大統領委員会の合意形成は、規制倫理学や規制科学を含む「グローバルな妥協モデル」と呼ぶことができるだろう。序章で示唆したように、生命倫理委員会では科学的妥当性と倫理的妥当性の問題が重なることが少なからず起こる。グローバルな妥協モデルとは、新しい科学的・倫理的な枠組を形成することによって、国内外で対立する意見や価値観を調停するという創造的な役割を担うことを意味するのである。このグローバルな妥協モデルについては、第八章の事例比較分析において議論を深めることにしたい。

5　まとめ

本章では、遺伝子治療の成立を事例としながら、生命倫理委員会の歴史研究を試みた。体細胞遺伝子治療の成立において、大統領委員会の果たした役割は大きいといえる。一九八〇年のチャクラバティ判決後、遺伝子工学を危惧する宗教団体からの書簡をきっかけに、大統領委員会における遺伝子工学の審議が始まった。会議では、世間一般の遺伝子工学への考え方は誇張されていると認識され、遺伝子工学の医学応用に関する報告書の作成や遺伝子治療に関する教育的な配慮が決定された。スタッフのドラフトをもとに、委員、スタッフ、コンサルタントらは、遺伝子工学に関する学際的な審議を行った。報告書を仕上げる中で、遺伝子工学から遺伝子治療の問題へ焦点が移行した。特に、遺伝学者のモタルスキー委員の意見が反映されて、体細胞遺伝子治療と生殖細胞遺伝子治療の分類が明示されるようになった。体細胞の遺伝子治療は標準的治療に近く倫理的に問題はないが、生殖細胞の遺伝子治療は実験レベルであり、倫理的・技術的に問題があることを示した。最終報告書は、遺伝子治療にかかわる科学的・倫理的妥当性の枠組を確立させ、体細胞遺伝子治療の審査体制の構築に貢献した。

このような分析から、大統領委員会は、規制倫理学や規制科学に基づく妥協モデルであることがわかった。まず、合意形成の分析によれば、大統領委員会は国際的なスタンダードを形成する「グローバルな妥協モデル」を基盤としていた。体細胞遺伝子治療と生殖細胞遺伝子治療という二つのスタンダードを確立させ、宗教団体との摩擦を回避したのである。次に、大統領委員会は規制科学の四つの特徴をもつことが判明した。このことから、規制科学を単に「政策のための科学」（特徴(1)）として理解するよりも、行政や産業界との連携の中で、多様な学問分野が共同で関与する知の生成、統合、評価などの行為（四つの特徴の結合）と理解するほうが適切かもしれない。

こうした分析結果については、米国以外の地域で生命倫理委員会がどのような役割を果たしているのかという問題とつき合わせて、事例比較分析を行っていくことが必要だろう。次章では、日本における遺伝子治療の事例研究を行うことにする。

第六章　厚生科学会議と遺伝子治療

第四章と第五章では米国の事例研究を行い、国家委員会や大統領委員会の分析を行った。第六・七章では日本における事例研究を示す。まず本章では「厚生科学会議」のように、遺伝子治療の問題を議論した政府審議会を取り上げる。

日本において、生命倫理委員会はどのような役割をもっているのだろうか。日本の生命倫理委員会に関して、米本昌平は「ガイドライン＝委員会体制」という概念を提唱している。日本の生命倫理委員会はガイドラインの策定を行うところに特徴をもつが、ガイドラインによる規制は、「①ガイドラインそれ自体、②これを作成し適宜見直しを行う中央委員会、③個々の実験計画をガイドラインに当てはめて審議する各研究機関の委員会（local committee）、の三つの要素」からなり、米本はそれらを総称して「ガイドライン＝委員会体制」と名づけたのである(1)。米本は日本における各研究機関の倫理委員会について先駆的な分析を行っており、日本の生命・医療倫理学の発展に貢献したといえるだろう。その一方で、米本の分析は米国の国家委員会を「ガイドライン＝委員会体制」のモデルとしながらも、各研究機関の倫理委員会を中心に分析を行い、中央委員会の具体的な役割がほとんど分析されていない。ガイドラインを前提として倫理委員会の研究が展開されているのである。

表6—1　日本における遺伝子治療の成立

1983年4月	厚生省「生命と倫理に関する懇談会」の設置
1986年10月	厚生省ライフサイエンス室「厚生科学会議」の設置
1988年9月	厚生科学会議『厚生科学研究のための基盤研究とブレイクスルーのために』の発表
1990年2月	臨時脳死及び臓器移植調査会の設置
1990年7月	国際医科学協議会（CIOMS）の犬山宣言
1990年9月	米国国立衛生研究所（NIH）の組換えDNA諮問委員会（RAC）が遺伝子治療を初めて承認
1991年10月	厚生省厚生科学会議「遺伝子治療に関する専門委員会」の設置
1992年4月	名古屋大学倫理委員会が遺伝子治療申請計画を受理
1992年6月	厚生省厚生科学会議『遺伝子治療研究に関する中間意見』の発表
1993年4月	厚生省厚生科学会議「遺伝子治療臨床研究に関するガイドラインについて」の承認
1994年2月	厚生省「遺伝子治療臨床研究に関する指針」の告示
1994年2月	厚生省「遺伝子治療臨床研究中央評価会議」の設置
1994年4月	文部省学術審議会「遺伝子治療臨床研究専門委員会」設置
1994年6月	文部省学術審議会「大学等における遺伝子治療臨床研究に関するガイドライン」の告示
1994年7月	北海道大学医学部「医の倫理委員会」が遺伝子治療研究計画の承認
1995年2月	厚生省「遺伝子治療臨床研究中央評価会議」が北海道大学の遺伝子治療臨床研究計画の承認
1995年8月	北海道大学医学部がADA欠損症の遺伝子治療を開始

本書では、日本の生命倫理員会の特徴を理解するために「審議会＝ガイドライン体制」という新しい概念を用いることにしたい。中央委員会に焦点をあて、日本の「省庁代表制」(2)における審議会システムを分析対象とすることで、この審議会＝ガイドライン体制の実態を具体的に明らかにする。審議会では、行政関係者と有識者が「合議」を行うことによって、各施設の判断基準となる指針や法律の規範を提示している。近年、ソフト・ローという概念によって政策のあり方を論じる研究動向が見られるが(3)、それは審議会＝ガイドライン体制におけるガイドラインの問題を指摘しているにすぎない。審議会＝ガイドライン体制の分析において重要なのは、政府審議会がどのように新しい規範を策定し、その正当化を行うのかという過程であり、分析対象はあくまでも審議会が主体となる。第三章で示したように、日本の審議会＝ガイドライン体制の中心的な課題は、先端医療技術の実践的な問題であり、いかに研究の推進と生命倫理の問題との調和を図ることができるのかということである。その代表例として一九八〇年代から九〇年代にかけて審議された遺伝子治療

の問題をあげることができる（第三章を参照）。

これまでの遺伝子治療に関する先行研究では、米国の遺伝子治療の紹介[4]、遺伝子治療の倫理問題（たとえば、生殖細胞遺伝子治療、インフォームド・コンセント、社会的合意形成）[5]、遺伝子治療の審査体制[6]、遺伝子治療研究の評価[7]、などが行われてきた。しかし、少数の例外を除けば[8]、日本の生命倫理委員会において、どのような歴史的経緯を経て遺伝子治療が導入されて生命倫理の問題が審議されたのか、という分析が十分に行われているわけではない。特に、厚生省の生命倫理委員会が、遺伝子治療研究においてどのような役割を果たしたのか、という詳細な歴史分析がほとんど行われていないのである。

本章の目的は、遺伝子治療研究の審議に注目しながら、日本における生命倫理委員会の役割を分析することである。日本の遺伝子治療の成立は、生命倫理委員会の歴史において重要な事例である（第三章を参照）。厚生科学会議は早い時期から遺伝子治療の審議を行い、遺伝子治療臨床研究の推進に大きな役割を果たしている。また、厚生省の遺伝子治療臨床研究中央評価会議は、日本の審議会でおそらく初めて公開審議を行うなど、生命倫理における先駆的な審議会と見なされている。さらに、遺伝子治療を審議した大統領委員会の事例と比較できるという利点もある。

そのため、本章では、一九八〇年代に厚生省が設置した「生命と倫理に関する懇談会」と「厚生科学会議」、及び九〇年代に設置された「遺伝子治療に関する専門委員会」や「遺伝子治療臨床研究中央評価会議」（以下中央評価会議とする）について分析を行う。日本での遺伝子治療の成立に関する歴史的過程は表6―1のようにまとめることができる。

1　遺伝子治療の成立

(1)　生命と倫理に関する懇談会

一九八三年四月に「生命と倫理に関する懇談会」（以下、懇談会）は、厚生大臣林義郎の私的懇談会として設置された。懇談会は一一名の有識者から構成され、事務局は厚生省健康政策局医事課に置かれた（第二章を参照）。一八回の会合を開催し、専門家の講演をもとに、議論を行う形式をとった。[9] 報告書には米国の大統領委員会の報告が記載され、その影響がうかがえるが、政策や勧告を示さない点で大きく異なる。

体外受精の問題を発端として、日本でも脳死・臓器移植のように先端医療技術における生命倫理の課題が議論された。当時、行政が生命倫理の問題を取り扱うことに対して「なじまない」という意見もあったが、[10] 厚生大臣が率先してこの懇談会を設置した。懇談会では、遺伝子技術の問題として、遺伝子診断と遺伝子治療の問題が審議された。遺伝子治療については、技術上の分類として⑴遺伝子注入（gene insertion）、⑵遺伝子組換え（gene modification）、⑶遺伝子手術（gene surgery）が示され、技術的には遺伝子注入は治療に用いられつつあったが、遺伝子治療における遺伝子組換えや遺伝子手術は当時の技術では難しいとされていた。[11] 遺伝子治療の審議において重要な役割を果たしたのが、分子生物学者の渡辺格である。渡辺委員は、日本の分子生物学を創設した人物の一人であり、七〇年代の遺伝子組換え実験規制において、行政に関与した科学者集団の中心的な存在であった。[12] 渡辺委員は、技術的に可能な遺伝子治療は限られており、米国でも生殖細胞とは切り離した体細胞遺伝子治療が中心であることを指摘した。

遺伝子治療というのは、現在どの程度のことが技術的に可能か［どうか］というのは非常に簡単で、今は体細胞、例えば骨髄細胞みたいなものにＤＮＡを入れて、それを患者に入れてやる。現在、染色体の必要な場所にＤＮＡを入れ込む技術がないため、この場合には必ずしも染色体の中に入っているかどうかはわかりません。（中略）ちゃんとしたところに入れ込むことができるならば生殖細胞の系でもいいのではないかという問題が将来でてくるわけです。しかし、それはまだまだずっと先のことです。[13]

続いて、渡辺委員は、米国における最新の議論を紹介しながら、生殖細胞の遺伝子治療を禁止し、体細胞遺伝子治療に焦点をあてるべきだと主張した。たとえば、「遺伝子治療に対する通常の反対論は、ＤＮＡ組替えによって、遺伝子操作で病気を治すことは人類の改造になるとか何とか言っているわけですが、アメリカはそこを切ってしまって、生殖細胞に影響する遺伝子治療は全部やめてしまうわけで、個体だけの遺伝子の治療なのだということなのです[14]」と述べている。このように、当時、新しい試みであった米国の生殖細胞遺伝子治療と体細胞遺伝子治療の分類が紹介され、日本の懇談会において遺伝子治療の問題が初めて審議されたのであった。これらの審議は具体的な政策立案を行わなかったため、大きな影響があったとはいえない。だがこうした動きによって、八〇年代後半に遺伝子治療が、厚生科学研究の一つとして議論されるようになったのは明らかである。

(2) 厚生科学会議

一九八五年に厚生省は「遺伝子治療の基礎研究」に対する助成を決定し[15]、八〇年代後半には、遺伝子治療は厚生科学研究の一つとして位置づけられた。当時、国民のライフサイエンスに対する意識や意見を調べるために「ライフサイエンス（生命科学）に関する世論調査[16]」が行われた。八五年に「ライフサイエンスの成果についての意義」、「ライフサイエンスと医療」、「ライフサイエンスに関する知識・情報」、「ライフサイエンスの研究に対する意識」、「自然観及び動物観」、「科学者・技術者観」について世論調査が行われたのである。全国の二〇歳以上の人を調査対象とし、標本数の一万人のうち、有効回収数（率）は、七四三九人（七四・四％）であった[17]。その結果によれば、ライフサイエンスの進歩に対する期待として、癌や遺伝性疾患の治療（四五・三％）が最も高く、期待の一つとして、医療への応用が含まれていたことがわかる。ライフサイエンスと医療の関係で関心があると答えた項目では、脳死（六六％）、植物人間（六三・四％）、臓器移植（六〇・一％）、人工心臓（六〇％）、出生前診断（四八・三％）、遺伝子治療（四〇・一％）、体外受精（三〇・八％）、遺伝子組換え（二九・五％）、細胞融合（二二・四％）となっていた。また、人間に対して実施することをよいと思うかという質問に対して、「そう思う」と答えた人は、出生前診断（六三・六％）、遺伝子治療（四五・七％）、体外受精（二八・五％）となった。このように、遺伝子治療に関心を持つ人は比較的多く、遺伝子治療に対する肯定的な見方（四五・七％）が否定的な見方（二九・五％）より多かった。

厚生省の科学技術政策にとって大きな変化があったのは、一九八三年二月に、厚生科学技術政策の総合的企画や調整を図るライフサイエンス室が厚生省大臣官房総務課に設置されたことである。その後、八六年一〇月に、厚生科学の研究戦略や将来の重点研究課題を設定するために、ライフサイエンス室に厚生科学会議（厚生大臣を含め委員は一一名）が設けられた（付録のＪ６を参照）。厚生科学会議は、厚生大臣の私的諮問会議として始まったのであった。[18]

一九八六年一一月に厚生科学会議の第一回会合において今後の方針や方向性について審議が行われた。事務局は、厚生科学会議の役割の一つとして生命・医療倫理にかかわる合意形成を示した。事務官は「厚生科学における重点研究課題、あるいは厚生科学に関しましては安全性、生命倫理と微妙な問題があるため、先生方から御意見を伺い、幅広い合意形成を目指すことが適当であるということでこの会議を開催させていただく訳でございます」[19]と述べている。しかも、第一回の審議の中で、早くも遺伝子治療の問題が提起されたのである。たとえば、分子生物学者の渡辺委員は厚生省が米国国立衛生研究所（ＮＩＨ）のような役割をもつことを期待していると示唆し、遺伝子治療の問題に触れている。

遺伝病や難病の問題では、どうしても遺伝子治療ということが早晩起こってくるので、これも現在のところ文部省が言う立場ではないので、やはり厚生省でそういうもののリサーチのガイドラインみたいなものを、今の倫理などの問題を入れて考えなきゃならないので（中略）、やはり厚生省の方の人員をうまく獲得して、そういう常置的な会議体にしなきゃいけないんじゃないかと思うんですね。それによって、やはり厚生科学という基礎研究もやるんだと、それを大きく言うには、やはりそういう組織を作る必要があるんじゃないかと思います。[20]

このように、厚生科学会議は当初から遺伝子治療の問題に関心を示しており、そのため、遺伝子治療が重点研究分野の一つとして選ばれていたのである。また、八七年一一月の第六回会議の中で、作家の柳田邦男は生命倫理の問題に対する発言を行った。柳田委員は、ジャーナリストを経て作家・評論家となり、医療・医学分野を取材することで、多くのドキュメンタリーを執筆し、医学の問題を論じていた。(21) 柳田委員は、遺伝子治療を研究の問題としてだけでなく、生命倫理の問題として取り上げる必要性を指摘した。

中間まとめの中で、重点項目を8項目挙げました中に遺伝子治療という形で挙げたのは、私は極めて正解だと思いますし、サイエンスとして遺伝子治療を目途として研究をしていく。(中略) そういう基本的な戦略策定の方向付けが、私は、今渡辺先生がおっしゃった方向で全く同意したいと思うんですけれども、ただいろいろな生命倫理の問題で白か黒かでない、もっと個別的、合理的、科学的議論というものはこれから必要になってくるであろうということを申し上げたかった次第でございます。(22)

一九八八年九月には、厚生科学会議は『厚生科学研究のための基盤研究とブレイクスルーのために』という提言を行った。(23) その提言の中で、重点研究分野の設置とプロジェクト方式による研究の実施の一つとして、遺伝子治療が取り上げられている。また、厚生科学技術関係の予算における大幅な増額を行い、ヒューマンサイエンス振興財団をモデルとする産学官の連携を目指すことが示された。さらに、研究支援体制の強化の一つとして、遺伝子治療に関するガイドラインや生命倫理の検討を掲げたのである。このように遺伝子治療の研究や生命倫理の問題は、八〇年代後半から厚生科学会議において取り上げられており、「行政としては珍しく早めに取り組んだ」(24) ものといえる。しかし、具体的な研究やガイドラインの審議が進展したのは、九〇年代に入ってからであった。

(3) 遺伝子治療に関する専門委員会

一九九〇年七月に国際医科学協議会（CIOMS）が、愛知県犬山市で犬山宣言を発表した。犬山宣言は遺伝子研究に関する国際宣言である。いくつかのテーマの中で遺伝子治療については、生殖細胞遺伝子治療を除いたうえで、体細胞の遺伝子治療を容認することが提示された[25]。このことは、重篤な疾病を対象とする体細胞遺伝子治療が国際的に認められたことを意味する。

注目すべき点は、九〇年に厚生省において臨時脳死及び臓器移植調査会（以下「脳死臨調」とする）の事務局が設置されたことである。脳死臨調の設置は遺伝子治療の問題に直接的な関係はなかったが、この問題について国民的な議論が高まったことから、遺伝子治療にかかわる研究者や行政関係者に影響を与えたのである（第二章を参照）。すなわち、脳死問題の二の舞にならないように、ガイドラインを策定したうえで研究計画を実施することが望ましいと考えられたのであった。その結果、遺伝子治療の審査において「公開審議」を導入し、社会的合意形成を促す方法が採用されることになったのである。

その過程を詳細にみていくと、九一年六月の第一六回厚生科学会議において、専門委員会の設置が承認されたことから始まる。九一年一〇月には、一一名の医学関係者や科学者から構成される「遺伝子治療に関する専門委員会」が厚生科学会議の小委員会として設置された[26]（付録のJ6を参照）。専門委員会では遺伝子治療研究に関わる専門家によって審議が行われたが、この専門委員会の設置が提案されたのは、学術会議の審議やNIHの遺伝子治療の開始をきっかけとしていた。八九年に日本学術会議が「ヒト・ゲノム・プロジェクトの推進について」という声明を出し、「ヒトという生物集団の遺伝子構成に人工的な変更を加えることになるので生殖細胞に対する遺伝子治療は、極めて危険である[27]」という見解が示されたのである。事務局の説明によると、その問題を受けて、医学者の高久史麿委員が「遺伝子治療に関するワーキング・グループを設置したらどうか、検討体制を整えよう[28]」ということを提言し、「遺伝子治療に関する専門委員会」のワーキング・グループ案が示されたのである。また、九〇年九月にNIHの組換えD

NA諮問委員会（RAC）で遺伝子治療計画の許可が下りたことを受けて、日本でも遺伝子治療研究の可能性が高まった。それらを受けて、厚生科学会議では「遺伝子治療に関する専門委員会」案が審議されたのである。第一六回会議で、事務局の行政官は次のように述べている。

［遺伝子治療は］日本ではまだでございますが、恐らくこういう動きというのは日本でも起きてくるでしょうし、（中略）例えば国会とか、いろいろな場で、こういう遺伝子をどう考えるかという問いが出てくれば、当然これは厚生省が答えることになろうと思いますし、その場合、余りむやむや言っておられませんですから、今からそういう自体に備えてすべきだし、実際、そういう治療について期待を持っている患者さん方も、国内にもいない訳ではございませんで、厚生省が決断、一つの方針を定めるためにも、そういう研究体制を検討していただきたいということで。この議題になった訳でございます。(29)

一九九二年三月の第一七回厚生科学会議では、「遺伝子治療に関する専門委員会」における話し合いの内容が報告され、それによって、現状を理解するために海外調査が必要だという結論となった。また、NIHのADA欠損症の遺伝子治療が有効であり、がんの治療に対してある程度の効果が期待できるという報告を示した。続いて、座長が日本における遺伝子治療に対するいくつかの問題点を指摘した。

組換えDNA実験規制との関係や中央審査委員会の体制という問題提起を受けて、まず、渡辺委員は、省庁間の調整について意見を述べた。「この問題は日本の場合には大学は大学でという訳にはいかないので、厚生省と文部省ではどうしていくかを考える必要があるのではないかと思うんです。それで、厚生省だけでも動けないし、文部省だけでも動けないしという問題があるんだと思うんです」(30)。省庁間の総合調整の問題に触れたうえで、渡辺委員は組換えDNA実験指針との関係について次のように提案した。

いわゆる組替え問題の延長で作るかどうかは少し問題ではないかと思うんですけれども、むしろ組替え問題と切り離してやった方がいいのではないかというような気もします。(中略)勿論、組替えＤＮＡの規制とばらばらになってはいけないんですけれども、思い切って遺伝子治療のガイドラインを作るという方が、そのためには文部省も厚生省も科学技術庁も一緒になって作るという構想の方がいいのではないかと思います。[31]

このようにして、厚生省や文部省を交えた遺伝子治療のガイドラインの策定案が出てきたのである。だが、文部省と厚生省の調整を論じるうえで、遺伝子治療が学術の問題か医療の問題かをめぐる議論が起こった。科学研究費を用いる場合は文部省の管轄に入り、医療として導入する場合には厚生省の管轄に入るという問題が生じたのである。そのため、研究段階の臨床活動を含む「臨床研究」という言葉が用いられるようになった。さらに、脳死臨調のような混乱を避けるために、パブリックコメントやインフォームド・コンセントの必要性が指摘された。

その後、一九九二年四月に名古屋大学医学部の脳神経外科グループが悪性脳腫瘍患者に対する遺伝子治療を医学部倫理委員会に申請し、その計画がメディアにより報道されたのであった。[32]その報道を受けて、遺伝子治療のガイドラインや審査体制の形成が促されたのである。九二年六月一日から五日まで、「遺伝子治療に関する専門委員会」は、米国で海外調査を実施し、ＮＩＨのＲＡＣ関係者にインタビューを行った。その調査結果をもとに、六月に『遺伝子治療に関する中間意見』をまとめたのである。[33]

「中間意見」では、諸外国の遺伝子治療の臨床研究の状況(米国九件、中国一件、フランス一件、イタリア一件)が示され、米国では今後数年間で一〇〇件以上の遺伝子治療が行われるだろうと予測した。その中で、日本の遺伝子治療を一層進める必要があるとみなし、その理由として「①遺伝子治療は、現在効果的な治療法のない致命的な遺伝性の疾患や、ある種の悪性腫瘍、エイズ〔(Acquired Immune Deficiency Syndrome, ＡＩＤＳ)〕のように既存の治療法の成績が極めて悪い疾患に対して治療効果が期待できること、②上記のような疾患ではないがいわゆる成人病等について、既存の治療法より優れた治療法となる可能性があること」[34]が指摘された。審査体制の整備として、組換えDNA実験技術の安全性に関する指針はあるが、遺伝子治療を想定していないことを述べた。このようにして「遺伝子治療に関する臨床研究」のためのガイドラインと遺伝子治療の研究計画を最終的に審査するRACのような中央審査組織の必要性が提示されたのである。

一九九三年四月の第一九回会議では、「遺伝子治療に関する専門委員会」からガイドライン案が示され、『遺伝子治療に関するガイドラインについて』[35]の議論がなされた。審議の過程で、各施設の倫理委員会の委員要件が取り上げられた。法学や倫理学を専門とする委員の要件に関して、委員の人材不足が指摘され、結果として「法律的事項及び生命倫理に関する事項の意見を述べられる」[36]人を対象とすることになり、「生命倫理」という用語を委員要件に用いるようになった。[37]また、ガイドライン策定に関連して、インフォームド・コンセントや省庁間の総合調整の問題にふれた。

一〇ケ月程の間、文部省の学術審議会との総合調整を行い、一九九四年二月に厚生省は「遺伝子治療臨床研究に関する指針」（厚生省告示二三号）を制定した。指針は、遺伝子治療の有効性及び安全性の確保と、遺伝子治療の科学的・倫理的妥当性の検討が必要であると指摘し、生殖細胞系の遺伝的改変は禁止された。また、適切な説明に基づく被験者の同意（インフォームド・コンセント）の確保が明示された。さらに、公衆衛生上の安全の配慮や国民の理解を得るために適切な情報公開の必要性を示したことも特徴といえる。同時に厚生省では、遺伝子治療の基礎研究や臨床研究を推進するために、九三年度から高度先進医療研究事業を開始し、九三年度には遺伝子治療研究一三件に対して約一億円、九四年度には一六件に対して約一億五〇〇〇万円、九五年度には二一件に対して約二億三〇〇〇万円を助成した。[38]

一方、文部省では、九〇年頃から学術審議会のバイオサイエンス部会において、「大学等の研究機関等における組換えDNA実験指針」との関わりで審議を行っていたが、九二年に、厚生省が遺伝子治療の中間報告を発表した段階から、遺伝子治療の実質的な審議を進めることになった。また、九三年に厚生省が指針を発表したのを受けて、学術審議会は「遺伝子治療臨床研究ワーキング・グループ」を発足させた。厚生省との調整を経たうえで、九四年六月に「大学等における遺伝子治療臨床研究に関するガイドライン」を告示したのである。

2　遺伝子治療の審査

(1)　遺伝子治療臨床研究中央評価会議

一九九四年に指針が策定されると、遺伝子治療の審査機関である「遺伝子治療臨床研究中央評価会議」（以下、中央評価会議）が発足し、個別審査を行うようになった。中央評価会議は一七名から構成され、NIHのRACをモデルとしながらも、日本独自の審査体制を作り上げた。[39] 中央評価会議が米国のRACに相当し、中央薬事審議会が米国食品医薬品局（Food and Drug Administration, FDA）に当てはまるといえる。中央評価会議は、「公開審議」と「インフォームド・コンセント」について重要な役割を果たした。

公開審議

中央評価会議は、最初の三回において運営方法について議論を行い、(1)議事・資料については原則公開すること、(2)中央会議は公開し、作業部会は非公開とすること、(3)実施計画に関する意見については原則全員一致を目指すこと、(4)議事録を公開すること、(5)公開の方法は裁判所方式をとること、を決めた。[40] 中央評価会議は、九四年二月に第一回の会合が行われ、公開審議に関する議論から始まった。NIHのRACの事例を引き合いにして、委員長から評価会議の公開の有無についての話し合いがあった。

第一回の会議では、事務局から会議の趣旨を説明したあと、座長から運営方法に関する問いかけがあった。たとえば、座長から「会議を公開するのか、非公開にするのか」、「会議の開催等の決定について賛成、反対をどうするのか」、「この評価会議を実際運営する際に、初めに書類審査をどの様にするのか（その場で行うのか）」[41]という問題提起があった。特に一番目の公開の有無に対して、次のような質問を行ったのである。「アメリカのＲＡＣはすべて公開しているが、わが国では未だプライバシー保護法や情報公開法が判定されていない。時に公開して患者のプライバシーが保てるかという問題もあり、一方、国民の理解を得るためには公開した方がいいという考え方もあり、いろいろと意見が分かれると思うが、各委員の先生方の意見を伺いたい」[42]。これに対して、各委員の意見がまとめられ、プライバシーが守られるならば、公開すべきであると示唆された。公開審議の有無に関する各委員のコメントは次のようになった。


（委員Ａ）原則的には、公開の方向へいったほうがいいと思う。

（委員Ｂ）公開せざるをえないと思います。（中略）全て公開というのはどうか。アメリカとは土壌が違う。総会とそれ以外の部分があってもいい。

（委員Ｃ）モダンな技術はなるたけ公開して国民に浸透させたい。しかし、プライバシーは絶対に守りたい。ここにジレンマがある。（中略）患者さんを守らなければならないので、条件付きでプライバシーを守る。

（委員Ｄ）この委員会は各論をやるので、臨床医の立場からすると、プライバシー保護法もないから当面非公開にして、将来は少しずつオープンにしていってはどうか。

（委員Ｅ）原則的には、公開する。ただし、プライバシーは必ず守る。特に、遺伝病の場合の患者さんの名前は、ブロックする方法を考えたい。

（委員Ｆ）基本的には公開する。ただし、個人のプライバシーについてはどうやって守るか問題である。がんは特定されないが、遺伝病については施設名も公開しないほうがいい。

（委員G）脳死臨調は審議を全く非公開にして問題があった。東京都の倫理委員会は全部公開している。個人のプライバシーが守られ、患者が同定できなければいいので、施設や治療は公開にしてもいい。

（委員H）二つ質問があるのですが、一つは、この会議の議事録および記録はどのようなものを予定されているのか。（中略）二つ目の質問は、この会議は、今後もこの様なメンバーで行うのか。技術的なものを専門家だけで、専門家委員会を設けるのか。（中略）議事録、専門委員会のやり方等により公開の方向にして欲しい。

（委員I）公開の原則を妨げるものは何も無いと考えます。具体的な話しとしてどういう規定があるか考えた方がよい。

（委員J）日本社会に相応しい公開の仕方を考えるが、国民への啓発活動が科学については大事だと考えるので、限定公開にならう。

（委員K）原則公開しない方が自由な発言ができて初めはその方が無難。

（委員L）公開には賛成できない。むしろ反対である。ただ、公開を望む声があることも承知している。全員公開に賛成であれば反対はしない。

（委員M）プライバシーを守ることが問題となるので、限定公開とならざるを得ない。

（委員N）公開にして問題がおきたら非公開にしてはどうか。

（委員O）プライバシーが守れるならば公開の方が望ましい。(43)

これらの議論で問題となったのは、公開を原則的に認めるとしても、プライバシーに配慮するために、どのような公開の方法をとるのかということだった。

また、意見集約については、賛否両論になった場合、座長から「私は、反対論と両論併記して、厚生大臣に任せるという方法をとりたいと思う。原則可否の意見表明をとらせていただきたい」(44)と示された。だが、公開審議や意見集約の方法については、次回の会議に持ち越されることになった。

一九九四年六月の第二回会合では、NIHのRACに関する調査報告が発表され、事務局からの「会議の運営に関する基本的事項（案）」に基づいて議論を進めた。その結果、作業部会は非公開にして中央評価会議は原則公開することになったのである。まず、アメリカの遺伝子治療の実態や情報公開について、委員長と事務局からの報告が示された。NIHのRACの調査結果によって、公開審議の目的、プライバシーや機密情報の取り扱いに関する報告が次のようになされた。

RACの委員会の事務局長をしているドクター・ワイベルを訪ねまして1時間ぐらいにわたっていろいろ聞いたのでありますけれども、患者さんのプライバシーに関することは患者さんがノーといった場合には公開をしないということと、企業の秘密に関することも事前審査、一次審査の場合には資料を出してもらうけれども、いわゆるRACで行われる場合にはそういうものは省くということで、プライバシーの問題と企業秘密の問題はクリアしているということでありました。(45)

そのため、中央評価会議では、米国のRACのように、患者のプライバシーや企業機密を守るために、作業部会で書類審査を行い、親委員会ではプライバシーにかかわる事項を省くことになったのである。つまり、会議の運営に関しては、科学者の委員を中心に科学的妥当性を審議する作業部会では非公開となり、倫理的妥当性を中心に審議を行う中央評価会議は、プライバシー情報を考慮したうえで、原則公開としたのである。被験者が非公開を希望する場合には、中央評価会議も非公開ということになった。また、採決に関しては、中央評価会議の意見は原則全員一致によって決まるとした。ただし、全員一致とならない場合であっても過半数（実質的には三分の二以上）の賛成があり、かつ座長が特に必要であると認める場合は、少数意見を併記して中央評価会議の意見とすることができるという案を示した。合意形成は、単純な多数決ではなく、「原則は日本型のネゴシエーション・ルールによる」(46)と事務局は示唆した。また、運営法則として報道関係者に対する対応などが論じられた。

一九九四年六月の第三回会合では、運営規則(案)と審議の傍聴に関する規程(案)の審議を続行した(47)。審議の傍聴に関する規程(案)は、裁判所の公開方法を参考として、審議会に合うように仕上げた。その過程をたどると、まず、RACのモデルに準拠しながら、事務局から中央評価会議の運営に関する基本事項(案)が提示された。このたき台をもとに中央評価会議の公開方法に関する審議が行われたのである(48)。報道関係者、一般市民、被験者の傍聴を許可し、人数が多い場合については抽選を実施することになった。カメラ・ビデオは会議の前の様子を撮影する頭撮りのみで、事務局の方で録音を行うことになった。被験者のプライバシーにかかわる問題の際には、座長の判断で会議を非公開にすることができることになった。会合の中で、委員から指摘されたことは、たとえ被験者が公開を望んでも、遺伝性疾患のために家族が反対することもありうるということだった。その際、基本的には被験者のみならず家族の同意のもとで公開審議を進めることになったのである。

さらに、傍聴の規定に関しては、五二年の裁判所の傍聴規則を参照しながら決められた(49)。表現などを改めるほか、報道関係者の傍聴申し込みや緊急を要する場合の規定を追加した。裁判所の規定では所持品検査があったが、根拠法が明確ではないという問題があがったため、これらを改訂した審議の傍聴に関する規定(案)を示した。このように、公開審議にあたって、中央評価会議は慎重な態度をとり、細かい運営規則を設け混乱が生じないように配慮したといえるだろう。これは、中央官庁において生命倫理委員会の公開がおそらく初めての試みであったため、慎重にならざるを得なかったのである(50)。

公開審議は日本のマスメディアに好意的に受け止められた(51)。結果として、遺伝子治療の審査が多くの人々に報道され、遺伝子治療の導入が比較的容易に進んだと考えられる。また、公開審議は遺伝子治療の発展のみならず、インフォームド・コンセントの受容に影響を与えることになった。

インフォームド・コンセント

中央評価会議が果たした重要な役割の一つは、インフォームド・コンセントの徹底であった。これまでの報告書でも、インフォームド・コンセントの必要性は指摘されていたが、遺伝子治療の場合、インフォームド・コンセントの書式や確認の仕方が詳細に論じられた。もちろん、インフォームド・コンセントを導入するにあたっては、さまざまな問題が予想された。そのため、第二回の会議では、インフォームド・コンセントの取り方をRACの方式に合わせるのかどうかという問題を審議した。事務局の行政官は「RACの方式というのは、要するにインフォームド・コンセントというのが医療の現場でそれなりにある程度定着をしているアメリカと、日本のような今まさにインフォームド・コンセントで騒いでいる国との場合、形式論的にRACのルールをそのまま適用していいのか[52]」という問いかけを行ったのである。この問いに対して、委員長は「遺伝子治療の場合にはインフォームド・コンセントというのは極めて重要になりますから、それは必ず取るという前提[53]」であると述べた。このように、インフォームド・コンセントの実施に関しては、委員長の指導力に負う面が大きかったといえる。柳田委員は、これまでの指針では、「インフォームド・コンセントに留意するということは書いてあっても、そのインフォームド・コンセントの範囲がどういうものなのかということは今までどういう会議でも議論されたことはない[54]」と述べている。ここでの議論が公開されたことで、単に研究の申請者だけでなく、メディアや一般国民に対して、インフォームド・コンセントに関する教育的効果があったといえるだろう。

実際、中央評価会議では、北海道大学が申請した遺伝子治療の臨床研究計画におけるインフォームド・コンセントについて討論が行われた。その際、ADA欠損症の遺伝子治療を行ったNIHのインフォームド・コンセントを参考にしながら議論が行われている。たとえば、柳田委員は、申請者に対して次のように述べている。

インフォームド・コンセントというのは、患者、家族の立場に立って、痛いかゆいまで含めて本当に、ああ、こういう治療なのかというものを肌で感じるような形で説明されたい。(中略)そういう意味では、NIHの説明書の方は実はそういうことが書いてある訳です。(中略)そういった点がすっぽり落ちている。何か積極的な理由がおありになるのか、私の希望としては、こういうところこそ本当は丁寧に書いてほしい。[55]

このような審議を通して、申請者のインフォームド・コンセントは改訂され、インフォームド・コンセントの重要性が多くの人に認知される結果となった。このことは、インフォームド・コンセントに関する生命倫理の議論や刊行物が九〇年代前半に増加したことと関係があるだろう。[56]

(2) 遺伝子治療の実施

審査体制の確立とともに、厚生省では、遺伝子治療にかかわる研究費を約一億円まで追加することになった。九五年二月に、厚生科学研究費における遺伝子治療の予算が倍額となることが決まり、同年三月には遺伝子治療用ベクターを開発する企業の設立および出資を助ける計画が決まったのである。[57] それに伴い、遺伝子治療臨床研究計画の申請が増加した。

遺伝子治療に関する国民の認知度は、北海道大学で最初の遺伝子治療が行われてから急速に高まった。北海道大学の小児科免疫グループが計画した遺伝子治療は、ADA欠損症に対する治療に基づいていた。もともとADA欠損症の患者に対して酵素補充療法を行っていたが、その治療効果が落ちてきたため、遺伝子治療の計画を考案したのである。責任者の一人である医学者の崎山幸雄によれば、九二年の国際免疫学会では「出席者の三〇パーセントほどが遺伝子治療の有効性を認めている程度だった[58]」という。そのため、NIHで遺伝子治療の研究を行っていたM・ブレーズと相談したうえで、崎山はＮＩＨに三ヶ月ほど滞在し、遺伝子治療の効果を確認した。その際、遺伝子治療を行うのに必要なベクターの扱い方などを研修してきたのである。

崎山らは北海道大学における倫理委員会の審査を受けると、行政機関の審査を申請した。厚生省と文部省の合同作業部会における審査は、比較的早い速度ですすめられた。合同作業部会では、ベクターを日本で検査する基準も施設もない状況で、遺伝子治療の効果を目指すには、ＮＩＨで実施している方法をとるべきであるという考え方が中心的となった(59)。この事前審査において、厚生省の事務局がＦＤＡの審査を参考にしながら、北海道大学からの事前相談を積極的に受けて、申請計画を進めたのである。

中央評価会議での審議や審査は、インフォームド・コンセントに関する審議に集中した。たとえば、第四回・第五回会議では、北海道大学の遺伝子治療計画が審議対象となり、具体的にどのようなインフォームド・コンセントを行うべきかをめぐり、審議が進展した(60)。中央評価会議で承認された後に、米国のＦＤＡではベクターの輸出審査をめぐって時間がかかったため遺伝子治療の実施が遅れたが、一九九五年八月に日本で最初の遺伝子治療が実施された。九六年一二月の中央評価会議で、リンパ球数が実施前よりも増加し、ＡＤＡ欠損症に対する遺伝子治療の一定の治療効果があったことが報告された。ただし、それ以降のがんやエイズの遺伝子治療では、実験的な臨床研究が多く、必ずしも期待された成果があがったとはいえないだろう。

3　規制倫理学と妥協モデル

厚生科学会議の審議過程をまとめると、図６―１（次頁）のように示すことができる。厚生科学会議は、遺伝子治療に関する専門委員会からの原案をもとに審議を進め指針案を承認した。これまで見てきたように、文部省の審議会と調整を行ったうえで、厚生省内に遺伝子治療臨床研究中央評価会議の設置を行ったのである。

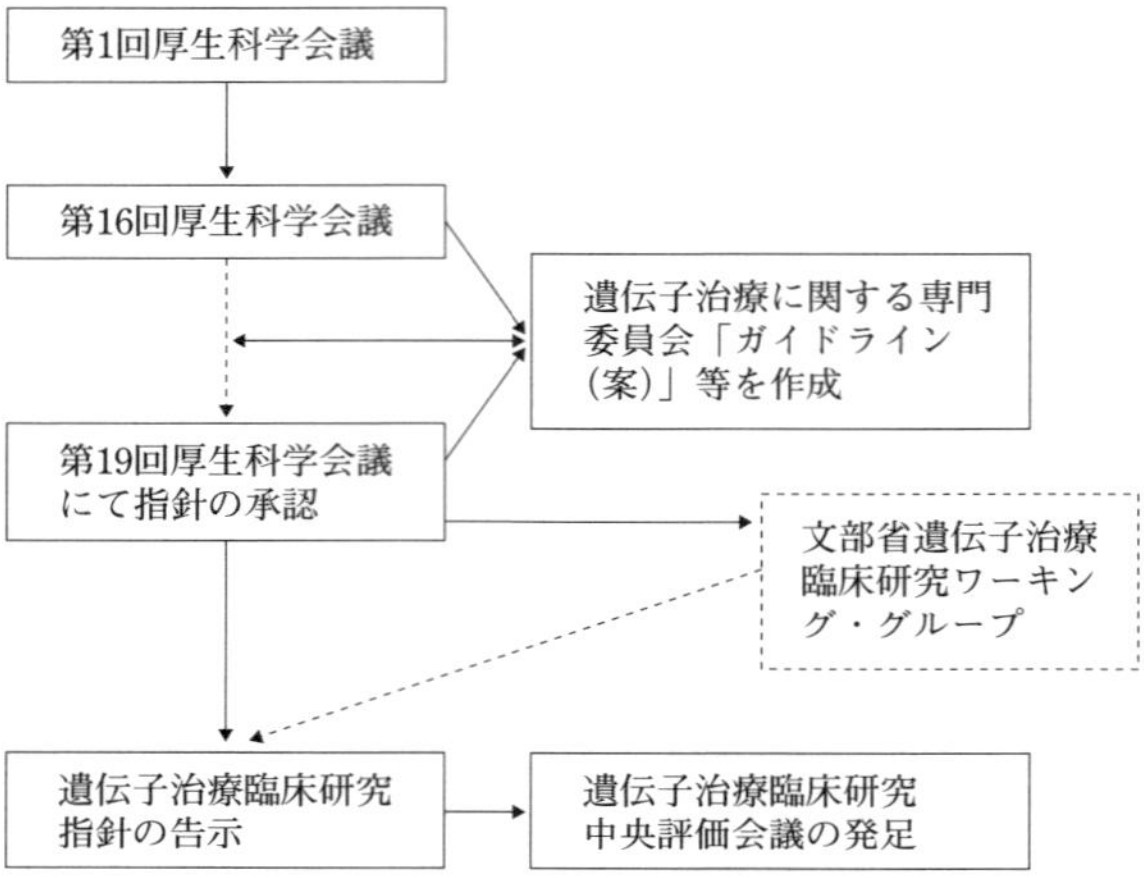

図6—1　厚生科学会議の審議過程

中央評価会議は、遺伝子治療に関する専門委員会との継続性が強いといえる。この結果、報告書の作成、ガイドラインの策定、審査機関の設置が、同じ管轄機関で行われ、比較的迅速に処理することができた。中央評価会議の作業部会では、委員会の座長や他の専門委員を含め、科学審査を中心に行った。一方、親委員会では、公開審議のもと、倫理審査が中心となり、臨床研究のインフォームド・コンセントが重要な課題となった。

厚生科学会議、遺伝子治療に関する専門委員会、中央評価会議における議論は、規制倫理学のアプローチだったといえるのだろうか。そして、規制倫理学だとしたら、どのような特徴を持つのだろうか。D・キャラハンによると、規制倫理学のアプローチは、臨床における個人のケースではなく、いくつかの事例や一般的な社会問題を解決するために法的な規制や政策上の手続きを行うことであるとされている[61]。すなわち、生命倫理委員会に関していえば、倫理的妥当性に基づく研究規則を築くアプローチのことだといえる。この観点からすると、厚生科学会議などの合意形成は、明らかに規制倫理学に基づいているといえるだろう。もちろん、審議を行った委員は、科学者・医学者・作家が中心であったが、柳田委員が生命倫理の問題に対して取り組む必要を訴えたように、規制倫理学の実践は行われていたと理解できる。

厚生科学会議などにおける規制倫理学のアプローチは、「審議会＝ガイドライン体制」に基づく妥協モデルであったといえるだろう。大学倫理委員会において遺伝子治療の申請計画が報道されると、研究者のリーダーや行政関係者は中央委員会でガイドラインの策定を促進した。当時、脳死・臓器移植の問題について国民的な審議が行われ、議論が紛糾していたため、医学者と行政官は脳死問題の二の舞になることを危惧し、遺伝子治療の審査体制の設置を急いだのである。医学者と行政官は、遺伝子治療臨床研究の推進を図るために、ＲＡＣ体制を模範としながら、新しい審査体制を導入した。中央評価会議は初めて「公開審議」を行い、インフォームド・コンセントを充実させる一方で、「事前審査体制」を取り入れたのである。その結果、研究に対する一般の人々の理解は高まり、体細胞遺伝子治療の研究が進展した。

この過程で、公開審議の運営規則について話し合いが行われたが、遺伝子治療に関わる倫理原則の問題は必ずしも審議されたわけではない。運営規則について、多くの委員から公開を支持することを得たが、一部の委員から、被験者のプライバシーなどを理由に公開審議の問題点が指摘された。その際、ＲＡＣの運営方法を参考にしながら、作業部会の書類審査と親委員会の面接審査という二段階方式を採用することで、プライバシーの問題を解決したのである。また、これまでの審議会では公開審議の前例がないため、裁判所の運営規則を一部変更して適用した。(62) このような合意形成は、公開原則という手続き上の問題に徹しており、遺伝子治療にかかわる長期的な倫理原則の確立と呼ぶのは難しいだろう。さらに、初期の厚生科学会議においては、法学者や倫理学者との議論が十分に行われたわけではない。むしろ、医学者・行政関係者・作家が中心的な役割を果たした。以上の理由から遺伝子治療に関する合意形成は、重複合意モデルに基づくとは考えられない。その一方、インフォームド・コンセントや公開審議のように、複数のスタンダードや規則が委員の間で合意されており、妥協モデルの特徴に近い。

一九九〇年代の「審議会＝ガイドライン体制」は、長所と短所を備えていた。その特徴として、規制の正当化が、少数の有識者によって行われ、国内の管轄分野に限定されていたことがあげられる。このため、比較的少ない労力と時間に基づいて、効率的な研究推進を図ることができたのである。第三章でも論じたように、この特徴は、「迅速対応機能」として肯定的な評価をもつ。しかし一方で、規制のための報告書の作成や指針策定は、国内の所轄のみに限定され、他の管轄や国際的な枠組に関心を払わないという問題点があったのである。

4　厚生科学会議と規制科学

厚生科学会議の審議は規制倫理学にあてはまることがわかったが、米国の大統領委員会のように規制科学の事例であるといえるのだろうか。再度確認しておけば、規制科学とは、(1)科学が政策に用いられること、(2)科学が経済的・社会的利害を伴う法的問題と関わること、(3)規制科学の審議が独自性をもつこと、(4)規制科学は科学に伴う倫理問題を明確にすること、という特徴をもつ（第五章を参照）。

まず、厚生科学会議は、政策として厚生科学プロジェクトを提案し、遺伝子治療がその一分野として認められていた（(1)に該当）。日本では、米国のように、遺伝子操作に関わる判決が行われたわけではないため、(2)に当てはまるかどうかは検討の余地がある。ただし、当時は情報公開を規定した法律がなかったため、中央評価会議における公開審議では、裁判所の公開審議の方法が導入されたように、行政の手法に変化が起こったことは指摘できる。ガイドラインの作成のために遺伝子治療に関する専門委員会が設置され、審査のために中央評価会議が発足していることから、審議の独自性は確保されているといえる（(3)に該当）。さらに、これらの会議では、インフォームド・コンセントの問題が審議され、インフォームド・コンセントが普及するきっかけとなったのである（(4)に該当）。以上のことから、厚生科学会議は規制科学の四つの特徴のうち少なくとも三つ（政策・独自性・倫理問題）は明らかに満たしている。一方、経済的・社会的利害が伴う法的問題については、若干の議論の余地がある。たしかに、遺伝子治療の問題は裁判による訴訟問題にまで発展したわけではないが、プライバシー保護と情報公開というジレンマに直面し、行政組織の法的問題に関わったと解釈できる。したがって、厚生科学会議が規制科学であるということは可能だろう。実際、厚生科学会議は、遺伝子治療に限らず九〇年代からプロジェクトとして示された「厚生科学研究」を推進する立場にあったのである。

ただし、注意したいのは、科学的妥当性の審議が、科学者や医学者から構成される作業部会によって検討されたことである。その一方で、倫理的妥当性は、多様な専門家から構成される親委員会で話し合いが行われたのである。科学的妥当性を論じる規制科学のアプローチでは、科学者は重要な役割を果たすが、同時に多くの分野の専門家との話し合いを必要とする。学際的な話し合いを通じて、科学的妥当性の新しい分析枠組を作り出すことが可能になるのである。この点で、日本の遺伝子治療の事例では、規制科学のアプローチは導入されたとしても、親委員会では倫理的妥当性の審議が中心であり、科学的妥当性を論じる作業部会では限定的だったといえるだろう。このことは、親子委員会方式においては規制科学のアプローチがありうるとしても課題を抱えることを示唆する。

また、厚生科学会議の事例研究からは、省庁間の総合調整が重要であることが判明した。日本の行政は独立した管轄をもつ「省庁代表制」に基づく(63)。生命・医療倫理学の問題は、複数の省庁にまたがることが多いため、省庁間の総合調整の必要性が高い。八〇年代には厚生省が中心となって遺伝子治療の問題を審議していたが、九〇年代になると、遺伝子治療の問題は大学の基礎研究とも密接な関連があることが明確になった。厚生省と文部省の管轄にまたがることになったため、両省は協力して指針や審査委員会を策定したのである。審査において、厚生省と文部省は合同作業部会を形成し、科学的審査を行ったうえで、厚生省の中央評価会議が倫理審査を行うようになった。

このような「審議会＝ガイドライン体制」は国際問題よりも国内の管轄に関心を払うという傾向がある。しかも、厚生科学会議の行った規制は、科学的妥当性を追求する規制科学の側面よりも、倫理的妥当性を検討する規制倫理学の側面が強いといえるだろう。少なくとも、遺伝子治療研究に関して、九〇年代初めの厚生科学会議は、限られた時間で審議を行い、科学的妥当性に関する新しい枠組を構築することはなかった。むしろ、米国で成功した遺伝子治療研究が日本の研究機関で安全に遂行されるように、指針や審査委員会を整備したというのが実情なのである。この事例だけでは一般化は難しいが、九〇年代初期における厚生科学会議は規制科学を進めるうえでの発展段階にあったと考えられる。

このような合意形成の手法は、「ローカルな妥協モデル」と名づけることができる。つまり、複数のスタンダードを示す合意形成の結果が、行政の管轄に大きな影響を受けて、国内問題に限定される状態をさす。ローカルな妥協モデルについては、第八章で詳細に論じるが、その特徴は、米国の研究体制と比較した場合に明らかになる。医療政策を研究する広井良典は、日米の医学研究体制を比較しながら、ＮＩＨの役割に触れ、次のように述べている。[64]「[米国のＮＩＨでは]基礎の段階、つまり七〇年代の研究室での組み換えＤＮＡ実験が、九〇年代の遺伝子治療の臨床へと続いていく。かたや日本の場合は、遺伝子の基礎研究は科学技術庁や文部省が中心に行って、遺伝子治療になると急に厚生省というように、その連続性は非常に弱い」。このように、日本では基礎研究と臨床研究がうまく連携されず、国際的に認められる科学的妥当性や枠組が構築されにくい可能性がある。ただし、これは当時、省庁間の総合調整を行う生命倫理委員会の体制が確立されていなかったことも一因であると考察できる。二〇〇〇年代には、総合科学技術会議によって、省庁間の協力体制を強化する方向が示されている。

5　まとめ

本章では、日本における遺伝子治療の成立に焦点を当てながら、生命倫理委員会の審議過程を分析した。一九八〇年代初期の「生命と倫理に関する懇談会」においては、遺伝子治療の生命倫理に関する問題が初めて審議され、その後、八五年の「ライフサイエンス（生命科学）に関する世論調査」において、国民の間には遺伝子治療について一定の関心があることが判明した。八六年には、厚生省ライフサイエンス室に「厚生科学会議」が設置され、遺伝子治療を重点研究分野の一つとして位置づけ、遺伝子治療のガイドラインや生命倫理の問題が審議されるようになった。日本学術会議の勧告が出され、九〇年に米国のＮＩＨで遺伝子治療が開始されたのをきっかけとして、厚生科学会議は

「遺伝子治療に関する専門委員会」を設置した。専門委員会では、遺伝子治療に関するガイドライン案を作成し、厚生科学会議の承認を経て指針として策定されたほか、遺伝子治療研究計画の審査を行う中央評価会議を立ち上げることになった。中央評価会議は、公開審議やインフォームド・コンセントの導入において重要な役割を果たしたといえる。特に、生命倫理委員会における公開審議がおそらく初めて行われたことは注目に値する。中央評価会議では、公開原則を認めつつも、プライバシーへの配慮が審議の課題となった。結果として、審査体制は米国のＲＡＣに基づいて形成され、公開審議については、日本の裁判所の公開規則を一部改訂して用いることになったのである。

遺伝子治療に関する合意形成においては、医学者・行政関係者・作家が中心的な役割を果たし、インフォームド・コンセントや公開審議など、多くの規則が委員の間で賛同を得た。審議の過程では、脳死問題の影響を受けて、医学関係者と行政官が遺伝子治療の推進に向けて比較的早く取り組み、お互いに協力して研究規則を策定した。このような特徴を考慮すると、厚生科学会議の合意形成は、規制倫理学のアプローチを採用しており、審議会＝ガイドライン体制に基づく妥協モデルであるといえる。その審議は、科学的妥当性に関する新しい枠組を形成するというよりも、国内の研究を促進するためにガイドラインの整備に焦点を置く「ローカルな妥協モデル」という特徴が考察できる。そのため、厚生科学会議は、規制科学というよりも規制倫理学の側面が強い審議会であったといえるだろう。

第七章　科学技術会議「生命倫理委員会」における基本原則

本章では、日本の科学技術会議「生命倫理委員会」における『ヒトゲノム研究に関する基本原則について』（以下、『基本原則』とする）を論じたい。前章では、「審議会＝ガイドライン体制」における代表例として、遺伝子治療にかかわった厚生科学会議を分析したが、この事例は個別課題を審議する特別委員会に分類される。だが、第二章で示したように、一九九七年に科学技術会議「生命倫理委員会」が設置されたことによって、常設委員会において複数の課題を審議するようになったのである。すなわち、常設委員会としての「審議会＝ガイドライン体制」が始まったのである。常設委員会における「審議会＝ガイドライン体制」とはどのようなものなのだろうか。

科学技術会議の生命倫理委員会は、クローン技術・ヒト胚研究・ヒトゲノム研究という三つの課題を小委員会で審議する常設委員会であった。日本では、それまで特別委員会が個別課題に応じてマニュアル型のガイドラインを形成することが多かった。それに対して、本章が議論の対象とする科学技術会議「生命倫理委員会」のヒトゲノム研究小委員会は「憲法的文書」としての『基本原則』を発表したという点で特筆される。[1] 基本原則の作成は、ユネスコ「ヒトゲノムと人権に関する世界宣言」（以下、「ユネスコの人権宣言」とする）[2] や厚生省のミレニアム指針案をモデルとしながらも、研究の倫理的妥当性に関する基本指針を明示したのである。

表7—1　基本原則の成立

1997年2月	クローン羊ドリーの報道
1997年8月	デンバーにおいて先進国首脳サミットの開催
1997年9月	総理府科学技術会議に「生命倫理委員会」を設置
1997年11月	ユネスコ「ヒトゲノムと人権に関する世界宣言」を発表
1998年1月	クローン小委員会の設置
1998年12月	ヒト胚研究小委員会の設置
1999年12月	ヒトゲノム研究小委員会の設置
2000年1月	ヒトゲノム研究小委員会第1回会議
2000年3月	ヒトゲノム研究小委員会第2・3回会議
2000年4月	パブリックコメントによる意見公募（4月11日から5月9日まで）
2000年4月	生命倫理委員会第9回会議にて基本原則案の審議
2000年5月	ヒトゲノム研究小委員会第4・5回会議
2000年6月	ヒトゲノム研究小委員会第6回会議
2000年6月	生命倫理委員会第10回会議にて基本原則案の審議・承認
2000年6月	『ヒトゲノム研究の基本原則について』発表
2001年3月	「ヒトゲノム・遺伝子解析研究に関する倫理指針」の策定（文部科学省・厚生労働省・経済産業省）

これまでの科学技術会議「生命倫理委員会」に関する先行研究では、参加した委員による分析のほか、委員会の審議や指針・法律の作成に関する分析が行われてきた(3)。しかしその中で、ヒトゲノム研究小委員会の分析は多いとはいえないのである。クローン小委員会やヒト胚研究小委員会における先端医療技術の問題と将来性について多くの人々が関心や興味を抱いたのに対して、ヒトゲノム研究小委員会は他の小委員会ほど注目を浴びることはなかった。おそらく、その理由の一つは、ヒトゲノム研究小委員会が比較的短い時間で基本原則の方針を作成したためだろう。基本原則は好意的に受け入れられたものの、必ずしも多くの人々の間で活発な議論が起きたとはいえない。

第二章の通史分析からすると、ヒトゲノム研究小委員会の合意形成は、人権保護や人間の尊厳のような正義原則に関する重複合意モデルに近いと考えられる(4)。小委員会はヒトゲノム研究に関わる共通理念をまとめ、ヒトゲノム・遺伝子解析の指針に影響を与えたためである。この基本原則の作成過程を分析することは、日本における常設委員会のあり方だけでなく規制倫理学の実態を理解するうえでも重要である。日本の生命倫理委員会では、どのように価値観の調停を行い、基本方針が立てられてきたのかという問題を解明するのに役立つだろう。また、この小委員会自体の研究が少ないうえに、先行研究において基本原則の合意形成に関する詳細な分析はほとんど行われていないのが現状である。この点においても、ヒトゲノム研究小委員会の事例研究を行うことは大きな意義がある。

本章の目的は、ヒトゲノム研究小委員会や生命倫理委員会の審議を分析することによって、基本原則に関する合意形成がどのように行われたのかを理解することにある。この事例研究は常設委員会のメカニズムや日本版の規制倫理学を把握する手がかりとなるだろう。また、このような事例分析によって、倫理原則の確立に貢献した米国のベルモント・レポートとの比較が可能となる。日米の事例比較を行うためにも、どのような経緯を経て基本原則が形成されたのかを分析する必要がある。

基本原則の成立については表7―1を参照してほしい。本章では、まず、科学技術会議「生命倫理委員会」全体の特徴について説明を行う。生命倫理委員会はフォーマルな親子委員会であって、小委員会で議論した報告書案を親委員会で承認するという形式を取っていた。次に、基本原則を議論したヒトゲノム研究小委員会や生命倫理委員会の過程を分析し、その中で論じられた「ダブルスタンダード」の問題を取り上げる。ダブルスタンダードの問題とは、基本原則と他の指針がずれてしまう可能性をさす。さらに、審議の流れをまとめたうえで規制倫理学の問題を考察し、正当化の観点から基本原則と重複合意モデルの関係を論じることにしよう。

1　科学技術会議「生命倫理委員会」

一九九七年九月に日本政府は、クローン技術など先端医療技術の倫理的問題を検討するために、総理府の科学技術会議「生命倫理委員会」(以下、生命倫理委員会)を設置した(付録のJ8を参照)[5]。同年二月にクローン羊のドリーの誕生が世界中に報道され[6]、八月のデンバーサミットで、先進国首脳(G8)がクローン人間の生成を禁止するという合意に達したことを受けて、日本政府が生命・医療倫理政策に取り組み始めたのである。九七年には緊急措置としてクローン技術の停止を行い、九月に科学技術会議の政策委員会において「生命倫理委員会」の設置を決めた（第二章を参照）。九八年一月に、クローン技術の検討を行うクローン小委員会が設置され、一二月にはヒトES細胞の樹立とともにヒト胚研究小委員会が設置されたのである。また、ヒトゲノム研究の基本原則を策定するために、九九年一二月にヒトゲノム研究小委員会が設けられた。委員会の審議録はインターネット等を通じて公開され、指針案に対して多くの人々がパブリックコメントとして意見を述べることができるようになった（第三章を参照）。(7)

「生命倫理委員会」は、親委員会と子委員会から構成される親子型の委員会方式をとっていた。小委員会（あるいは作業部会）において個別問題を審議し報告書や指針案を提出したうえで、再度、親委員会において議論や承認を行うのである。つまり、親委員会である「生命倫理委員会」は、クローン小委員会、ヒト胚研究小委員会、ヒトゲノム研究小委員会の設置などの決議や、小委員会の審議に関する承認を行ったのである。

それぞれの小委員会は、個別テーマに関する活発な議論を行っていた。たとえば、クローン小委員会では、クローン技術のヒトへの適用は禁止するという合意は委員の間でおおむね取れたが、立法化においてどのように「法益の侵害」を規定するのかが難しかった（第二章を参照）。規制を正当化する理由として、人間の尊厳、安全性、社会差別、遺伝的多様性などが指摘された。また、規制の形態として、行政指導、法律、自主規制の案が審議され、刑法であるクローン技術規制法の策定を行うことになった。従来の個人法益の枠を超えて「人間の尊厳」あるいは「種としてのヒト生命の統一性」という新しい社会的法益の概念を導き出したのである。(8)その一方、ES細胞樹立とともに再生医療への期待が高まり、ヒト胚研究小委員会では研究推進のあり方が問われた。ヒト胚研究小委員会は一四回の会議を行い、ヒト胚指針の策定に貢献したのであった。

生命倫理委員会の第六回会議において、ヒトゲノム研究小委員会の設置が決定された。ヒトゲノム研究小委員会は、医学者、自然科学者、法学者、心理学者、経営者の一一名から構成されていた（付録のJ8を参照）。当時、厚生省は新しい遺伝子研究のためにミレニアム指針を作成していたが、ミレニアム指針は、期限付きであり対象が厚生省管轄下の病院や施設に限られていた。すべての医科学研究機関を対象とするために、ユネスコの人権宣言を参照しながら、ヒトゲノム研究小委員会において基本原則を審議することが決定されたのである。

第二章で示したように、生命倫理委員会が策定したクローン技術規制法やヒト胚指針は、科学技術の急速な進歩に対して、行政が臨機応変に対処した結果である。(9) クローン技術規制法に関する合意形成は、人への応用を禁止したクローン技術の法規制と研究の推進というダブルスタンダードによって特徴づけられた妥協モデルに基づいているといえる。また、ヒト胚研究は、ガイドラインの適用による研究推進を図っていることから、これもまた研究者と行政官による妥協モデルだといえる。これに対して、ヒトゲノム研究小委員会は、基本原則を策定するために設置され、重複合意モデルを用いたものであると指摘できる。だが、実際にはどのような審議が行われたのかという研究課題は依然として残っている。そこで、次節でヒトゲノム研究小委員会や親委員会の審議を分析していくことにしよう。

2　基本原則の成立

ヒトゲノム研究小委員会の審議は六回行われた。基本原則の作成をまとめると、まず、科学技術会議の政策委員会のもとで三井情報開発の研究員や数名の委員が加わった研究班によって基本原則案が作成され、そして法学者の起草委員によってその案が示された。(10) 続いて、厚生省の行政官からミレニアム・プロジェクト案が紹介され、文部省の行政官によって学術審議会の報告が示され、基本原則に関する議論を深めた。その後、パブリックコメントをもとに基本原則が修正され、人類遺伝学会理事を招いて応用段階の問題を審議した。

小委員会のほかに、親委員会である生命倫理委員会では二回の会議があった。第九回生命倫理委員会の会議では、パブリックコメントのための基本原則案が審議された。第一〇回会議では、パブリックコメントの結果を示したうえで基本原則案を改めて議論し、最終報告書が発表されるに至った。以下、各々の会議におけるプロセスを分析していきたい[11]。

ヒトゲノム研究小委員会の第一回会議

二〇〇〇年一月に第一回会議が開催され、運営に関する問題とヒトゲノム研究小委員会設置の背景が説明された。厚生省のミレニアム指針は対象が限定されていたため、広い視野にたって基本原則を審議することになった。特に、新しい遺伝子解析研究であるスニップス（Single Nucleotide Polymorphisms, SNPs）研究が将来人々に影響を与えることが想定されていた。会議では続いて三井情報開発による委託研究『個人のヒトゲノム情報を扱う研究と社会の接点』と『ヒトゲノムの生命倫理に関する国内外の取り組み』について報告され[12]、その後、法学者の起草委員がまとめた基本原則案の要点を紹介することになった。その要点とは「理念」、「研究の自由と限界」、「被験者の権利」、「遺伝子情報の取り扱い」、「社会との関係」に関する説明であったが、その中で、理念に関しては表7―2のように説明が行われた[13]。

ここで注意したいのは、基本原則の理念において、倫理理論や法学理論の背景に関する説明がされないまま、「人間の尊厳」や「人権」の概念が中心的な概念として導入されたことである。もちろん、起草委員の研究班がすでに調査研究を行った結果をまとめたものと理解することもできるが、理論的な枠組や説明は委員会の中で明示されることはなかった。このことは、米国の国家委員会のベルモント・レポートとの相違点でもある。ベルモント・レポートでも、

表7―2　基本原則にかかわる理念

1. ヒトゲノムの研究は，人間の生命の仕組みを解明し，個人及び人類全体の健康の改善に大きく貢献するものである。
2. ヒトゲノム研究及びその成果の応用は，人間の生命や生活についての考え方を大きく変化させる可能性があり，人間の尊厳及び人権の観点から，適切に行われなければならない。
3. 人は，その遺伝的特徴の如何を問わず，個人の尊厳及び人権が尊重されねばならない。
4. ヒトゲノム研究は，その社会にもたらす影響が極めて大きいことから，倫理的，法的，社会的問題に配慮しつつ行われなければならない。
5. 遺伝的特徴に基づく差別は許されない。
6. ヒトゲノムの研究は，被験者及びその家族の人権に尊重を払いつつ，行われなければならない。
7. 人の尊厳に反する研究を行ってはならない。

スタッフが委託論文の研究成果をまとめた原案を作成したが、その際には、原案にかかわった委託論文や研究者のコメントを明示したのである。しかも、委員の議論を通じて最初の原案に大きな変化が見られたのであった。日本における原案は、審議に参加する委員や行政官によって作成されることが多い。審議会ではたいてい起草委員や行政官が中心的な役割を果たすために、委員会の審議によって原案からの大きな変更はあまり見られない。実際、基本原則では、最初の起草案において大枠が示され、基本原則の理念に大きな変化が見られたわけではない。一連の会議で問題になったのは、基本原則と他の倫理指針とのダブルスタンダードの問題であった。以下では、その過程について詳細な分析を試みたい。

小委員会第二回会議

二〇〇〇年三月に第二回会議が開かれ、科学技術政策研究所の報告やミレニアム・プロジェクトの中間報告についての説明が行われた。その後、『ヒトゲノム研究に関する基本原則』（検討素案）について起草委員から方針の説明があった。その際、基本原則案の特徴については次のように述べられている。

この基本原則をつくるにあたっての基本的な考え方は、ヒトゲノム研究は当然にどんどん進展させていきたいという希望と、同時に人の尊厳と人権を中心にした生命倫理の考え方も我が国で根づかせて、いわばヒトゲノム研究の進展と生命倫理的な考え方を調和させて進めていきたいということでございます。(14)

基本的な考え方として、研究推進と生命倫理の二つを融合させるという方針が示されたのである。そのために、短い基本原則の条文にその解説を加えるという形式で基本原則案を作成することになったのであった。基本原則案では、研究と診断という分類のもとで研究のみを扱うことが示されていた。基本原則の中間報告において問題となったのが、厚生省のミレニアム指針のガイドラインと基本原則の間で「ダブルスタンダード」になるのではないかという問題であった。指針の作成が、個別課題を審議する特別委員会に基づいているため、指針間の整合性が十分でない可能性が起こりえたといえるだろう。そのため、他のガイドラインと整合する基本原則案を目指すことに対して委員は賛同したのである。たとえば、科学者の委員は、次のようなコメントを述べている。

二重のスタンダードをつくるんじゃなくて、原則案にこれ［厚生省のミレニアム中間報告書］をもう少し簡単にまとめたものを追加するのがいいのではないかと思います。(15)

ヒトゲノム研究小委員会では、厚生省の指針との連携をとることも視野にいれ、ダブルスタンダードの回避を試みた。委員長は、「最終的に、ダブルスタンダードは私は避けるべきだと思いますので、厚生省の中間報告のどういうところを直す必要があるのかということを議論していただいたほうが実際的じゃないかと思います(16)」とまとめている。このように基本原則の課題として、他のガイドラインとのダブルスタンダードを避け、基本原則の整合性をめざすことが合意されたといえるだろう。

小委員会第三回会議

二〇〇〇年三月の第三回会議では、最初に文部省学術審議会バイオサイエンス部会による報告が行われた。これは、ダブルスタンダードを避けるために、学術審議会からの意見との調整が行われたと理解できる。

この会議以降、基本原則案は、「基本原則」と「解説」という二部構成で示されるようになった。その審議の中で、大きな課題として指摘されたのが、再びダブルスタンダードの問題であった。ある委員は次のように述べている。

一番の問題は、ダブルスタンダードになっていないか心配です。要するに、解説だと言いながら、細則とか、そういうことがここに入っていて、厚生省の出しているものと一致していないような文章が多いのではないか。要するに、研究者の立場になってみると混乱しないかということです。今、パブリック・コメントを求めてやっているのができ上がって、厚生省のほうを見てやったらいいのか、この解説を見てやったらいいのか混乱をおこしませんか。初め、これは憲法をつくるという話だったと思うんです。ところが、「解説」という言葉のもとに、細則がここにはいっているのではないかと心配です。それが、お互いに矛盾しているようであれば大変困るということなのです。(17)

ダブルスタンダードの可能性に対して、基本原則案を作成した起草委員は、次のようなコメントを述べている。

私自身は、これは憲法をつくれとおっしゃったので、こうあるべきであると、つまり、現状がこうであるからこうしましょうねということではなくて、現状はこうかもしれないけれど、それをもう一歩進めて研究者の責任であるとか、人権の保護であるとか、人間の尊厳であるとか、そういうことを考えれば、こうでなければいけない、ヒトゲノムの研究に関してはこうでなければならないということを前提にして考えたつもりでございます。(18)

基本原則案は、ヒトゲノム研究における理想的な規範を提示するという意図があった。だが、その理想的な規範がどのような根拠に基づいて形成され、どのように変更されるべきかという議論はあまり行われなかった。理念の形成においてユネスコの人権宣言や厚生省の指針案を参照するにとどまることが多かったということが指摘できるだろう。

この第三回小委員会の後で、基本原則案は生命倫理委員会へ提出され、親委員会における審議が行われた。

生命倫理委員会第九回会議

二〇〇〇年四月に生命倫理委員会の第九回会議が開催された。まず、事務局からヒトゲノム研究小委員会における基本原則案の紹介や審議について説明がなされた。それによれば、これまで三回の審議とともに、小委員会の委員のメーリングリストにおいて四ヶ月の間に約五五〇通のメールによって話し合いが重ねられたという[19]。そのうえで四月一〇日付の基本原則案について、五月九日までの一ヶ月間に意見公募が行われることが報道された。基本原則案の起草委員は、ヒトゲノムの意義や理念を述べたうえで、研究資料を提供する者の権利やヒトゲノム研究の基本的な実施要件を説明した。また、基本原則を説明する「解説」も示した。この紹介に対して生命倫理委員会の委員長は次のようなコメントを述べている。

A委員は、ユネスコの生命倫理委員会の委員長を務めておいでになりますので、ユネスコのヒトゲノムに関する基本的な宣言とも整合していると思います。それから、今少し議論が出ました厚生省の指針を決める委員会の委員でもありますので、そういう意味で、そちらとの整合性も保たれていると考えていただいてもいいと思います[20]。

この発言から、少数の委員が総合調整を行う役割を担っていたと理解することができる。

また、委員会で示された質問の一つは、前文の基本的な考え方と基本原則の関係についてであった。「最初に基本的な考え方というのがございますね。基本原則というのは二ページから始まるものを指しているんですか。それとも両者一体なんですか[21]」という質問であった。その返答として、次のような説明がなされた。

全体として基本的原則だとお考えいただければいいかと思いますが、基本的考え方の中には、ヒトゲノム研究はこうであらなければならないというような形では、そういう書き方はしておりませんので、いわば、原則、ある意味では狭い意味の原則は第一から始まる中身でございますけれども、全体としては、基本原則的な考え方も含めてご理解いただければと思います[22]。

この質問は、基本原則の原則とは何を指すのかという問題にかかわっている。起草委員の説明によると、狭い意味では第二七までの条項をさすが、全体の条項や解説も基本的原則として理解できるということになる。だとすれば、『基本原則』における原則を、倫理理論に基づいた原則であると理解することは難しいと考えられる。むしろ、倫理原則に基づいた研究規則に近いといえるだろう。

このことは、理念としての基本原則と研究規則を整合させることが必ずしも十分に行われていなかったことを示唆している。つまり、理論、原則、規則、事例の関係が明確ではないために、基本原則をどのように理解するべきかがあいまいになってしまったと考えられる。もちろん、短期間で基本原則の方針が示されたこと自体は高い評価をすべきだが、重複合意モデルの示す長期的で安定した合意形成については課題が残ったといえるだろう。

小委員会第四回会議

二〇〇〇年五月の第四回会議では、意見公募に基づいて、いくつかの課題が論じられた。たとえば、パブリックコメントを受けて用語解説を加えることになったのである。中でも「インフォームド・コンセント手続きの例外」が一つの議論となった。それは被験者のインフォームド・コンセントを特定のヒトゲノム・遺伝子解析研究に限定することなく他の解析研究や関連する医学研究に同意を広げることができるという「包括的同意」の問題であった。その同意がどの範囲に及ぶかが議論の焦点となったのである。

包括的同意の範囲が問題にされるべきではないかなと思います。厚生省のほうの案では、あくまでも遺伝子研究を含む医学研究というふうに一応限定がしてあるんですけれども、こちら［基本原則］のほうは、医学研究一般というふうにいきなり医学研究一般になってしまっていて、（中略）パブリック・コメントの中で指摘されていたと思います。(23)

ここでは、包括的同意について厚生省案と基本原則案との整合性をどのように行うのかということが問題となった。基本原則の立案者の解釈は「医学的研究の中には遺伝子解析研究も全部含まれる」という前提であった。それに対して、「ゲノム解析研究を含む医学研究」に限定するべきではないかという意見も出された。その際、「ゲノム研究以外に使うときは、［インフォームド・コンセントを］取り直さないといけないかどうか(24)」という問いかけが生じたのである。それに対して、科学者の委員は、限定しすぎても問題であることを指摘した。そのため、「他の遺伝子解析研究並びに関連する医学研究(25)」という提案がなされ、関連医学研究を中心にしていわゆる医学研究一般は含まないというような意見があり、賛同を得たのであった。

また、パブリックコメントでは、例外規定に対してすべて事前の同意の範囲で対応すべきであるという意見が多かった。それに対して「私は、医療の現場にいて、事前にすべての場合を想定して選びますか選びませんかということを求めるというのはやはり無理がある場合があると思います(26)」というコメントを述べる委員もいた。インフォームド・コンセントの例外規定の問題が再度指摘されたのである。法学者の委員は「これは、治療でなくて研究なんですね。研究のために遺伝子解析しますと言われて協力したら、自分は何も知りたくないと言っていたにもかかわらず、倫理委員会で審査した結果、知らされてしまう。（中略）法律的にいって、自己決定という観点からすると非常に問題があるんですね(27)」と指摘している。しかし、これらの意見に対する議論は次回に持ち越されることになった。

インフォームド・コンセントや包括的同意のような研究規則の問題は、ダブルスタンダードとはいかないまでも、どのように調整をつけるのかということが具体的な課題になったのである。このことは、当時作成予定にあったヒトゲノム・遺伝子解析の指針にかかわる重要な課題でもあった。

小委員会第五回会議

二〇〇〇年五月に第五回会議が開催された。ここでは、基本原則の暫定修正案が提出され、その審議を行うことになった。コホート研究や集団のインフォームド・コンセントの問題のほかに、「知る権利」、「知らないでいる権利」に関する問題が話し合われたのである。起草委員は、「知る権利」、「知らないでいる権利」を対比させながら「知る権利」のアプローチを説明している。

　提供者本人がインフォームド・コンセントのときに知りたくないと言っていれば、どういう結果が出ていても決して知らせてはならないという立場、他方で、知りたくないと最初は言ったんだけれども、しかし、疾病の原因である、またはその可能性があるという判断が可能であって、かつその疾患が予防または治療が可能だというふうに考えられる、そういう条件のもとであれば、本人が嫌だと言っても、知らせたほうがその人の健康もしくは生命にプラスになるであろうということで、知らせてもいいという道は開いておくという立場と、その二つがあるかと思います。私がドラフトした立場は後者の、その可能性はやはり開いておくという立場に立っています。(28)

これまでの「知る権利」と「知らないでいる権利」という枠組は、重篤な遺伝性疾患の遺伝子診断に基づくことが多かった。その一方で、議論となったヒトゲノム研究では、高血圧や糖尿病のような生活習慣病を含み、薬剤応答性診断やオーダーメイド医療の可能性が高いため、これまでの枠組だけでは規定できない難しさがあった。そのため、パブリックコメントや審議では、提供者本人が知らされないでいる権利を守ることができるかどうかをめぐって意見の対立が起こったのである。たとえば、どんな遺伝子がみつかっても一切教えてほしくないという同意を取ってしまったときに、どのように対応すべきであるかという問題が指摘された。

ターゲットになったこの遺伝子を、それを知りたくないと言っている人に教えるというのは、それは不当な侵害というか、私は遺伝子診断の強要につながるということで、一般市民からの批判を免れないのではないかと思うんです。知ることのメリット、デメリットを説明して、知らないことのメリット、デメリットを説明して、(中略)いろいろなメリットがあることをもちろん十分説明はしますけれど、それでもやはり知りたくないという人がいれば、それを知らせるということはやはり許されないのではないかと私は思うんですけれど、どうなんでしょうか。(29)

その中で、法学者の委員は、「提供者の意思に反して」という表現に注目して「ほんとうに知りたくないと絶対的に拒絶しているものは、やはり知らせるのは、いかに理由があっても、僕はやっぱりちょっと問題じゃないかと思います」(30)と述べている。その場合には、倫理委員会の審査を通して判断することになった。また、「インフォームド・コンセントの際に、知る権利と同じく知らないでいる権利について十分に説明されなければならない」という点について、より具体的な説明が必要ではないかという議論もあった。これは、提供者の意思に反して、あえて結果を知らせなければならない状況を生み出さないように、インフォームド・コンセントの段階で事前に説明する必要があることを示唆している。これらの議論から、本人が知りたくないと言うならば、本人や家族には原則として知らせるべきではないということになった。

基本原則案に関しては、単にダブルスタンダードの問題だけでなく、新しいヒトゲノム研究における審査やインフォームド・コンセントのあり方について審議が行われたということができる。従来の遺伝子研究とは異なり、生活習慣病を主な対象とするスニップス研究を想定していたこともあって、新しい研究規則や枠組が必要だったのである。

このことは、遺伝子研究の倫理的・法的・社会的な議論を形成するうえで重要な課題であったといえるだろう。ただし、その重要な課題がどのように基本原則の理念や原則と結びつくのかという議論はあまり深まっていかなかった。これらは具体的な課題と抽象的な原則を結びつけることが必ずしも容易ではなく、時間と労力のかかる作業であることを示しているといえよう。

小委員会第六回会議

二〇〇〇年六月の第六回会議では、基本原則案の継続審議とともに、人類遺伝学会理事を招いて、ヒトゲノム研究の応用段階における問題について審議が行われた。「インフォームド・コンセントの簡略化」、「包括的同意」、「知らないでいる権利」のような問題点の修正箇所が提示された。その過程で基本原則は基本的な方針を示すのにとどめ、具体的な判断は指針や倫理委員会で行うということが確認された。審議の中で問題となった一例として「知らないでいる権利」をあげることができる。具体的には、ヒトゲノム研究における遺伝カウンセリングやインフォームド・コンセントの扱い方が問題となった。基本原則案では「まず病気である可能性があるか、もう既に病気であるということ。それがまず前提で、その中でも予防・治療が可能であるという場合、それが二つ目の条件。その二つが重なったときのみ知らせる」(31)ことになっていた。しかし、このことは、問題が起こった際に倫理委員会を通して血縁者に知らせるという解釈もできるというコメントを受けた。その一方で、具体的な説明を行うと、実際の臨床の場面ではかなり混乱してしまうというコメントを受けた。実際、諸外国でも血縁者に対して開示しない傾向があることが指摘されたのである。ヒトゲノム研究の基本原則案は研究を対象としているが、明らかになったのは研究と診断の問題を明確に区分するのは容易ではないということであった。基本原則に具体的な事例を当てはめて考えると、遺伝子解析研究と遺伝カウンセリングという二つの問題を抱えざるを得なかったのである。たとえば、血縁者に対する遺伝情報の開示は、実際には守秘義務とのコンフリクトをおこすことが指摘された。

基本原則の一番の柱は、いろいろな状況があって、それを全部ひっくるめて全部書き切ったら、これは完全にガイドラインになってしまいますので、ここでの原則は、血縁者にも知らせるんだということを書いておいて、血縁者が知りたくないと言ったときには知らせないという、この二つだけを書き込むという話です。[32]

このように血縁者に対して遺伝情報の開示に関する基本原則を示したとしても、それは話し合いの中で「提供者の知らせたくない権利」と「血縁者の知りたい権利」がぶつかった場合、どのような方針を示せばいいのかという実践的な問題に展開した。基本原則案の作成時に、研究と診断の区別が容易ではないことはすでに理解されていたが、時間が限られていたために、その区分の議論はなおざりになっていた。そのため、委員会の審議においても研究と診断の区分に関わる議論が度々指摘される結果になったのである。だが、具体的な課題に関する議論は別の指針の策定や倫理委員会の判断によって行うということで、基本原則案は親委員会に提出されることになった。

生命倫理委員会第一〇回会議

二〇〇〇年六月に、親委員会である生命倫理委員会の第一〇回会議が開催された。事務局はパブリックコメントとして寄せられた一〇〇ほどの意見をまとめた結果を説明した。その説明によると、学術団体一一、社会団体一〇、地方公共団体二、一般七二という合計九五件の意見が寄せられており、全体としてよくまとまっていて基本的な考え方に賛同するという意見や、ヒトゲノム研究に関する正しい知識をもってもらうことが必要だという意見もあった。また、ヒトゲノム研究を肯定的に認めるというスタンスや、実施するという前提があるのは問題ではないかというような批判的な意見もあった。[33] さらに、細部にわたって多くの意見が出されたが、その一つとして「厚生省において指針が作成されるなど研究者が複数の機関で作成された基準に沿って研究せざるを得ない状況にならないよう、よく調整を取ってほしい」[34]という意見があった。

生命倫理委員会の審議において、委員から、憲法的文書としては審議の時間が短くはないかという疑問も寄せられた。また、継ぎはぎ的な形になっていないかという問いもあった。前者に対してはノーコメントとなり、後者に対しては、基本原則は憲法的なものであり具体的なことは指針で対応するが、従来の指針と差異がないように注意したことを強調した。さらに、事務局から、ダブルスタンダードにならないためにも、三省庁の共通指針を定める予定であることが述べられた。実際、二〇〇一年三月にヒトゲノム・遺伝子解析研究の共通指針が策定されている。これらの審議を経て、二〇〇〇年六月一四日に『ヒトゲノム研究の基本原則について』が発表されたのであった。

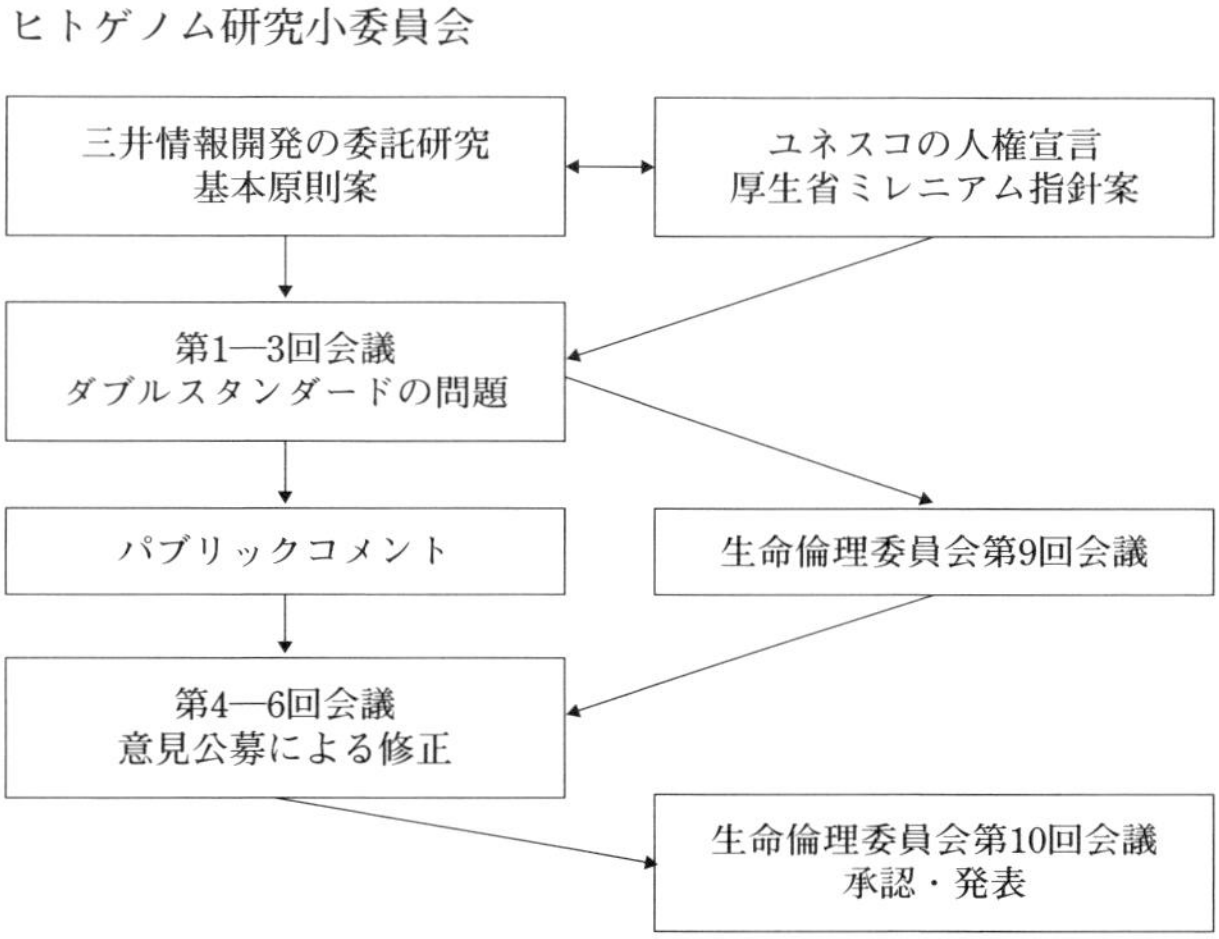

図7—1　基本原則の形成過程

3　規制倫理学と重複合意モデル

これまでの審議の流れをまとめると、図7—1のようになるだろう。基本原則が形成されるきっかけの一つとなったのが厚生省のミレニアム・プロジェクトに関する審議であった。厚生省の指針は、期限付きのプロジェクトであり、対象管轄が国立病院のように国公立の機関に限定されていた。そのため、私立大学や他の機関を含むすべてのヒトゲノム研究を対象とする指針を策定する必要があったのである。そのため、政策委員会のもと三井情報開発の研究員からなる研究班を中心に、厚生省のミレニアム指針やユネスコの人権宣言を参照しながら、基本原則案が形成された。

前半の審議では、他のガイドラインとの整合性が最重要課題となった。つまり、委員らは、基本原則と具体的な指針とのダブルスタンダードの問題を論じたのである。また、科学技術政策研究所、厚生省の審議会や文部省学術審議会からのヒアリングを行い、関係省庁の総合調整を行った。さらに、インターネットなどによるパブリックコメントを実施した。後半の審議では、「インフォームド・コンセント」という具体的な問題が論じられた。パブリックコメントに基づいて基本原則案の修正や審議が行われ、基本原則に関する具体的な問題の理解を深めたのであった。この点は、ベルモント・レポートの公開審議よりも、審議の段階で多くの人々からの意見を収集してその成果を生かしたとみなすことができるだろう。最終的には、小委員会が提出した基本原則の最終案は親委員会からの承諾を得て発表されるに至った。

基本原則の審議における課題は、他のガイドラインとの整合性を配慮することによってダブルスタンダードを避けることであった。小委員会では、基本原則の原則論というよりもヒトゲノム研究の研究規則に関して審議が集中するようになった。ヒトゲノム研究小委員会における規制倫理学は、集中審議やメールによる意見交換に基づいている。そのような規制倫理学は多様な意見をまとめ、ヒトゲノム研究における基本方針や倫理的妥当性を明らかにするうえで手助けとなったといえる。だが、他のガイドラインとの整合性について体系的な議論が行われたというよりも、少数の委員の経験に委ねられていた。したがって、その基本方針は、理論的な研究成果や具体的な事例分析の結果を収斂させるというよりも、ユネスコの人権宣言や厚生省の指針案を基準として話し合いが行われ、基本原則が形成されるというものであった。基本方針における総合調整は関係省庁の行政関係者や委員によって行われたが、基本方針の理論枠組、他の研究規則、具体的な事例との整合性については十分に議論されたわけではない。

このことは、日本では常設委員会もまた、個別課題だけを議論する特別委員会方式の影響を受けており、多様な個別課題から帰納的に原則や規則を形成することが必ずしも容易でないことと一致する。もちろん、常設委員会の設置により、委員は他の審議会に参加する機会が増え、多様な議論に参加することができるようになった。また、基本原則の作成という提案は、常設委員会である親委員会から提出されており、生命・医療倫理政策に対して一定の貢献を果たしていることはいうまでもない。しかしその一方で、新しい「審議会＝ガイドライン体制」は規制倫理学のアプローチにおいて限界をもっていた。具体的には、特別委員会の方式に影響を受けて、小委員会における研究班が起草した原案は、大きな修正を受ける機会があまりなかったことが挙げられる。特に、ダブルスタンダードの問題については審議が行われたものの、体系的な検討とは必ずしもいえなかったことが指摘できる。行政は「省庁代表制」という多元的な分権統治に基づいており、各省庁の審議会は依然として省庁設置法の影響を受けている。[35]そのため、基本原則のような一般性の高い原理や規則を作成する総合調整の作業はつねにダブルスタンダードの問題と隣り合わせにある。全体をまとめるはずの常設委員会であったとしても、限られた時間や労力の中では、調整作業が不十分になってしまう可能性が高いのである。

それでは、ヒトゲノム研究小委員会の基本原則はどのような正当化の行為といえるだろうか。J・ロールズは、「当座の正当化」から「十全な正当化」を経て「公共の正当化」という三段階の正当化を経ることを指摘している[36]（序章・第四章を参照）。このような正当化は、「重なり合う合意」を理解するうえで欠かせない。この分類において、基本原則は手続きのうえでは公共の正当化に近いかもしれない。小委員会における委員の審議を経て、パブリックコメントや親委員会からの意見を集約することによって、親委員会から基本原則が承認され公共の正当化が行われたからである。審議においても、ダブルスタンダードの問題があがり、その回避を試みた。基本原則は、ヒトゲノム研究に関する重なり合う合意、正当な理由、正統性を提示していると理解できるかもしれない。

だが、基本原則の形成を詳細にみていくと、異なる立場の委員が基本方針をまとめた「当座の正当化」にすぎないとみなすことも可能である。たしかに、基本原則はパブリックコメントを導入することによって基本原則の正当化を行った。その一方で、その議論の多くは、他の指針との整合性の問題や研究と診断の枠組に関するものが中心であって、暫定的な正義構想に近いといえるだろう。基本原則に関わる理念にどのような根拠があるのかという問題は審議されなかった。たとえば、基本原則案は、こうあるべきであるという規範的な理念として提示されたが、それがどのような過程を経て形成されたのかという説明がなかったのである。また、基本原則では、臨床の具体的な問題は他の指針や倫理委員会の判断に委ねるという結論になった。このことからも、基本原則は理論・原則・規則・ケースの相互関係を形成しておらず十全な正当化や公共の正当化というにはいくつかの課題が残るかもしれない。

以上の分析から、基本原則の合意形成は「弱い重複合意モデル」であると考えられる。「弱い重複合意モデル」とは、手続きのうえで重複合意モデルを構成するが、委員や市民の受容過程や政治集団における正統性において、十分な正当化が認められないことをさす。一方、「強い重複合意モデル」とは、ロールズの「重なり合う合意」に基づいて公共の正当化が進んだ場合をさす。つまり、ベルモント・レポートの研究倫理の三原則がコモン・ルールに影響を与え、生命・医療倫理学の基盤を形成したように（第四章を参照）、歳月とともに合意形成の内容が多くの人々に浸透する状況をさすのである。ロールズは、このような「弱い重複合意モデル」や「強い重複合意モデル」を論じていないが、ロールズの「重なり合う合意」の議論を具体的な事例研究に当てはめると、このような分類は可能だろう。この事例では、小委員会において、パブリックコメントを集めて反映したのち、最終的に親委員会の審議を行うという手続きを取ることによって、重複合意モデルに相応しい過程があるといえるだろう。しかし一方で、多くの人の意見や価値観が共有されることによって、その成果が長期的に安定した結論として認められる「十全な正当化」につながっているとは言い難い。J・ハーバーマスが指摘するように、「重なり合う合意」には市民の受容可能性あるいは受容という過程が必要不可欠である。[37] たとえば、パブリックコメントや親委員会の承認において、十分な審議の時間がとられておらず、共通原則の理解が浸透したのかという疑問もありうる。重複合意モデルの必要条件を満たしているものの、十分条件に達していないという理由によって、この事例は「弱い重複合意モデル」ということができる。

最後に、弱い重複合意モデルと妥協モデルの違いについて論じてみたい。「弱い重複合意モデル」は妥協モデルと重なるのではないかという問いはありうる。一見すると、利益団体の相互調整による複数のスタンダードの形成に近いといえるからである。だが、基本原則における弱い重複合意モデルは、話し合いにおいて少なくとも共通原則や理念を提示し、ダブルスタンダードが起こらぬように合意形成を行っている。もちろん、その普遍化のための努力や議論については課題を残している。だが、研究にかかわる具体的な規制や推進を行うというよりも、規制倫理学のアプローチを用いて極端な肯定も否定もせず、一般化できる規則や基本方針をまとめようとしていたのである。このことによって、弱い重複合意モデルは重複合意モデルのバリエーションの一つとして位置づけることができるだろう。

4　まとめ

ヒトゲノム研究小委員会では、ヒトゲノム研究に関する基本原則をまとめた。基本原則は、ユネスコの人権宣言を背景に、厚生省のミレニアム指針を拡大してヒトゲノム研究という国際共同研究にそった基本方針を示すものであった。そのため、審議の前半では、ミレニアム指針や他の指針との整合性やダブルスタンダードにならないかという問題が論じられた。その一方、後半の審議では、インフォームド・コンセントのような具体的な問題をも審議せざるを得なかった。

基本原則の合意形成は、重複合意モデルと考えられるが、異なる意見や専門をもつ委員における「当座の正当化」であり、多くの人の意見や価値観の共有を目指す「十全な正当化」には必ずしも十分につながっていないと考えられる。たしかに基本原則は、パブリックコメントを導入することで、基本原則の正当化を行った。しかし、その審議の多くは、他の指針との整合性の問題などであった。基本原則に関わる理念にどのような根拠があるのかという議論は行われなかったのである。また、具体的な診断とのかかわりは、他の指針や倫理委員会の判断に委ねるという結論になってしまい、理論・原則・規則・ケースの重層性を形成することはなかった。

そのため、このような合意形成を「弱い重複合意モデル」と命名することができるだろう。ベルモント・レポートのように、重なり合う合意に基づいて公共の正当化に進んだ「強い重複合意モデル」に対して、「弱い重複合意モデル」とは、手続きのうえで重複合意モデルにふさわしいが、委員や市民の受容過程において十全な正当化が認められないケースである。このように、重複合意モデルは、合意形成の過程に応じて、いくつかの分類やバリエーションがあるといえるだろう。

第八章　日米における事例比較分析

これまで日米の生命倫理委員会について詳細な事例研究を試みてきた。本章では、日米の事例比較研究を通して、生命倫理委員会の共通点や相違点を示す。

比較研究の中で代表的な手法の一つとして、質的調査法と量的調査法の統合を試みた社会学者C・レイガンのアプローチがある。(1) レイガンは、事例指向アプローチの特徴として、哲学者のJ・S・ミルが示した「一致法」(method of agreement)と「間接差異法」(indirect method of difference)(2) を取り上げて、そのアプローチの限界を指摘した。一致法とは、異なる事例における共通点を見出すことによって原因と結果の関係パターンを提示する方法である。間接差異法は、対立仮説の説明変数を否定することによって、原因と結果の関係を明示しようとする方法である。事例指向アプローチは、事例を一つの全体としてとらえようとするため、「各事例を変数に完全には分解できないものとみる」こと、「社会現象の多様性や因果関係の複雑性を重視するため、一般的傾向からはずれた事例を例外や誤差として処理しない」こと、「質的説明を多用して、各事例にみられる固有な現象の理解と説明をめざす」ことという特徴を備えている。(3) この事例指向アプローチは、「研究者の判断にゆだねられている部分が多い」ために、「分析結果の一般性や客観性が保証されない」という批判を受けやすい。また、事例の選択が、極端な事例などに偏りがちなため、

「比較が行われても体系的でないことが多い」という問題が指摘されている。

そのため、レイガンは統計調査に基づく変数指向アプローチと事例指向アプローチとの統合を行うことによって、主に国際比較を行う「ブール代数アプローチ」を提案した。ブール代数アプローチとはデータのマトリックスを再構成させた真理表を用いる分析法である。複数の原因条件・結果・事例との組み合わせを示すことによって、多重クロス表の分析を行うのである。レイガンによるブール代数アプローチは「社会現象の多様性と因果関係の複雑性を分析できること」、「論理的で体系的な比較ができること」、「分析手続きが客観的であること」、「数多くの事例（サンプル）が処理できること」、「より節約的な説明モデルを提供できること」という特徴をもつ。その一方、限界点としてブール代数アプローチでは概念に対応する誤差のない測定が仮定されていることや、ブール代数アプローチは原因条件をそれぞれ個別に評価できないことが批判されている[4]。ブール代数アプローチは多国間の比較や明瞭な歴史条件をもつ事例の分析には有効だが、二カ国の比較分析や詳細な事例比較には必ずしも適切とは言えない。

本章ではブール代数アプローチの体系的な分析法を参考にしながら、事例比較研究を発展させることを目指したい。事例比較研究における問題点は、事例の選択に偏りが出る可能性があることである。この問題に対しては、第三章で示したように、通史分析という記述分析を行うことによって、事例の抽出に伴う偏向を少なくさせ研究の妥当性を高めた。また、事例比較における体系化や一般化のために、「ダブル・トライアンギュレーション」というアプローチを提案したい。トライアンギュレーション（triangulation）は主に質的研究で提唱されている方法論であり、データ、研究者、理論、方法のように、複数の比較対象を一致させるアプローチである[5]。トライアンギュレーションには、「データ」、「研究者」、「理論」、「方法」という四種類のトライアンギュレーションがある[6]。データのトライアンギュレーションは異なるデータセットの共通点を見出すアプローチである。研究者のトライアンギュレーションは複数の研究者や観察者によって一貫性をもたせることである。理論のトライアンギュレーションは異なる理論や分析枠組を統合させる手段である。方法のトライアンギュレーションは質的研究法や量的研究法など異なる方法論を結合させるアプローチをさす。本書が提案するダブル・トライアンギュレーションとは、その四つのアプローチの中でさらに二つの組み合わせを行うことである。たとえば、データと方法のトライアンギュレーションを行うことによって、事例研究を一般化し妥当性を高めることができる。本章では、日米の「データ」と、科学的妥当性と倫理的妥当性に関する「理論」のダブル・トライアンギュレーションを試みたい(7)。

本章の目的は、ダブル・トライアンギュレーションという手法に基づいて、日米の生命倫理委員会の事例比較研究を行うことである。具体的には、日米という異なるデータの比較分析とともに、倫理的妥当性と科学的妥当性という二つの分析枠組に基づいた比較によって二重の事例分析を行うことである。このダブル・トライアンギュレーションをまとめると、表8―1のようなクロス表になる。このクロス表は、事例比較研究において、一致法や間接差異法の妥当性を高めるための出発点となる。

表8―1　生命倫理委員会の分類

	研究倫理（倫理的妥当性）	科学技術（科学的妥当性）
米国の諮問委員会	国家委員会（ベルモント）	大統領委員会（遺伝子治療）
日本の審議会	生命倫理委員会（基本原則）	厚生科学会議（遺伝子治療）

まず、研究倫理や基本方針を示した国家委員会と生命倫理委員会ヒトゲノム研究小委員会（以下「生命倫理委員会」）の事例を比較する。両者とも規制倫理学に基づいて倫理的妥当性を論じており、その合意形成は重複合意モデルであった（第四章と第七章を参照）。国家委員会では『ベルモント・レポート』を、生命倫理委員会では『ヒトゲノム研究に関する基本原則について』を作成しており、それぞれの特徴の共通点や相違点を示す。

次に、遺伝子治療に係わった大統領委員会と、厚生科学会議や遺伝子治療に関する専門委員会（以下、厚生科学会議）の事例を比較する。これらの生命倫理委員会は規制科学や規制倫理学のアプローチに基づいて科学的妥当性（及び倫理的妥当性）を検討しており、その合意形成は妥協モデルによって行われていた。大統領委員会は『生命の操作』を、厚生科学会議は『遺伝子治療に関するガイドラインについて』を作成しており、その共通点と相違点の分析を行う。

さらに、この分類をもとに、米国の諮問委員会と日本の審議会の事例比較研究を行うことにしたい。社会秩序の形成原理の観点から、どのような歴史的な条件のもとで、四つの生命倫理委員会が設置され、合意形成というコミュニケーション行為に達して、結果として報告書・指針の形成や医科学研究の発展に影響を与えたのかという過程を分析する。最終的に、米国では、早い時期に集中審議を行い、国内基準や国際基準を形成する「先発長期型」の合意形成であったのに対して、日本では、国際社会や国内で問題となってから迅速な審議によって国内基準を築く「後発迅速型」の合意形成を行っていたことを指摘したい。

1 ベルモント・レポートと基本原則の事例比較

(1) 日米の共通点

国家委員会のベルモント・レポートと生命倫理委員会の基本原則の共通点は、ともに研究倫理に関わる報告書を提出して倫理的妥当性を審議したことである。米国のベルモント・レポートは、人格尊重、善行、正義という研究倫理の三原則を示して、それぞれに対応したインフォームド・コンセント、リスク・ベネフィット評価、被験者の選定という三規則を定式化した。一方、日本の基本原則は、人間の尊厳と人権に基づいて、ヒトゲノム研究の基本指針を示す憲法的な文書を発表した。これらの報告書は、ともに委託研究の成果に基づいて作成されたものである。両報告書は、具体的な勧告や指針などを示さないようにして、理念、原則、規則などを提示した点で、類似点がみられる。また、審議の過程では、国家委員会と生命倫理委員会の合意形成は、重複合意モデルに基づいていた。多様な意見が収斂され共通の基本方針が作成されたのである。さらに、両報告書は、ガイドラインや法律など公共政策に影響を与えた。ベルモント・レポートは、連邦規則やコモン・ルールの形成に貢献し、基本原則は二〇〇一年に三省共通指針として策定された「ヒトゲノム・遺伝子解析研究に関する倫理指針」の基盤となったのである。

(2) 日米の相違点

ベルモント・レポートの特徴

米国のベルモント・レポートの特徴は、第一に、倫理原則と研究規則の関係を定式化したことにある。国家委員会の委員、専門スタッフ、専属コンサルタントが、二年以上の期間をかけて医科学研究の被験者保護に関する倫理原則を審議した。人文科学・社会科学・自然科学という多様なバックグラウンドをもつ委員やスタッフが参加し、意見や理由は異にしつつも、次世代につながる安定した共通の原則やそれを支える研究規則を導き出したのである。このような規制倫理学のアプローチは、米国における応用倫理学を発展させるきっかけとなった。

二つ目の特徴は、委員、スタッフ、コンサルタントの協力関係である。コンサルタントは、委託論文の提出、報告書のドラフトへのコメント、ヒアリングや審議への参加など多様な役割をもつ。スタッフは、報告書の作成や改訂を行って報告書を執筆する役目を果たした。委員は審議を行い、報告書の方向づけや内容を決めた。時にはスタッフと委員はインフォーマルな研究班を作りドラフトの改訂を進めたのである。少数のスタッフが原案を作成するだけでなく、専門の研究者によるコメントやヒアリングを通して、学術的にも価値のある報告書が作成される傾向にある。

三番目の特徴として、ベルモント・レポートは倫理理論による正当化を行っていることが挙げられる。倫理原則の規範は、最終的にはE・エンゲルハートの自律・善行原則とT・ビーチャムの正義原則に関する論文を根拠として定められた。これらの倫理原則が、法学理論から形成されたというよりも倫理理論に依拠していたのは明白である。倫理理論・倫理原則・研究規則・ケースの一貫性を高めることによって、J・ロールズのいう「当座の正当化」「十全な正当化」「公共の正当化」を満たすことが可能になったのである。ベルモント・レポートは生命倫理委員会だけでなく市民や政治集団からの受容も含む「重なり合う合意」を示しており、「強い重複合意モデル」といえる（第六章を参照）。

基本原則の特徴

日本の「生命倫理委員会」で議論された基本原則についての第一の特徴は、「人間の尊厳」や「人権」という概念に基づいてヒトゲノム研究という生命科学研究の基本方針を示したことにある。基本原則は、包括的とはいえないものの、日本でおそらく初めて倫理的妥当性を中心に検討された報告書である。ユネスコの「ヒトゲノム及び人権に関する宣言」(以下、ユネスコの人権宣言)や厚生省のミレニアム・プロジェクト指針案をもとに、基本原則案は提出された。「人間の尊厳」という概念は、ユネスコの人権宣言に基づいている。ユネスコの人権宣言は、ヒトゲノムの知的財産権などの問題を背景に、フランスやドイツなどの欧州諸国によって作成されたものであった。(8) そのため、基本原則は米国の倫理原則よりも欧州の審議からの影響を受けていたといえる。

二番目の特徴は、基本原則が親子委員会による二段階方式に基づいていたことである。(9) 米国でも作業部会は見られるが、インフォーマルな研究班であることが多い。それに対して、日本の小委員会ではフォーマルな作業部会が審議の中心となる。たとえば、子委員会であるヒトゲノム研究小委員会では委託研究などに基づいて基本原則案が示された。パブリックコメントを経てドラフトが修正されたのち、基本原則は親委員会である生命倫理委員会において承認されている。このような親子委員会が発展した背景として、日本では行政府が採用する「省庁代表制」のもとで各省庁の独立性が高く、個別課題を扱う特別委員会が中心的な役割を担っていることが指摘できる。また、米国では委員、スタッフ、コンサルタントの分業体制は比較的明瞭だが、日本では必ずしも明確ではない。基本原則では、委託研究、ドラフト執筆、審議がほぼ同一の委員によって行われている。親子委員会では、比較的少数の委員によって迅速な審議や一貫した論旨を形成することが可能になる。

三番目の特徴として、基本原則の基礎概念は倫理理論よりも法学理論による正当化に基づくことが挙げられる。たしかに「人間の尊厳」概念はフランスの生命倫理法の影響のもとにあるユネスコの人権宣言から導入されたものであり、ドイツの哲学者I・カントに由来する哲学的概念である。だが、日本の生命・医療倫理政策では「人間の尊厳」

概念は法学理論の観点から「法益」として正当化されることが多い。「人間の尊厳」概念の議論は、ヒトゲノム研究小委員会ではほとんど行われなかったが、クローン小委員会や生命倫理委員会では、ヒト・クローンの禁止という規制の正当化のために、この概念が導入されていたのであった。すなわち、伝統的な刑法に基づいて、他者の法益侵害を防ぎ「法益保護」の必要を唱える「法益アプローチ」が示されたのである。[10] もちろん、近年、カントに基づいて「人間の尊厳」概念を人格主義として基礎づける試みも行われおり、「人間の尊厳」概念をめぐる哲学的な議論が増えつつある。[11] だが、「人間の尊厳」概念が公共政策に導入された理由として、審議会では「人間の手段化に対する反論」、「日本国憲法の基本理念」、「家族などの社会秩序の混乱」というような理由が示されているのみである。[12] このように欧州由来の倫理原則や倫理概念が法学の規範理論として再解釈されているといえるだろう。

基本原則における正当化は当座の正当化を満たすとしても、市民の受容を考慮に入れた十全な正当化を満たしているとはいいがたい。そのため、手続きにおいて重複合意モデルであるとしても多様な価値観を配慮する十全な正当化は認められない「弱い重複合意モデル」と理解することができる（第七章を参照）。

2　日米の遺伝子治療の事例比較

(1)　日米の共通点

日米の共通点として、遺伝子治療にかかわる報告書を作成して科学的妥当性の検討を行ったことが挙げられる。米国では大統領委員会が報告書『生命の操作』を答申し、日本では厚生科学会議（やその作業部会である「遺伝子治療に関する専門委員会」）が報告書『遺伝子治療臨床研究に関するガイドラインについて』を作成した。両国とも、体細胞遺伝子治療と生殖細胞遺伝子治療の区分を明確にしたことによって、体細胞遺伝子治療が発展したのであった。また、日米の生命倫理委員会が、遺伝子治療の審査を行う審査機関の設定に係わったことも指摘できる。米国では、国立衛生研究所（ＮＩＨ）の組換えＤＮＡ諮問委員会（ＲＡＣ）が遺伝子治療の審査基準を策定し審査を実施した。日本では遺伝子治療に関する指針が告示されると、遺伝子治療の審査機関である「遺伝子治療臨床研究中央評価会議」（以下、中央評価会議）が発足して個別審査を行った。その結果、審査基準や研究規則が明示され、体細胞遺伝子治療に対する安全性や信頼が高まったのである。

さらに、大統領委員会や厚生科学会議がともに合意形成において妥協モデルを導入したことも共通点といえよう。いずれも、極端な肯定でも否定でもない中道の合意形成を行う規制倫理学のアプローチによって、国内の意見対立を未然に防ぎ、科学的妥当性を示し研究の推進を図ることが可能となった。

(2) 日米の相違点

大統領委員会の特徴

米国の大統領委員会の特徴は、まず、規制科学や規制倫理学のアプローチによって遺伝子治療の科学的・倫理的妥当性を明示したことである。特に、多様な専門家が参加したことによって体細胞遺伝子治療の枠組が形成されて、その科学的妥当性の正当化が可能になった。大統領委員会は日本の生命倫理委員会とは異なり、指針の策定よりも調査研究に基づく報告書の作成に力を注いだ。報告書の作成から指針の策定や研究の審査を経て臨床研究が承認されるまで、日本と比べてかなりの時間がかかった。だが、体細胞遺伝子治療の科学的妥当性を明示する報告書を作成したことによって、体細胞遺伝子治療の研究に大きな貢献を果たしたのである。

また、米国の遺伝子治療に関する特徴として、遺伝子治療の議論において組換えＤＮＡ実験規制の影響があることが指摘できる。これは、ＮＩＨのＲＡＣが一貫して組換えＤＮＡ実験の審査を行ってきたためである。もちろん、大統領委員会はＲＡＣから独立した委員会だが、ＲＡＣとの協力関係がみられた。たとえば、大統領委員会で中心的な役割を果たした委員は、ＲＡＣの遺伝子治療ワーキング・グループにおいてもアドバイザーや委員として活躍した。

さらに、大統領委員会における審議が「グローバルな妥協モデル」に基づくことに大きな特徴があるといえる。グローバルな妥協モデルとは、新しい科学的・倫理的な枠組を形成することによって、国内の対立意見を調停するだけでなく、国際的な共通基盤を形成することである。大統領委員会は、世間一般において遺伝子工学に対する誤解があると認識し、宗教団体からの書簡に対して、必ずしも賛同的ではなかった。その際、コンサルタントの「遺伝子工学の諸問題」という論文をもとに、遺伝子治療という医科学研究の問題に焦点を絞って報告書を作成したのである。安全性が確立されていない生殖細胞遺伝子治療を除外し、体細胞遺伝子治療の科学的・倫理的妥当性を提示したうえで厳しい審査機関の設置を促すことによって、宗教団体の批判と研究の推進との折衷を図ったといえる。この結果、体細胞遺伝子治療の安全性に対する理解が高まっただけでなく、諸外国の指針・法律に影響を与え、遺伝子治療研究の国際的な共通基盤を形成することにつながった。体細胞遺伝子治療に関する正当化の過程が、米国内だけでなく、国際社会に広がったのである。このように、大統領委員会の妥協モデルは、普遍化できる科学的妥当性を示すことによって、グローバルな研究基盤をもたらしたとみなすことができる。

厚生科学会議の特徴

厚生科学会議の特徴は、まず、「審議会＝ガイドライン体制」のもとで遺伝子治療の審議を行い、指針を作成したことである。審議会＝ガイドライン体制とは日本の中央委員会である政府審議会が指針を策定し、生命・医療倫理政策を行うことをさす。厚生科学会議は、遺伝子治療を重点研究分野の一つとして定め、ガイドラインや生命倫理の問題を検討することを比較的早い時期に進めた[13]。九〇年代初期に、ＮＩＨの遺伝子研究が進むと、厚生省の遺伝子治療に関する専門委員会は、米国等での海外調査に基づいて指針の策定と審議体制の構築を進めたのである。審議会＝ガイドライン体制では、調査研究に基づく報告書の作成よりも、マニュアル型の指針を示す報告書の作成が中心となる。その結果、研究規則の共通基準が効率よく作成され、国内の研究機関や関係機関への通達が速やかに行われたのである。

また、遺伝子治療に関する審議の特徴として、基礎研究の科学的妥当性を検討するよりも、臨床研究の倫理的妥当性を検討することに焦点を置いたことが指摘できる。大統領委員会では、基礎研究としての科学的妥当性の問題に時間が割かれた。一方、厚生省科学会議の審議では、遺伝子治療に関する科学的妥当性は作業部会で審議され、親委員会では倫理的妥当性の検討が中心となった。

さらに、厚生科学会議における合意形成の手法は、「ローカルな妥協モデル」であるといえる。ローカルな妥協モデルとは、行政の管轄から大きな影響を受けて、合意形成の結果が国内の意見調整や行政の総合調整に限定されることである。厚生省が病院を管轄し、文部省が大学における遺伝子治療研究を管轄とするために、厚生省と文部省のそれぞれが指針を策定して二重審査を行っていたのであった。

厚生科学会議の合意形成は規制科学よりも規制倫理学の側面が強いと考えられる。厚生科学会議は、基礎研究から臨床研究への応用を前提とするために、倫理的妥当性の検討に比重を置いていたのである。このことは、科学的妥当性の問題を検討する規制科学のアプローチがなかったということではない。作業部会では、科学的妥当性が審議されたのである。だが、その審議は科学者や医学者を中心に行われ、法学者や倫理学者のような他の専門分野の委員が加わった学際的な形での審議は行われなかった。日本の特別委員会方式では、科学的妥当性に関しては、作業部会で科学者集団が中心となって審議を行う傾向にある。このようなやり方は、診断や治療のために先端医療技術を応用する場合には有効なアプローチかもしれないが、普遍性の高い科学的・倫理的枠組を構築して、公共政策としての規制科学を実施するうえでは必ずしも効果が高いとはいえない。厚生科学会議が作成した報告書は、国内の研究規則を示すのにとどまり、新しい研究枠組として認識されることはほとんどなかった。そのため、体細胞遺伝子治療の研究に対する正当化は国内の研究者を対象とする範囲に限られたといえるだろう。

3　日米における事例比較分析

前節では、倫理的妥当性と科学的妥当性の分析枠組に基づいて、日米の生命倫理委員会の事例を比較した。ここでは、社会秩序の形成原理の観点から、四つの事例における日米比較を行い、これまでの結果をまとめてみたい。

これまでの事例研究の成果について、社会秩序の形成原理の観点から改めてまとめると、表8―2（次頁）のようになる。序章や第三章で示された課題とは、秩序の形成原理がどのような相互関係を持つのかという問いであった。本章では、秩序の形成原理の関係を理解するために、「歴史的条件」、「コミュニケーション行為」、「結果」という歴史的過程を分析する。具体的には、歴史的条件として「主な背景」と「法律」の状況を示し、コミュニケーション行為として「審議会」と「合意形成」の関係を分析して、結果として「報告書・指針」と「医科学研究の変化」という相互関係を考察する。

まず、生命倫理委員会が成立した主な背景や条件を見てみると、米国の生命倫理委員会は、国内問題に端を発していることがわかる。ベルモント・レポートでは、タスキギー事件のような国内問題が報道され、被験者保護のためにケネディ上院議員らによる公聴会が開催されたことが直接の要因であった。また、大統領委員会は、最高裁判決によって、遺伝子操作された有機物に特許権が生じたことから、遺伝子工学を危惧する宗教団体が大統領へ書簡を提出したことが要因となった。ともに、世界のどの政府も扱ったことがない新しい生命倫理の問題に対して、国内の多くの人々が危機感を抱いたことから始まり、生命倫理委員会の設置が議会で可決されたのである。驚くべきことは、歴史的に見ても早い時期に、新しい生命倫理の問題に対して原因解明に向けた政治的な介入が行われていたことである。一九六〇～七〇年代は米国において医科学研究が急速に拡大した時期であるが、この時期に被験者保護のための生命倫理委員会が設置されたことは世界的にもあまり例のないことである。このように、社会において価値観の対立が起

表 8—2　日米の事例比較分析

	主な背景	法律	審議会	合意形成	報告書・指針	医科学研究の変化
社会秩序の形成原理	市場，共有価値，コミュニケーション	政治	政治	コミュニケーション	共有価値	市場
国家委員会	・タスキギー事件 ・公聴会	国家研究法	定期委員会	強い重複合意モデル	・ベルモント・レポート ・コモン・ルール	IRB の共通基準
大統領委員会	・最高裁判決 ・宗教団体の書簡	議員立法	定期委員会	グローバルな妥協モデル	・『生命の操作』 ・犬山宣言	RAC による遺伝子治療の審査
厚生科学会議	・NIH の遺伝子治療 ・脳死問題	厚生省設置法	特別委員会	ローカルな妥協モデル	・遺伝子治療に関する指針	中央評価会議による遺伝子治療の審査
生命倫理委員会（ヒトゲノム研究小委員会）	・ユネスコ人権宣言 ・ミレニアム指針	科学技術会議設置法	常設委員会	弱い重複合意モデル	・基本原則 ・ヒトゲノム・遺伝子解析の指針	倫理委員会によるヒトゲノム研究の審査

きた時に、それを取り上げ政治的に解決する手段として、法律に基づいた生命倫理委員会が導入されたと理解できる。

一方、日本における生命倫理委員会では、国際問題と国内問題の二つが重要な要因になるといえる。国際的な事例が先にあって、それが国内における生命倫理の問題となる傾向があるのである。たとえば、遺伝子治療の事例では、まず、米国のＮＩＨが初めて遺伝子治療を行ったことが第一の要因であった。ＮＩＨの研究を受けて、国内の研究者が大学の倫理委員会に研究計画を申請したのである。また、当時、脳死問題が日本における国民的な議論となっており、そのことが研究者や行政関係者の意思決定に大きな影響を与えたと指摘できる。その際、米国のように議員立法に基づいて問題解決を図るのではなく、研究者や行政官が自主的に審議会システムを用い、関連省庁における審議会＝ガイドライン体制を取り入れたのである。具体的には、遺伝子治療に関する専門委員会を設置して、遺伝子治療のガイドラインを施行する手段を用いたのであった。一方、ヒトゲノム研究の基本原則では、ユネスコの人権宣言という国際的な影響が第一の要因であり、限定的な厚生省のミレニアム指針案を拡大し日本全国における共通化を図ったことが第二の要因である。このように、国際問題と国内問題が重なった場合に、関連省庁や機関における審議会が問題解決のために迅速な対応を取ることが日本の特徴である。そのため、国家行政組織法のような、既存の法体系や審議会制度から大きな影響を受けている可能性が高い。

それでは、日米においてどのような審議会が設置されて合意形成が行われたのだろうか。米国の生命倫理委員会は、独立委員会として予算措置がつく定期委員会に基づく。定期委員会の特徴は、学際的な専門家が複数の課題を審議することである。これは、委員の負担が大きいだけでなく、その準備を支えるスタッフの負担も決して少なくない。その一方、複数の課題を審議することにより、報告書の作成において肯定的な影響をもたらすこともある。たとえば、ベルモント・レポートでは、委員が倫理原則を実際の事例に当てはめて審議できる機会があり、原則・研究規則・事例との関係がより明確になった。定期委員会では、委員が関与する時間や労力がかかるため、任期を定めた委員会が適しているのだろう。

米国の生命倫理委員会は、規制倫理学のアプローチに基づくため、重複合意モデルを目標として合意形成を行う場合が多い。だが、議長のリーダーシップや審議の課題に応じて、妥協モデルを行うこともありうる。国家委員会のように、倫理的妥当性が審議の中心課題となる場合には、多様な意見や価値観の共通原則を見出す規制倫理学のアプローチが重視される。一方、大統領委員会のように、遺伝子治療という科学的妥当性にかかわる課題に対して実践的な判断を求める事務局長がリーダーシップを取った際には、共通の利益を重視する妥協モデルが採用された。近年の国家生命倫理諮問委員会や大統領生命倫理評議会では、もともとは独立性の高かった生命倫理委員会に対して大統領や議会政治からの影響が強くなってきており、重複合意モデルから妥協モデルの割合が増える傾向にある。

これに対して、日本の生命倫理委員会は、もとは特別委員会が主体であったところ常設委員会の設置へと発展してきた経緯があり、現在も両者の連携が見られる。通史分析から大きな歴史的な傾向をみると、米国の生命倫理委員会は倫理的妥当性を中心とする審議から倫理的妥当性と科学的妥当性をともに審議する傾向へと変化を示しているのに対して、日本では、特別委員会が科学的妥当性を中心に審議するという状態から、新たに設置されるようになった常設委員会が倫理的妥当性を論じるという方向の変化が見られる。厚生科学会議の事例は規制科学よりも規制倫理学の側面が強いことが示されたが（第六章を参照）、これはその変化の過渡期を示していると考えられる。ヒトゲノム研究小委員会で行われていたのは明らかに倫理的妥当性を中心とする審議であった。もちろん、常設委員会でも科学的妥当性の審議は、クローン技術やヒト胚研究の小委員会で行われている。だが、日本の審議会では、小委員会（作業部会）で科学的妥当性を議論し、科学技術会議の生命倫理委員会のような親委員会で倫理的妥当性を話し合うという傾向が強いのである。このことは、特別委員会の科学的妥当性の議論と常設委員会（特に親委員会）の倫理的妥当性の議論という役割分担の傾向が形成されてきたといえるだろう。

日本の生命倫理委員会は、日本独自の「ニゴシエーション・ルール」を持ち、妥協モデルに基づく合意形成が多い。遺伝子治療では、「ニゴシエーション・ルール」として少数の委員を中心として合意形成を重ねたうえで、多様な利害関係者の総合調整を行っていた。ただし、脳死臨調のように、多数派と少数派の意見が対立した場合には、例外的に多数決原理モデルが用いられていたほか、ヒトゲノム研究のように、指針や国際的なガイドラインとの総合調整を行うときには、重複合意モデルが導入されていた。日本の生命倫理委員会は、科学者、事務局の行政官、法学者が中心的な役割を担い、倫理学的なアプローチは近年になるまで多用されることはなかった。その主な理由として、特別委員会では専門性の高い課題が審議の中心となったこと、倫理学者や哲学者の間でも具体的な合意形成を試みる規制倫理学のアプローチが最近まで根づいていなかったこと、行政官の手法が法学的なアプローチに基づいていたこと、が挙げられる。その際、審議会＝ガイドライン体制においても、調査報告書によって世論や政策関係者への合意を促すというよりも、マニュアル型の指針を提示して、共通基準を求める規範アプローチであるという特徴があった。そのため、ソフト・ローといわれるガイドラインには、刑法的な規範概念の影響があることが指摘できる。科学技術会議や総合科学技術会議のように、総合調整を行う常設委員会が設置されたために、妥協モデルだけでなく、重複合意モデルの導入も行われるようになっているのが近年の傾向である。

ここで、日米の合意形成の具体的な過程をまとめると、表8―3のようになる。[14] 表8―3では「主な過程」として、審議の開始から報告書をまとめるまでの過程を示した。[15]

審議の過程として、国家委員会と大統領委員会は、ともに委託論文を審議の出発点として、それを改訂することにより、最終的な調査報告書を作成していることがわかる。一方、厚生科学会議やヒトゲノム研究小委員会は、作業部会における委員や事務局が報告書案を用意し、中間報告書や意見交換を経て指針案となる。

注目すべきは、米国の国家委員会と大統領委員会の実質的な審議期間（報告書の作成までの期間）がともにおよそ二六ヶ月であるのに対して、日本の厚生科学会議と生命倫理委員会では、それぞれ一八ヶ月と五ヶ月ほどであり、平均すると一一・五ヶ月とやや短いという点である。これは、米国の生命倫理委員会が、二年ほどの審議を経て報告書を作成するのに対して、日本では、一年ほどの期間に迅速に審議を行う傾向があることを示唆している。もちろん、米国でもヒト・クローンの報告書では三ヶ月という短期間で審議を行っており、すべての場合において十分な時間をとっているわけではない（第一章を参照）。だが、同じような課題に対して日米の審議時間において明確な差異があったことが指摘できる。この事実は、合意形成の手法や審議の結果に大きな影響を与えていたと考えられる。

米国の合意形成は「強い重複合意モデル」（第四章を参照）や「グローバ

表8―3　生命倫理委員会の合意形成

委員会（審議期間）	主な過程
国家委員会（26ヶ月間）	委託論文のまとめ―三原則の提案―三規則との対応関係―他の報告書の関係（1976年2月―1979年4月）
大統領委員会（26ヶ月間）	遺伝子工学問題―委託論文―遺伝子治療の焦点化―コンサルタントのヒアリング―体細胞と生殖細胞枠組―報告書の作成・勧告（1980年9月―1982年11月）
厚生科学会議（18ヶ月間）	遺伝子治療問題―報道―海外調査―中間報告書―指針の承認（1991年10月―1993年4月）
ヒトゲノム研究小委員会（5ヶ月間）	ユネスコ宣言・ミレニアム指針―委託研究・基本原則案―省庁のヒアリング―パブリックコメント親委員会からの承認（2000年1月―2000年6月）

表 8—4　生命倫理委員会の報告書・ガイドライン

委員会	報　告　書	影響を与えた指針・法律
国家委員会	『ベルモント・レポート』（1979 年 4 月）	連邦規則（45 CFR 46, 1981 年 4 月） コモン・ルール（1991 年 6 月）
大統領委員会	『生命の操作』（1982 年 11 月）	体細胞遺伝子治療の審査基準（1985 年 1 月） CIOMS の犬山宣言（1990 年 7 月）
厚生科学会議	『遺伝子治療に関する中間意見』（1992 年 6 月） 報告書『遺伝子治療に関するガイドラインについて』（1993 年 4 月）承認	「遺伝子治療臨床研究に関する指針」（1994 年2月，厚生省）の告示，「大学等における遺伝子治療に関するガイドライン」（1994 年6月，文部省）の告示，「遺伝子治療臨床研究に関する指針」（2002 年 3 月，文科省・厚労省）
生命倫理委員会	『ヒトゲノム研究に関する基本原則について』（2000 年 6 月）	ヒトゲノム・遺伝子解析研究に関する倫理指針（2001 年 3 月，文科省・厚労省・経産省）

ルな妥協モデル」（第六章を参照）として特徴づけられ、その多くはもともと国内問題の審議であったものが徐々に国際的な共通基準に変化している。このような規制倫理学や規制科学のアプローチは、歴史的にみて早い時期に課題に着手して、審議にかなりの時間をかけた成果である。おそらく早い時期と審議時間という二つの要因のうちいずれかを失っても、国際的な基準を形成することは難しかっただろう。

一方、日本については「ローカルな妥協モデル」（第五章を参照）と「弱い重複合意モデル」（第七章を参照）によって特徴づけられる。これは国際的な問題と国内の問題が結びついて、結果として国内問題に収斂していくことを示す。このことから、日本における生命倫理委員会のアプローチは、国際社会かつ国内社会での対応が必要とされる問題に対して、できるだけ早くガイドラインなどの規制を行うことによって、国内の共通基準を形成していたのである。その際に重視された観点は研究指針の一貫性である。省庁の管轄が異なる場合には、関係省庁の間で総合調整が行われていた。これらの報告書において示されるのは、調査に基づく事実というよりも、研究規則のための具体的な規範であった。

それでは、このような日米の合意形成の手法はどのような結果をもたらしたのだろうか。合意形成の結果である報告書・指針や医科学研究の問題を論じてみたい。まず、報告書や影響があった指針・法律を一覧表としてまとめると、表8—4のようになる。

国家委員会と大統領委員会の報告書は、連邦政府が助成する医科学研究のための審査基準としての指針となったことがわかる。しかし、指針に影響を与えるのに、ベルモント・レポートでは、連邦規則までに二年かかっており、大統領委員会の報告書では、審査基準までに二年二ヶ月の時間がかかった。さらに、ベルモント・レポートの原則がコモン・ルールになるまでには一二年二ヶ月の歳月がかかり、体細胞遺伝子治療の枠組が国際医科学協議会（ＣＩＯＭＳ）の犬山宣言[16]に達するにも八年八ヶ月かかっている。このように、米国の報告書は早い時期に先端医療の問題に取り組んでおり、その影響として、二年ほどでガイドラインが制度化されたうえで、その数年後には一般性の高い国際的なルールの形成につながっていることが多いことが指摘できる。このため、「先発長期型」のルール作りを行っているといえるだろう。

一方、日本の場合は、米国や欧州の規制が明確になった時点で、報告書を迅速に作成し、その結果に基づいてガイドラインを策定している。報告書そのものがガイドラインとなることが多く、しかもその影響を受けた他の指針の策定や告示までにかかる時間が、数か月から一年ほどと短い傾向がうかがえる。たとえば、遺伝子治療の場合では、厚生省の厚生科学会議が『遺伝子治療に関する中間意見』を発表してからガイドラインの承認を行うまで一〇ヶ月ほどであった。ヒトゲノム研究の場合、基本原則からヒトゲノム・遺伝子解析の共通指針まで九ヶ月となっている。もちろん、臓器移植法やクローン技術規制法においてはより多くの年月がかけられている。しかし、典型的なガイドラインの策定において「後発迅速型」という特徴は否定できないだろう。

このような報告書や指針はどのような規範や価値を示しているといえるのだろうか。国家委員会は、研究倫理の三原則という倫理的妥当性を明示したことに大きな特徴がある。大統領委員会も倫理的妥当性の問題に触れているが、その規範の特徴は、体細胞遺伝子治療と生殖細胞遺伝子治療の枠組という科学的妥当性にあった。一方、厚生科学会議は、遺伝子治療の科学的妥当性にも触れているが、日本における体細胞遺伝子治療の倫理的妥当性を示したことに規範の意義があった。生命倫理委員会の基本原則は、ユネスコの人権宣言に依拠しながら、人間の尊厳と人権という

表 8—5　生命倫理委員会の成果

委員会	基本方針・政策	医科学研究
国家委員会	研究倫理の三原則	コモン・ルール（IRB，助成金，研究計画）
大統領委員会	RAC ワーキング・グループ・体細胞遺伝子治療の審査基準（研究倫理の三原則）	遺伝子治療臨床研究（ADA 欠損症）
厚生科学会議	中央評価委員会の設置（公開審議）	遺伝子治療臨床研究（ADA 欠損症）
生命倫理委員会	基本原則	ヒトゲノム・遺伝子解析の倫理指針（倫理委員会，助成金，研究計画）

倫理的妥当性を示した。ただし、先に述べように、「人間の尊厳」概念は法学理論の「法益」として正当化されており、その解釈はむしろ法学的なアプローチに基づいている。

次に、生命倫理委員会が政策や医科学研究にもたらした成果や影響を考えてみたい。それらをまとめると、表8—5のようになる。国家委員会は、研究倫理の三原則を明示して、医科学研究のコモン・ルールなど多岐にわたる影響を与えた。その結果、ＩＲＢの審査基準、医科学研究の助成金、研究計画などの手続きの変更をもたらしたのである。このことによって、連邦政府の公的資金による研究が、より一層の非競合性や非排除性の特徴を備えるようになり、公共財や社会資本として位置づけられるようになった。また、研究倫理の三原則は、生命・医療倫理学の領域の確立につながったのであった。

大統領委員会の報告書は、体細胞遺伝子治療と生殖細胞遺伝子治療の分類を行うことにより、体細胞遺伝子治療の正当化を行うことができた。遺伝子治療の研究において重要だったのは、技術的な問題ではなく、むしろ遺伝子治療を支える倫理的妥当性、安全性という「信頼」の問題であった。そのために、新しい科学的・倫理的妥当性を明示したうえで、厳しい審査体制を構築して事例を積み重ねたのである。

生命科学は新しい技術を人体に応用するために、これまでの物理科学以上に、社会の信頼が必要とされる。生命科学は、基礎研究や応用科学技術（たとえば、産業技術）という科学技術の側面と、社会の信頼という側面が組み合わさってはじめて実施することが可能になる。[17] 六〇年代以降の医科学研究は、社会の信頼に関わる規制倫理学や規制科学のアプローチを用いたのであった。この結果、新しい科学技術の研究計画とＩＲＢや倫理委員会の審議が切っても切れない関係となったのである。このような倫理委員会の制度は生命科学技術のための社会資本といえるだろう。

日本では、厚生科学会議が、ガイドラインの策定のほかに、中央評価委員会を設置させ、公開審議を進めることになった。これは日本の生命倫理委員会において初めての試みであり、米国の審査方法や遺伝子治療法を取り入れることで、短期間に遺伝子治療の成果をあげることが可能となった。基本原則の報告書が発表されたのちに、文部科学省、厚生労働省、経済産業省の共通指針であるヒトゲノム・遺伝子解析研究の倫理指針が策定された。この具体的な指針によって、遺伝子研究に関する指針策定が体系化されたのである。基本原則そのものが具体的な規範となったわけではないが、ヒトゲノム・遺伝子解析研究の指針の基盤となり、日本の遺伝子研究の重要な規範となったことは間違いない。このような研究指針は、日本の研究体制に大きな影響を与え、倫理委員会や情報管理の整備が急速に進むことになった。

日本においても、科学技術のインフラストラクチャーの整備という観点から議論が起こり、生命倫理委員会の必要性が説かれた。ただし、遺伝子治療やヒトゲノム研究の事例に見られたように、インフラストラクチャーの整備は研究の開発に伴う二次的な課題として取り扱われ、実質は海外で開発された審査体制を日本に導入するという手続きに過ぎなかった。もちろん、その方法は国内における科学技術政策として効率性が高く安全な手法でもある。だが、その成果は実はそれほど付加価値が高いものとはいえない。近年の科学技術は、知的財産権の問題が示すように、世界に先駆けたフロントランナー型の研究でなければ、その高い研究成果や信頼を得ることができない仕組みになっている。その際に必要なのが、研究の早い段階において科学的妥当性や倫理的妥当性の研究や審議に着手して医科学研究の基盤整備を進めることである。だが、日本の生命倫理委員会には、そのために必要な規制倫理学や規制科学のアプローチに関するノウハウが蓄積されているとはいえないのである。

ここで注意しておきたいのは、米国の生命倫理委員会は、もともと国内問題に対処するために形成された委員会であり、医科学研究の国際基準を形成することを意図していたわけではないということである。たとえば、国家委員会に関するオーラルヒストリーによると、その当時、事務局長のイェーズリー、委員のA・ジョンセン、スタッフのトゥールミン、ビーチャムは、ベルモント・レポートがこれほど影響力を持つとは考えてもいなかったと述べている。[18]議論における最初の出発点となったのは、国内の価値観の対立を調整するという課題であった。だが、生命倫理委員会の「意図せざる結果」として、報告書の成果が国際的な共通基準を基礎づけることになったのである。たとえば、ベルモントの三原則は、八〇年代にエイズ問題をきっかけに、世界保健機関（WHO）や国際医科学協議会のような国際機関の指針に影響を与えるようになったのであった。これは、もともとは国内で価値観や意見の対立がみられた科学技術の問題に対する合意形成によって達成された、副産物としての結果であるといえるだろう。

米国の生命倫理委員会がいったいなぜこのような国際的な貢献を果たすことができたのだろうか。生命倫理委員会は、規制倫理学や規制科学のアプローチを用いることで、国内だけでなく国際社会に通じるプラットフォーム（共通基盤）を示すことができたためである。プラットフォームとは、科学的枠組や倫理的枠組を支える基盤のことである。[19]報告書という資源は、研究規範を示すルールを形成することになるが、それは多様なアクターを媒介するプラットフォームとなるのである。プラットフォームは、後発の枠組に取り換えられる場合もあるが、そのほとんどにおいて先に形成された基盤が礎となるという歴史的拘束力を少なからずもっている。[20]米国が世界に先駆けて科学的・倫理的枠組に関する集中審議を行ったため、国際社会がその成果を認めてプラットフォームとして採用することにつながったのである。

それでは、なぜ日本の生命倫理委員会は、プラットフォームや国際的な基準を形成することがなかったのだろうか。まず第一に、日本における審議自体に問題があるというよりも、審議を行う時期が遅れていることに直接の要因がある。明らかに、生命倫理における潜在的な問題が顕在化してから本格的な審議が始まるという構図になっており、米国の審議と比べ後手にまわっているのである。他の要因としては、委員の構成や審議の支援体制の問題から集中審議が十分でないことも理由に入るだろう。さらに、国内の指針として理解されているため、その審議の内容や結果が国際社会に示されることがほとんどないのである。

さらに、生命倫理委員会は報告書の作成を通して科学技術の公共財や社会資本を形成するという隠れた役割を持っていると理解できる。もともと、日米の生命倫理委員会の歴史的形成は、科学技術の予算が増大して公共財としての科学技術が重要となってきた時期と重なる。米国では六〇年代に医科学研究の関連予算が急増するにつれて、被験者保護の問題が増えたのである。医学者H・ビーチャーがこのような問題点を学術誌で発表したが[21]、その論文は生命倫理が成立する大きなきっかけとなった。日本では九五年の科学技術基本法を受けて、九六年に科学技術基本計画が閣議決定された。その結果、二〇〇〇年までの第一期（五年間）に、科学技術関係経費にGDP1％分の一七兆円の予算が組まれて、その後も科学技術のために莫大な公共投資が行われている[22]。このように九〇年代中期からライフサイエンスや医科学研究を支える科学技術関連の予算が倍増したのであった。それに伴い、研究者や行政官が生命・医療倫理政策を積極的に導入して、科学技術会議において日本でおそらく初めて「生命倫理」という名がついた政府の常設委員会が設置されたのである。このことは、中央委員会である生命倫理委員会だけでなく施設内倫理委員会にも当てはまる。第三章で論じたように、IRBや倫理委員会は、生命倫理委員会が策定した指針に基づいて被験者保護のための研究審査を行っている。このことによって、医科学研究の公共性が高まり、倫理委員会は、自由財というよりも公共財としての医科学研究の価値を高める役割を担うようになったのである。

科学技術における公共財は、科学的な発見や発明あるいは分析結果を公表することによって、共通基盤としてのプラットフォームを形成する。もちろん、科学技術の研究開発は、先取権（先に発表した者が得られる権利）や競争を認める自由財の側面もあり完全な純粋公共財とはいえないが、政府が関与する規制科学の成果は、非競合性や非排除性という特徴をもつうえ公共性が高いため、広義の公共財（準公共財）とみなすことができる。このことは、国際社会の共通課題に関わる科学技術（たとえばライフサイエンスや環境技術）だけでなく、科学技術の公共政策にかかわる生命倫理委員会にも当てはまるようになってきたのである。より具体的にいうならば、生命倫理委員会の作成する報告書が「科学技術のための国際公共財」になりつつあるのである。国際公共財とは、「国際的非競合性」、「国際的非排除性」、「国際的経済財」という特性をもつ[23]。国際的非競合性とは、「ある国に居住する経済主体が需要すると他のすべての国に居住する経済主体も同量を需要可能となる」ことである。国際的非排除性とはどの国の経済主体であろうとその財の需要から排除できないことである。国際的経済財とはどの国の経済主体によってもその供給は有償であることをさす。たとえば、地球温暖化に関わる環境技術の研究開発など、研究・科学機関における情報・知識をあげることができる。生命倫理委員会が構築した知識や情報もまた、一国の公共財や社会資本であるのみならず、国際社会における公共財や資本としての価値があるとみなすことができる。早い時期に報告書を作成することは国際公共財につながり、それに対する国際的な信頼や評価が高まるという傾向がある。もちろん早ければいいということではなく、時間をかけて審議されることによって、普遍性が高く安定した報告書の成果が出されてこそ、評価の高い国際公共財として認められるようになる。だが、日本では、生命倫理委員会が科学技術の公共財や社会資本を生成する役割をもつことが十分に認識されているわけではない。

　このような国際公共財が広がった場合に、研究者や関係者にどのような影響をもたらすのだろうか。長期的な観点からすると、おそらく医科学研究を行う研究者や倫理審査に関わる関係者が、新しい価値や規範を身につけることにつながると考えられる。すなわち、報告書や審査基準に内在するルールを通して、研究者の社会化が起こるのである。これは、プラットフォームには、社会が長い伝統の中で培ってきた思想や価値が含まれているためである。社会学者のR・マートンは、科学者共同体の規範として、普遍主義、公有性、利害の超越、系統的懐疑主義をあげている[24]。それに対して、研究倫理の三原則が広く深く浸透した場合には、個人の自己決定権を支える「個人主義」、危害が少ない限り他者の自由を認める「自由主義」、研究の資源配分を比較考量する「社会正義」などが研究者の価値として基礎づけられる可能性が高い。たとえば、生命倫理学者の香川知晶は、生命倫理の成立と転回に関する歴史分析を行うことによって、生命倫理は個人主義的自由主義として特徴づけられると述べている。[25] 少なくとも、生命倫理における価値や規範は、「個人の自律」と「社会の秩序」を支える役割を果たすようになるだろう。生命倫理委員会はその「意図せざる結果」として、公共財の創生というマクロ機能と研究者や倫理委員らにおける規範や価値の生成というミクロ機能を備えることになる。このミクロ＝マクロにおける「構造の二重性」[26] は客観的な社会資源と主観的な規範や価値という形で再構成されるのである。だが、このような価値が研究者や関係者に本当に形成されているかどうかという問いを検証するには、内在化についての研究をさらに行う必要がある。

4　まとめ

本章では、日米の生命倫理委員会の事例比較研究を行った。事例比較研究は対象の選択において偏りや一般化の問題があるとされている。そのため、本書は通史分析に基づいて事例の選択における偏向を少なくした。また、理論とデータのダブル・トライアンギュレーションという方法によって、事例比較の一般化や妥当性を高める試みを行った。

研究倫理や基本方針の事例研究として、国家委員会のベルモント・レポートと生命倫理委員会の基本原則をあげることができる。日米ともに研究倫理に関わる報告書を提出し、具体的な勧告を示さなかった。国家委員会と生命倫理委員会の審議は重複合意モデルに基づいている。両報告書は指針や法律における公共政策に影響を与えている。ベルモント・レポートは連邦規則やコモン・ルールの形成に貢献して、基本原則は三省共通指針である「ヒトゲノム・遺伝子解析研究の倫理指針」の基盤となった。

遺伝子治療の事例研究では、日米ともに、報告書の作成や審査機関の設置が行われた。遺伝子治療に関する合意形成は日米ともに妥協モデルに基づく。米国では、宗教団体の批判に対して、大統領委員会は体細胞遺伝子治療と生殖細胞遺伝子治療の分類を行い、体細胞遺伝子治療の有効性を示した。日本では、研究者や行政官が、脳死・臓器移植問題のように混乱を起こし研究が遅れることを危惧して、ガイドライン策定と審査体制の確立を事前に進めた。その際、審査の公開とインフォームド・コンセントの充実を図り、研究推進の理解を高めた。

次に、社会秩序の形成原理の観点から、四つの事例の比較分析を行った。まず、米国における生命倫理委員会の議論は国内問題から始まり、議員立法による定期委員会が設置されたことを示した。米国の生命倫理委員会の特徴は、学際的な専門家が早い時期に国内問題について時間をかけて審議した結果、報告書の枠組が国際基準となっていることである。一方、日本における生命倫理委員会の議論は、国際問題から始まって、国内における影響が明らかになると、管轄の省庁の特別委員会や常設委員会が作業部会を設置するようになる。日本の生命倫理委員会の特徴は、海外や国内の問題を受けて少数の有識者が迅速に審議を行うことによって指針が国内基準となることである。

米国の生命倫理委員会は、先端医療技術の問題に対して早い時期に取組んで二年ほどかけてガイドラインを作り、その数年後には国際的なルールの形成につながるという傾向にあった。その一方で、日本の生命倫理委員会は、海外の研究推進や国内問題をきっかけに、一年ほどで報告書を迅速に作成してガイドラインを策定していた。このように、米国では「先発長期型」のルール作りが行われていたのに対して、日本では「後発迅速型」という特徴が示された。

米国の生命倫理委員会は、国際基準を形成することを第一の目的としていたわけではない。むしろ、「意図せざる結果」として国際的な枠組となるプラットフォームが構築されたのである。生命倫理委員会は、報告書の作成を通して科学技術の公共財や社会資本、および研究者の規範と価値を形成するという隠れた役割を持っていることが判明したのである。

終　章　生命倫理委員会の展望

これまでに行ってきた比較分析による結果から、日本の生命倫理委員会に関する今後の展望をまとめてみたい。

序章では、生命・医療倫理政策において重要な「生命倫理委員会」に注目して、その合意形成モデルの類型化を試みた。生命倫理委員会は小集団だが公共性が高く、法律や行政ガイドラインを通して、生命・医療倫理学に大きな影響を与えてきた。M・ベンジャミンらの先行研究に基づいて「完全合意モデル」、「重複合意モデル」、「妥協モデル」、「多数決原理モデル」という合意形成モデルを提示した。

第I部では、文献調査によって、日米の代表的な生命倫理委員会を選び、通史分析を行った。特に日米比較の視点から生命倫理委員会の制度化を分析した。日米の共通点は生命倫理委員会の機能が拡大していることである。米国では、定期委員会が多いが継続的に設置されて科学技術政策や研究に大きな影響を与えている。日本では、特別委員会から常設委員会へ変化してガイドラインや法律を策定する機能が増えている。合意形成の特徴はともに審議原理（重複合意モデル・妥協モデル）と多数決原理を用いていることである。日米の相違点としては、米国の生命倫理委員会は政策立案よりも調査機能が高く、豊富な資金をもとに多くのスタッフによって複数の報告書をまとめているのに対して、日本の生命倫理委員会は政策立案機能が強く、マニュアル型の指針に向けた報告書を作成する傾向があることがあげられる。合意形成については、米国では妥協モデルと重複合意モデルの使い分けが示される一方で、日本では妥協モデルが中心的な役割を果たしていた。

第Ⅱ部では、通史分析の結果に基づいて四つの事例を選び、年代順にそれぞれの分析を行った。米国の国家委員会のベルモント・レポート、大統領委員会における遺伝子治療の問題、日本の厚生科学会議における遺伝子治療の問題、科学技術会議「生命倫理委員会」における基本原則を取り上げたのである。そして、日米の生命倫理委員会について事例比較研究を行った。理論とデータのダブル・トライアンギュレーションという方法によって、事例比較の一般化や妥当性を高めることを試みたのである。社会秩序の形成原理の観点からみると、米国の生命倫理委員会の特徴は、学際的な専門家が早い時期に国内問題について時間をかけて審議を行って、その結果として報告書の枠組が国際基準となったことである。一方、日本の生命倫理委員会の特徴は、海外での事例や国内問題から始まって、少数の有識者が迅速に審議を行って、マニュアル型の指針が国内基準となったことである。生命倫理委員会は国内の意見調整を目的に設置されているが、意図せざる結果として、生命倫理委員会は報告書の作成を通して科学技術の国際公共財や研究者の価値を形成するという役割を持つことが示された。

本章では、まず本書の議論から生じた解釈と課題を示したうえで、米国のアプローチと比較しながら、日本の生命倫理委員会における今後の展望をまとめてみたい。日本の生命・医療倫理政策は行政組織における立法の枠組から大きな影響を受けている。そのため、米国の生命倫理委員会のアプローチをそのまま導入することは難しいだろう。しかし、現存の法体系の中でも米国の生命倫理委員会から多くのことを学ぶことはできる。少なくとも、今後の生命・医療倫理政策におけるオプションの一つとして考えることは可能である。そのため、日米比較研究の考察の一つとして、生命倫理委員会の展望や具体的な政策提言を提示する。ここでいう「政策提言」とは、将来の政策に向けて具体的なオプション（選択可能性）を示すことである。ただし、政策提言を実行する場合には、他国との比較研究など、より詳細なフォローアップの分析が必要なのはいうまでもない。あくまでも、本章で示すことができるのは、一つの可能性（英語で言うpossibility）であって明確な規範（英語で言うought）ではない。この点に留意して、展望や提言を参照していただければと思う。

1　研究結果の解釈と課題

本書では、小集団である生命倫理委員会が、合意形成というコミュニケーション行為を通して、社会における市場の問題や、個人の規範・価値に影響を与える過程を分析した。この分析では、M・ヴェーバーの議論とは「プロテスタントの宗教教義→価値→経済行為→資本主義」という過程であるとみなしたJ・コールマンの分析枠組に基づいている。コールマンの分析枠組をさらに発展させて「市場（医科学研究）→価値（生命倫理の問題）→コミュニケーション→政治（法律）→政治（審議会）→コミュニケーション（合意形成）→共有価値（規範）→市場（医科学研究の変化）・価値」という一連の流れを分析したのである。その際、四つの秩序の形成原理に注目して、どのような相互関係があるのかを理解することを試みた。中でも、日米の事例比較分析によって「審議会→コミュニケーション（合意形成）→共有価値（報告書・指針）→市場（公共財や社会資本としての医科学研究）・価値（研究者・関係者の規範）」という過程に注目して、より詳細な分析を試みたのである。その結果、四つの社会秩序の形成原理は相互関係を持つことが判明した。生命倫理委員会は、重複合意モデルや妥協モデルという合意形成を通して、倫理的妥当性と科学的妥当性を支える共通基盤を構築しており、公共財や社会資本としての医科学研究が発展して研究者や関係者の価値が形成されることが明らかになった。この過程を支える要因の一つとして、科学技術政策の予算が増大し、被験者の保護についての認識が高まり、生命倫理委員会が設置されたという事実をあげることができる。

それでは、このような研究結果は、どのように解釈しうるのだろうか。J・ハーバーマスの討議倫理や熟議民主主義の議論では理想的な状況を設定しており市場の問題を考慮に入れていないという問題点が指摘されている(1)。この指摘に対して、本書では、合意形成という現代社会のコミュニケーション行為は、政治的な公共性のみならず、市民や関係者を含む共有価値や、市場における公共財や社会資本の問題と密接にかかわることが示された。特に、生命倫理委員会の合意形成では、合理的な目標を意図した結果生じる公共性だけでなく、意図せざる結果として形成される公共性や国際公共財があるという解釈が可能になる。医科学研究には自由財としての競争や排除可能性があるとしても、生命倫理委員会や各施設の倫理委員会の審議を通して被験者の保護が維持され公共財としての性格が強まることになり、ひいては公共性の高いものに転換を遂げると考えられるのである。すなわち、政府審議会の一つである生命倫理委員会は、社会資本としての生命科学技術の基盤を整備する役割を担っているとみなすことができる。巨視的な視点に立てば、本書で取り上げた生命倫理委員会は、科学技術政策の一環であるといえるだろう。

それはまた、研究者や関係者に対して、個人主義、自由主義、社会正義というような生命倫理の価値や規範を根づかせることにつながる可能性があることも示した。このことは、コミュニケーション行為の分析において、社会秩序の複雑なメカニズムを想定した「ミクロ＝マクロ」のような「構造の二重分析」の有効性を示唆する。第三章で指摘したように、コミュニケーション行為の問題はコミュニケーションの分析だけで済ませるのではなく、社会的・歴史的な要因から形成される利害の一致、共有価値、政治というような側面も同時に理解することが大切であると指摘できる。

このように本書は生命倫理委員会の合意形成に関する体系的な分析を試みてきたが、いくつかの限界や問題点をもつ。一つは、社会秩序の内在化の問題である（序章を参照）。内在化とは、個人レベルで社会的な役割を果たす個体発生的な社会化の過程をさす。本書では、合意形成の制度化や正当化の問題を扱ったものの、合意形成の内在化を扱っていない。内在化を分析する立場に立てば、合意形成といっても、その審議の過程には、複雑な人間関係や駆け引きがあり、そのダイナミックスを理解することが必要だといえるだろう。生命倫理委員会の委員や事務局を務めた人からは、そのような分析を望む声があがるかもしれない。また、事例研究の立場からすると「具体的な人間像こそ重要である」ともいえる。生命倫理委員会には、単なる生命倫理の技術的な問題や制度上の構造だけでなく、多様な人間としての営みがある。すなわち、議長のリーダーシップ、委員の個性、スタッフの役割といった、個人レベルの問題がある。[2] しかも、内在化にともなう「社会化」という課題も浮かび上がってくる。たとえば、米国の生命倫理委員会を考えてみると、多くの研究者が、委員、スタッフ、コンサルタントという経験を経て、生命・医療倫理学の専門家に巣立っていったのである。このような見方からすると、本書の分析はやや物足りないかもしれない。これは、アーカイブ資料の限界や文書の分量などの理由から、内在化を主な分析対象として含めなかったためである。また、内在化の分析では個人のプライバシーという問題が生じるため、内在化を分析するのはそれほど容易なことではないということもある。だが、体系的な理論分析の立場からも、社会秩序の内在化の問題は継続して考えていく必要があるといえるだろう。

もう一つは、事例研究の問題である。歴史の事例研究を突きつめると、より多くの複雑な事象が浮かび上がってくる。本書では、生命倫理委員会の合意形成について四つの事例を取り上げた。各々の分析において、具体的な審議過程や発言内容を記載したが、さらに詳細な事例分析を行うことも当然可能である。扱う事例を絞れば、より詳細で緻密な事例研究を行うことができる。いったいどこまで詳細な事例研究を行うべきなのだろうかという問いも起こるが、それに答えるのは容易ではない。本書では、理論と事例の統合という課題を第一とみなし、より詳細な事例分析は示さなかった。これは、社会の秩序や合意形成に関する「理論研究」と、生命倫理委員会の審議に関する「事例研究」との乖離を埋めることこそが、喫緊の課題であるとみなしたためである。もちろん、今後の研究課題の一つとして審議会や生命・医療倫理政策の詳細な事例研究を進める必要があるのはいうまでもない。しかし、本書で試みたのは専門分野を特化して取り扱うのではなく、専門領域を統合するという課題である。近代の学問はよくも悪くも専門分化から始まった。[3] その結果、現在では、人文科学、社会科学、自然科学という学問分野はそれぞれ独立したが、互いの交流による研究成果は必ずしも多いとはいえないのが実情である。もちろん、専門領域の融合にはいくつかの問題点があることも指摘されており、はっきりとした目的や準備を設定せずに安易に行うべきものでないことは十分承知している。だが、生命・医療倫理学が成立したのは、ライフサイエンスや医療の問題を解決するために新しい学際的な交流が必要だったからではないのだろうか。少なくとも、二一世紀の学問は「専門分化」と「専門統合」という二つの課題に直面せざるをえないだろう[4]。本書は、事例研究と理論研究を通して、その課題に取り組んでみたものである。

さらに、次節で述べる展望や提言の問題がある。生命・医療倫理学において「事実と価値」の区別は常に議論となる問題である[5]。特に、近年、社会科学の手法を生命倫理に導入する「実証的生命倫理」(empirical bioethics)において[6]、社会科学の事実重視の立場と応用倫理学の価値重視の立場をどのように統合するのかという議論は終始つきない。事実とは、観察や測定に基づいて客観的であるとみなされた知識である。価値とは、個人や集団が望ましいと考える特徴や判断を意味する。問題となるのは、事実のみから価値を導き出すことができないという哲学者のD・ヒュームの命題である[7]。実証研究の立場からも、歴史研究で得られた事実から、むやみに展望や提言を行うべきではないとされるだろう。

しかし私は、事実と価値の問題に対して、測定のための「理念型」と、規準のための「規範理念型[8]」(normative ideal type)という二つの分析枠組を用いることによって、事実と価値の組み合わせは可能であると考える。理念型とは、客観的事実を測定するために現実から抽出され論理的に再構成させた概念や分析枠組をさす。すなわち、理念型は、主観性や虚構性を備えながらも現実と理論を媒介する分析枠組であり、事実を測定するために用いられる(序章を参照)。規範理念型もまた主観性や虚構性を備えながら現実と理論を媒介する分析枠組だが、価値や規範を評価するために用いられる。つまり、規範理念型は、いわゆる「理念」のように理論や思想としての体系性はないが、行為規範や判断のための道具として用いることができる。理念型は、客観的事実を構築するための測定概念であるのに対し、規範理念型は、判断基準を構築するための規範概念である。このような分析枠組を組み合わせることによって、事実と価値の区別を明確にしながらも、現実と理論に沿った価値や基準を示すことができると考える。この規範理論のアプローチについては、今後さらなる研究と理解を深める必要があるが、本章では、国際比較研究による歴史的事実の相違点を参照しながら、日本の生命倫理委員会に対して規範理念型にあたる命題や提言を示すことを試みる。事実と価値の問題は、生命・医療倫理学や実証的生命倫理に伴う難題であり、このようなアプローチに対しては賛否両論がありうるだろう。だが、規範理論のアプローチにおける一つの試みとして理解していただければと思う。

2　日本の生命倫理委員会への展望

日米の比較分析に基づいて、日本の生命倫理委員会が必ずしも十分に備えていないと考えられる「理念型」を示してみたい。米国において明示された特徴として「調査実施機能」、「報告書作成機能」、「情報発信機能」、「公正人事機能」、「人材育成機能」という理念型を挙げることができる（第三章を参照）。このような活動のほとんどが日本ではこれまであまり行われていないか、あるいは関心が低かったものである。それぞれの活動について簡単にまとめてみよう。まず、それぞれの機能を日本における課題として示すと、表終―1のように分類できる。

表終―1　日本における生命倫理委員会の課題

課題名	定　義
調査の実施	情報収集や学際的な研究成果を集約すること
報告書の作成	調査結果や意見を集約した報告書を作成すること
アウトリーチ（情報発信）	市民に対して生命倫理の問題をわかりやすく説明すること
公正の確保	公正な選抜によって学際的な委員構成のバランスが形成されること
人材の育成	生命・医療倫理政策の分野にかかわる若手研究者などの育成を行うこと

調査の実施

調査の実施とは、生命・医療倫理政策のための情報収集や、学際的な研究成果をまとめることをさす。米国の国家委員会において事務局長を務めたM・イェーズリーは、優れた公共政策のためには徹底した調査を行って事実関係を明らかにすることが必要であると述べている(9)。調査の実施には、世論調査・

ヒアリングなどの調査活動だけではなく、公共政策のために必要な学際的な研究成果を集約することも含まれる。日本の審議会の役割の一つとして、これまでの研究では「専門知識の導入」[10]ということが挙げられているが、委員会の有識者よる専門知識だけでなく、委員以外の専門家や有識者からの意見や知識を事務局や作業部会において分析し体系化することも必要であるといえよう。日本でのアプローチは、これまでヒアリング（公聴会）、世論調査、海外調査という手法が中心であった。このような調査手法は必要不可欠であり、情報収集や調査のためには極めて有効であるが、研究成果の集約という点ではまだ不十分である。これを補うための他の方法として、委託論文、重要論文の集約化、専属コンサルタントの活用を挙げることができる。委託論文とは審議課題に対して専門家に委託した論文である。ベルモント・レポートでは、一つのテーマに数人の専門家が委託論文を提出して、スタッフがその論文を要約したレポートを作成することによって審議を深めたのであった。重要論文の集約化とは、スタッフのレポートをたたき台として議論を始め、コンサルタントの意見や他の重要な論文を追加することによって、多様な意見を集約化させることを意味する。米国のアプローチは、専門家の論文をまとめることによって報告書のドラフトの改訂を重ね、最終報告書までに発展させることが多い。その際、委員やスタッフに加え、専属コンサルタントのコメントが重要な役割を果たしている。このアプローチの問題点はかなりの時間と労力がかかることだが、委員だけでなく多くの有識者の意見を加えることによって、事実関係を明瞭にしたうえで専門家の合意形成を促すことができるという利点がある。

報告書の作成

報告書の作成とは、調査結果や意見をまとめて報告書を作成することである。事務局の重要な活動として、報告書の原案を作成することが挙げられる。この作業には、実施した調査の結果が反映されることが多いだけでなく、アドバイザーやコンサルタントからコメントを受けることによって多様な専門家の意見をまとめる機会にもなる。日本の生命倫理委員会は、政策立案のために報告書を作成することには優れているが、調査に基づく報告書の作成が活発だとはいえない。その理由は日本の審議会が調査よりも参与機能（審査など）を重視する傾向にあるためである。日本の生命倫理委員会は、指針の策定を行うことが多い。それに対して、審議会が合意形成を積み上げる「多段階的展開」を行う必要があるという指摘があり、[11]具体的には、パブリックコメントなどを通して、国民の要望を報告書や政策立案に盛り込む必要があるとされている。市民の受容や社会的な合意形成を考えるうえで重要な提案だが、これまで報告書を作成する初期の段階について示されることがほとんどなかった。今後は、報告書の原案作成の段階において、多様な専門家の意見（あるいは市民からの要望）を盛り込むことがますます重要になるだろう。

アウトリーチ

アウトリーチ（情報発信）とは、市民に対して生命倫理の問題をわかりやすく説明することである。報告書の作成は国民、専門家、関係者への情報発信の役割を含むが、日本の生命倫理委員会の報告書は必ずしもその機能が十分とはいえなかった。二〇〇六年に閣議決定された第３期科学技術基本計画では「アウトリーチ活動」の必要性が示されており、[12]日本の科学技術政策に関する情報発信が期待されている。アウトリーチ活動は、単に専門的な知識の情報の公開だけでなく、国民と研究者の双方向的コミュニケーションを推進するために、その知識をより明確にする体系的な試みである。[13]米国の生命倫理委員会では、いかに生命倫理の問題をわかりやすく説明できるのかという問題のために、委員は審議の時間を多く割いている。つまり、市民や一般の人が危惧を抱くような新しい科学技術に対して、その安全性の確保や説明責任を具体的に提示する必要があり、そのために、生命倫理委員会は新しい科学的・倫理的な枠組を体系化して提示する必要があるのである。そのような体系的な枠組が説明されなければ、一般に新しい科学技術は専門性が高いこともあり理解しづらいだろう。国民の合意形成を得るためには、単なる情報公開というよりも専門知識を具体的にわかりやすく説明することが重要になる。このような作業は、科学技術の科学的妥当性や倫理的妥当性を改めて問い直すという創造的な機能を持つ。さらに、アウトリーチ活動は広い意味での教育として理解することもできるだろう。

公正の確保

公正の確保とは、公正な委員の人選によって学際的な委員構成のバランスが形成されるようにすることである。国家行政組織法の観点から、日本の審議会は「公正の確保」が必要とされている。だが、現時点では、運営規則において委員の人選や構成の記載が詳細に明記されているわけではない(14)。そのため、公正な人事に基づいて、多分野においてバランスの取れた委員構成を維持する必要がある。米国の連邦諮問委員会法では、委員構成のバランスが諮問委員会にとって必要な要件とみなされている(第二章を参照)。もちろん、米国の大統領令や議会立法に基づく生命倫理委員会では、委員の任命は大統領や党派の影響を免れることはない。その一方で、特定の専門分野に偏ることなく、専門家集団の多様性も考慮されている。このことは、委員に限らず、スタッフやコンサルタントの構成にもその配慮が必要だといえる。日本では行政改革によって、情報公開や行政責任の明確化が唱えられ、その影響のもとで生命倫理委員会は非公開審議から公開審議へと変遷してきた。今後は、審議会（生命倫理委員会）の委員構成の問題が課題となるだろう。少なくとも、行政指針において各施設の倫理委員会の委員構成を規定するだけでなく、生命倫理委員会の運営規則もまた重要な課題として考える必要がある。

人材の育成

人材の育成とは、生命・医療倫理政策にかかわる若手研究者などの育成を行うことである。生命倫理委員会は、生命・医療倫理政策における研究者の育成を行うことができる。米国の生命倫理委員会は、事務局に若手研究者を任用することによって、生命倫理の人材育成の役割を担っている(15)。また、事務局は大学院生や研究員をインターンとして採用している。米国で中心的な役割を果たす生命倫理学者の中には生命倫理委員会と連携を持つ人が少なくない。米

表終―2　大統領委員会の予算の一例

1981年度の予算 **合計205万4千ドル**	人件費38万9千ドル，非常勤の人件費23万6千ドル，他の人件費2万1千ドル，保険費5万9千ドル，旅費13万ドル，輸送費6千ドル，課税費4万3千ドル，連絡・賃貸費5万3千ドル，印刷費17万5千ドル，委託費91万2千ドル（例，委託論文サービス費20万ドル），事務用品費3万ドル
1981年10月～82年12月の予算 **合計250万1千ドル**	人件費59万2千ドル，非常勤の人件費44万5千ドル，他の人件費3万8千ドル，保険費10万2千ドル，旅費21万4千ドル，課税費6万ドル，連絡・賃貸費6万7千ドル，印刷費25万ドル，委託費69万1千ドル（例，委託論文サービス費20万ドル），事務用品費4万2千ドル

国の生命倫理委員会の予算について詳細な研究を行うことは、本書の範囲を超えているが、大統領委員会の事例について簡単に示してみたい。議員立法によって四年間で二四〇〇万ドルの予算が計上されたが、実際の費用はそれよりも少なく、表終―2のような概算が示されている。[16] 人材の育成のためには比較的豊富な予算の裏づけが必要だが、日本でも大学との人事交流、インターン制度、委託調査、委託論文の形で実現することはできるだろう。日本では科学研究費補助金による個人研究や、研究振興のための補助金として特定の研究者へ委託する場合がある。だが、そのような研究は生命倫理委員会の成果として直接に還元されるとはいえない。人材育成の重要な側面は、親委員会の委員やコンサルタントの指導のもとで、生命・医療倫理政策に関わる研究に集中的に関与できることにある。

このような課題を受けて、日本の生命倫理委員会の展望を述べてみたい。本書では、日米の歴史的な過程を分析したが、その結果を現在の総合科学会議の生命倫理専門調査会（あるいは省庁の生命倫理委員会）に直接当てはめて展望を語ることは容易ではない。また、米国の事例をそのまま日本に当てはめれば、大きな問題を引き起こす可能性がある。日本で行われる政策提言において頻繁に見られるやり方は、日本と諸外国の指標（たとえば、人口一〇〇人当たりの特定職種の人数）だけを比較して、諸外国に合わせた人数に変えようとするような例である。[17] この種の政策の問題は、指標だけに目を向けていて、指標の意味、指標が形成された原因、特に、歴史的条件や制度的な構造に注意を払わないという傾向にあることである。統計的な指標は重要であることはいうまでもないが、その指標には社会的な文脈に応じた内容があることは忘れられがちである。先に挙げた人口当たりの専門職種の割合を例に取ると、複数の国で専門職の割合の指標が同じであっても、専門職が社会化される過程が全く同じとはいえない。教育の過程、仕事の内容、期待される役割を詳細にみていくと、社会における役割や意味づけが同じとはいえないことがわかってくるのである。また、一見同じように見えたとしても、実質的には異なる役割を果たしている場合も少なくない。多様な社会的な条件や要因がそのような指標の意味を定めているのであり、指標の原因を理解するには、具体的な歴史や制度的な構造などを分析する必要がある。すなわち、比較分析によって統計指標を使った事実を示したとしても、具体的な政策提言を行うためには、さらに歴史研究と国際比較のトライアンギュレーションのような重層的な分析を行うことによって、指標の背後にあるメカニズムを十分に理解する必要があるのである。そのうえではじめて、自国の法制度や社会規範にあった具体的な施策を判断することができる。米国で有効であったアプローチも、米国の法制度や社会規範を抜きにしては成立しえないからである。

このような前提のもとで、日本における具体的な政策を考えると、生命倫理専門調査会（あるいは各省庁の生命倫理委員会）は重要な役割を果たしており、そのまま維持することも一つの選択であると考えられる。だが、仮に「後発迅速型」の国内政策ではなく「先発長期型」の国際政策を一つのオプションとして考えるならば（あるいは、科学技術政策の展望として示唆されたフロントランナー型の研究や「イノベーション立国」を行うことを目指すのであれば[18]）、米国の生命倫理委員会を参考にすることは決して無理のないことである。生命倫理調査会の制度にあわせて、先発長期型のオプションとしていくつかの具体的な提案を行うことが可能である。現在の生命倫理調査会や省庁の生命倫理委員会は次のような審議の過程を経ている。[19] まず、問題の発生・潜在的な問題に対して作業部会や生命倫理専門調査会で審議を行う。その問題に対して一般の国民を対象とした世論調査や海外調査などを行い、関係省庁との総合調整を実行する。そうしてまとめた中間報告書はパブリックコメントを経たうえで、法律・指針が策定されて各施設の倫理委員会に通達されるのである。このような政策は国内政策としては望ましいが、国際社会におけるライフサイエンスのイノベーションを企画・運営するうえではさらなる工夫が必要である。

規範理念型としての「先発長期型モデル」は、「グローバルな妥協モデル」と「強い重複合意モデル」に準拠した形で再構成することができる。まず、生命倫理専門調査会や他の生命倫理委員会が国際政策を目指す手段としては、「グローバルな妥協モデル」に基づく「グローバルな先発長期型モデル」が最も現実的なモデルとなる（第五章・第八章を参照）。すなわち、国内問題の総合調整を試みつつも、国際的な共通基準を示すことである。そのためには、潜在的な生命倫理の問題に対して、早い時期に学際的な審議を行うことによって、普遍化が可能な科学的・倫理的枠組を構築して、国際社会における科学技術の国際公共財や社会資本にふさわしい報告書を作成することが必要である。次善の策としては、「強い重複合意モデル」に基づいた「強い先発長期型モデル」が挙げられる（第四章・第八章を参照）。このモデルでは、国際社会において次世代も共有できる研究倫理の原則を構築することによって、医科学研究の信頼や安全性を高めることができる。特に、強い先発長期型モデルを追求するには、自然科学のみならず人文科学や社会科学の研究の成果を用いることが重要になる。日本の伝統文化に内在する価値や規範を明らかにしつつも、国際社会に通じる普遍化や一般化を行うことによって、倫理的妥当性を示す必要がある。

このような目標を想定した場合に、日本における生命倫理委員会に対する具体的な政策提言としては表終―3のような項目をあげることができる。

表終―3　日本の生命倫理委員会の政策オプション

報告書の充実を図る	審議内容や必要に応じて，緊急報告書，中期報告書，長期報告書という報告書を作成する。
独立した事務局と連携体制を作る	報告書を作成し，総合調整を行うために，独立した事務局を設置する。
委員の構成を明瞭にする	審議会の審議の正当化を高めるため，委員構成のバランスを明確にする。
事前審議の体制を試みる	潜在的な生命・医療倫理問題に対して，事前に審議を行う体制を築く。
人材育成を充実させる	産学連携に基づき，生命・医療倫理に関わる人材を育てる。
評価体制を築く	時代や状況にあった委員会体制を構築するため，定期的な評価体制を作る。

(1)　報告書の充実を図る

報告書の充実を図るということは、調査の実施、報告書の作成、アウトリーチ（情報発信）に対応した政策提言である。これまでの報告書の作成は、指針や法律策定に向けたマニュアル型の報告書が多かったが、審議内容や緊急性に対応して次のような報告書を作成することを提案する。

① 緊急報告書（マニュアル型：緊急な個別課題に対応したマニュアルを提示）

緊急報告書とは、最小限の用語の定義に基づいて、具体的な規制や規範を示す報告書である。研究において施設や研究責任者が必要とする条件や情報を記載する。たとえば、新しい先端医療技術の開発に伴い、倫理指針が緊急に必要な際には、マニュアル型の報告書（日本語）によって指針を作成すべきだろう。

② 中期報告書（混合型：中期的な個別課題に対応したマニュアルと説明を提示）

中期報告書では、個別課題にかかわる先行研究を概観しわかりやすい用語で詳細な説明を行ったうえで、具体的な規制や規範を示す。米国の国家生命倫理諮問委員会（ＮＢＡＣ）などの報告書は、政策勧告と研究の概観という二部構成から成り立つことが多い。たとえば、万能細胞（ｉＰＳ細胞）の研究は再生医療の発展につながる将来性があることから、中期報告書（日本語・英語）を作成し海外に向けて情報発信を行う必要があるだろう[20]。

③ 長期報告書（説明型：長期的な重要課題に対応した詳細な説明を提示）

長期報告書では、重要課題にかかわる先行研究を概観し明確な用語で詳細な説明を示す。委託論文のような専門的な論文や資料を加えることによって、報告書の学術的意義を高めるのである。たとえば、米国の大統領生命倫理評議会（ＰＣＢＥ）の『治療を超えて』[21]のような報告書を想定しており、日本では『生命倫理白書』（日本語・英語）を作成する必要性も考えられる。

この中で、最も必要かつ有効なのが、混合型の中期報告書の作成だろう。混合型の中期報告書の特徴は、調査に基づいて科学的・倫理的な問題を体系的に分析してより明確な規範を打ち出すことである。これまでの報告書作りのノウハウを生かしつつも、調査研究の成果を新たに加えることで、充実した報告書になる可能性がある。

(2) 独立した事務局と連携体制を作る

独立した事務局体制は、調査の実施、報告書の作成、アウトリーチ（情報発信）、公正の確保を行うために必要となる。充実した報告書を作成するためには、これまで以上に独立した事務局体制を設置することが求められる。行政府から完全に独立する必要はないが、一定の中立性を確保した事務局体制は調査活動や報告書の作成のための必要条件となる。もちろん、現在の法体系では独立した事務局を設置することは容易ではない。また、設置できたとしても、逆に行政省庁の総合調整が難しくなる可能性もある。このように、現状では独立した事務局体制を整備するうえでいくつかの課題が生じる可能性が高い。しかし一方で、米国の事例が示すように、報告書の作成には事務局において一定の独立性や中立性が求められることも確かである。政府審議会では、政治的な対立や干渉が大きい場合には期待された成果をあげることは容易ではない。また、日本でも、脳死臨調のように予算措置のついた独立性の高い事務局がないわけではなかった。そのため、少なくとも運営規則において事務局における責任を明確にしたうえで、予算措置を明らかにして事務局体制を築くことが求められる[22]。しかも、利益団体や省庁との協力関係を保ちつつも、総合調整の役割を果たす必要がある。米国の諮問委員会（たとえば、国家委員会）では、他の諮問委員会やＮＩＨと連携する役割を果たす委員がオブザーバーとして入ることが多い。日本では、関係省庁の生命倫理委員会を代表する委員や行政関係者にオブザーバーとして参加してもらい、総合調整を同時進行させる必要がある。関係省庁の生命倫理委員会からの連絡報告や、逆に重要な案件を生命倫理委員会に伝えてもらうことによって、似たような審議が重ならないように工夫することができる。このような事務局を設置し、連携体制を強めることによって、生命倫理委員会の役割分担を明確にしつつも充実した調査活動や報告書の作成を推進できるだろう。

(3) 委員の構成を明瞭にする

委員の構成を明瞭にすることは、公正を確保し、審議会における委員構成のバランスを築くことにつながる。委員構成のバランスは、報告書の正当化を高めるうえでも必要な条件である。具体的には、審議会において分野ごとに人数を決めた委員の規定を設ける必要がある。すなわち、関連する専門分野の構成やバランスに配慮し、特定の分野に偏らないようにする必要がある。このことは、委員だけでなく、スタッフやコンサルタントの専門分野の配分にも当てはまる。作業部会で中心的な役割を果たす専門スタッフは、委員構成に応じた専門分野のスタッフを配置させることが望ましい。このことは審議会が科学的・倫理的妥当性の高い報告書を作成するうえで必要不可欠な条件である。コンサルタントを活用する場合も、専門分野に応じた構成に配慮すべきだろう。さらに、運営規則において委員の人事もできる限り明らかにする必要がある。注意したいのは、委員の人選は選挙のように投票で行うべきだとはいえないことである。米国における委員やスタッフの人事は、研究者や審議会のネットワークに基づいて決定されており、信託による任命が依然として中心となっている。重要なのは、審議テーマに応じて最もふさわしい人選が多様な専門分野の領域で行われることである。そのためには、運営規則を明示したうえで、なるべく公明正大な委員やスタッフの人事が求められる。

(4) 事前審議の体制を試みる

事前審議の体制を試みることは、調査の実施や報告書の作成を支える活動となる。これまでの指針策定では迅速な対応によって個別の問題を事後的に審議することが多かった。だが、潜在的な問題を早めに取り上げて事前審議を行うことは、時間や労力の観点から好ましいことだといえる。特に、科学技術の進展は速いため、革新的な技術は規制のない空白地帯を生じさせるリスクがある。審議の時間や労力を十分にかけることで、先発長期型の国際的なガイドラインの形成に貢献できるだろう。具体的には、二年以上の審議を行ったうえで、関係学会や市民代表からのヒアリングやパブリックコメントを実施して、合意形成の内容を深めて正統性の高い政策を示すことができる。たとえば、エンハンスメント、ニューロエシックス、ナノテクノロジー、iPS細胞、再生医療など、将来大きな科学的な課題や倫理問題が生じる可能性がある場合には、単にライフサイエンスや先端医療技術の開発だけでなく、その利用に関わる国際的なルール作りが重要となる。フロントランナーとして国際的な生命科学技術のイノベーションを目指すには、いち早く国際間で共有できるソフト・ローの構築に時間や労力を費やす必要がある。さらに、研究計画の審査を行う中央審査機関においても事前協議による審査体制の導入が有効であると考えられる。

(5) 人材育成を充実させる

人材育成の充実は、生命・医療政策分野における人材育成という課題に対応した政策提案である。日本の審議会は人材育成をほとんど行っていないのが現状である。生命倫理委員会による調査や審議の質を高めるためには、専門分野からの人材活用だけでなく、産学連携による学際的な人材育成が重要となる。具体的には、親委員会の審議だけでなく、事務局の仕事に多くの人が関与することによって、人材育成を充実させることが一つの方法として考えられる。限られた予算の中でも、事務スタッフの任用、コンサルタントの活用、大学院生・研究員のインターン制度、フェローシップ制度（外部資金の活用）などがありうる。おそらく効果の高い方法は、事務局において若手研究者を任用することで、生命・医療倫理学の人材育成を行うことである。フロントランナー型の科学技術を構築するためには、国際社会に通用する報告書や科学的・倫理的な枠組の構築を目指す必要がある。そのために、若手の研究者のみならず、専門分野をリードする第一人者の研究者を主要なスタッフ（あるいは事務局長）として任命することも考えられる。若手研究者と第一人者の混成チームを作ることによって、研究成果だけでなく人材育成においても大きな影響をもたらす可能性は高い。

(6) 評価体制を築く

評価体制の構築は、長期的な視点から、調査の実施、報告書の作成、アウトリーチ（情報発信）、委員構成のバランスという課題を支えることになる。現在の日本の生命倫理委員会は、常設委員会として設置されているため、時代や状況にあった委員会体制を構築する必要がある。各省庁の生命倫理委員会も第三者委員会による定期的な評価を受けることが求められるだろう。政府審議会は一〇年ごとの定期的な見直しを必要とされているが、生命倫理委員会は新しい科学技術に関わる生命倫理の問題に対応するため、およそ五年ごとの中間評価を行うことが望ましいと考えられる。外部委員・コンサルタントからなる評価委員会を設置して、継続すべき点や問題点などを整理し活用していくことが大切だろう。さらに、策定したガイドラインについても、その有効性や問題点について実証的な調査によって評価や改訂を行う必要があるだろう。(23) すなわち、ソフト・ローとしてのガイドラインがどのように役立っているのかを検証することによって、これからのガイドラインの策定に役立てるほか、状況に応じて廃止や改訂を進めるのである。

3 まとめ

本書は、日米比較の視点から、生命倫理委員会における合意形成に関する分析を行い、研究倫理や遺伝子治療に関する事例研究を示した。その結果、日米ともに生命倫理委員会の機能が拡大していることがわかった。生命倫理委員会の相違点としては、法律の影響を受けて、報告書の内容や作業部会の特徴に違いがみられた。

本書では、小集団である生命倫理委員会が、合意形成というコミュニケーション行為を通して、市場における医科学研究の発展や、個人の規範や価値に対して影響を与える過程を示した。この研究方法は、内在化の分析、事例研究、政策提言などにおいて問題点や課題を抱えている。本章ではそのような問題を吟味したうえで、日本における生命倫理委員会が今後目指すべき方向を展望することを試みた。日本の生命倫理委員会は、効率的な方法によって国内の生命・医療倫理学の問題に迅速に対応して総合調整を行っており、そのような方法を維持することも一つの政策オプションとして考えられる。だが、国内問題の調整だけでなく国際社会における生命・医療倫理政策やイノベーションを目指す科学技術政策を行う場合には[24]、米国でみられた「グローバルな妥協モデル」や「強い重複合意モデル」を参考にすることができる。おそらく最も現実的な目標は、「グローバルな妥協モデル」に準拠した「先発長期型モデル」を目指すことである。すなわち、国内問題の調整を試みつつも国際社会に貢献できる報告書を作成することである。

　そのような目標を掲げた場合、日本においても「調査の実施」、「報告書の作成」、「情報発信」、「委員の構成」、「人材の育成」の充実を図る必要がある。すなわち、バランスの取れた委員構成をもつ審議会において、有識者やスタッフが早い時期に生命倫理の問題に取り組み、調査活動に基づく報告書を充実させることが求められる。さらに、情報発信や人材の育成を行うことによって、国内や国際社会における合意形成や共通基準に到達できるようになるだろう。そのための具体的な政策提言として「報告書の充実を図る」、「独立した事務局と連携体制を構築する」、「事前審議の体制を試みる」、「委員の構成を明瞭にする」、「人材育成を充実させる」、「評価体制を築く」という項目を示した。本章で示した提言は、政策オプションとしての一つの可能性にすぎない。政策提言を実行するためには、米国以外の生命・医療倫理政策や将来の影響を比較考量した、より詳細なフォローアップの研究が望まれる。

　本書は、社会秩序の理論研究に準拠しながら合意形成モデルの構築や日米の歴史的な事例研究を行うことによって、生命・医療倫理政策における「生命倫理委員会」の役割を明確にしたといえるだろう。

註

序章

(1) Hobbes (1651).

(2) Habermas (1992 [2004 : 75]). なお、翻訳文献の頁数を示す場合には、翻訳文献の年と頁数を [ ] 内に示すことにする。

(3) 盛山 (1995 : 53) を参照。

(4) 盛山 (1991) や Luhmann (1981) を参照。

(5) 長谷川公一は社会学者の富永健一による理論研究 (1986, 1993) に準拠しながら、秩序の形成原理を分類し次のように説明している。「実証主義は、社会科学も自然科学と基本的には同様の方法で研究がなしうるとする科学一元論的な学問観であり、理念主義は、社会科学の方法は、基本的には自然科学と異なるとする二元論的な学問観にたっている。(中略) 方法論的個人主義は、端的には全体を部分の総和として、つまり社会現象を個人の行為に還元して説明しようとする立場であり、発生論的な説明への志向性が高い。これに対して方法論的集合主義は、社会現象は個人の行為には還元しつくすことのできない創発的特性をもっているとして、行為の社会的規定性を前提とする立場である」(長谷川 1995 : 47)。なお、図序−1では、用語を変更して用いている。たとえば、長谷川は利害の一致 (市場) を一領域と示したが、本書では市場 (利害の一致) として用いる。長谷川 (1995) を参照。

(6) ただし、社会学者E・ゴフマンの研究は、具体的なコミュニケーション行為の過程から、権力や共有価値などの秩序問題を分析した重要な研究の一つである。ゴフマンの分析枠組を用いたミクロ分析は多く行われてきたが、そのアプローチが「合意形成」の体系的な理論化につながったかどうかという点では、課題が残るかもしれない。ゴフマンの分析枠組 (Goffman, 1959) に準拠して全米科学アカデミーの審議や報告書の作成過程を分析した研究としては、Hilgartner (2000) を参照。

（7） 深谷・田中（1994）を参照。

（8） 合意形成論は、ギリシャ時代における比較的小規模な共同体国家の直接的な討議というプロトタイプを前提にする傾向にあるといえるだろう。生命倫理における合意形成については、アリストテレスの『ニコマコス倫理学』を言及することが多い。Aristotle（1894［1973：125-126］）を参照。

（9） 大澤（1994）を参照。

（10） Sen（1970）.

（11） Simmel（1950：53-104）.

（12） Weber（1956）. M・ヴェーバーの『経済と社会』についてはWeber（1921-2）も参照。

（13） Etzioni（1968）, Habermas（1962, 1992）, Münch（1987）, Parsons（1937, 1969）, Parsons and Platt（1973）, Rawls（1993）, Renn（1995）, Weber（1956）.

（14） Knorr-Cetina（1981）.

（15） Coleman（1986, 1987）. コールマンの解説については、長谷川（2003）を参照。

（16） Weber（1920）. ヴェーバーの『プロテスタンティズムの倫理と資本主義の精神』で示された主題は、本書で示す生命・医療倫理学における「個人の自律」と「社会の秩序」の関係を理解するための重要な手がかりとなる。詳細は第八章と終章を参照。

（17） Knorr-Cetina（1981）.

（18） Giddens（1981, 1984）.「ミクロ＝マクロ」概念は、ミクロとマクロを媒介する特徴をもつ。「ミクロ＝マクロ」概念を用いる理由は、ミクロとマクロから独立した第三の概念というよりも、ミクロにもマクロにも変化しうる二重性をもつ概念を示すためである。ミクロ＝マクロ概念については、Alexander, Bernhard, Münch, and Smelser（1998）, Giddens（1981, 1984）, Luhmann（1981）を参照。社会学者のJ・アレキサンダーらは、ミクロ・マクロ問題の体系的な図書をまとめた。

（19） Berger and Luckmann（1966）.

（20） Rawls（1993：386-388）. ロールズの研究は多く行われている。重なり合う合意と正当化の問題については、福間（2007）や渡辺（1998）を参照。本書では、第四章と第七章の考察を参照。

（21） Habermas（1995）.

（22） Jonsen（1991, 1998）やToulmin（1981, 1987）を参照。

（23） Abram and Wolf（1984）.

（24） 合意形成研究会（1994）を参照。

（25） Habermas（1962, 1992, 1996）.

（26） Bessette（1980）.

（27） Jennings（1991）, Moreno（1988, 1994, 1995）.

（28） Kuhse（1994：77-78）.

（29） Brock（1995：216-222）, Kelly（2003：348-350）. このことは、生命倫理の問題を解決するには多数決や世論調査だけでなく十分な議論を行う必要があることを示す。

（30）Smith（2000）やSpielman（2003）を参照。

（31）齋藤（2000 : viii-ix）を参照。

（32）赤林（2003）を参照。

（33）「科学的妥当性」（scientific validity）とは、医科学研究の研究目的が、科学的に価値があり、研究にふさわしい研究的方法をとっていることをさす。二〇〇〇年のヘルシンキ宣言第一一条では、「ヒトを対象とする医学研究は、一般的に受け入れられた科学原則に従い、科学的文献の十分な知識、他の関連した情報源及び十分な実験、並びに必要な場合には動物実験に基づかなければならない」と示されている。なお、二〇〇八年にヘルシンキ宣言の改訂が行われた。科学的妥当性は、科学技術社会論における科学的合理性（scientific rationality）を基礎づける概念でもある。藤垣（2003）を参照。一方、「倫理的妥当性」（ethical validity）とは、医科学研究が倫理的に正当化できることをさす。たとえば、インフォームド・コンセント、守秘義務、安全性、被験者の選定、利益相反などの課題がある。二〇〇〇年のヘルシンキ宣言第一四条では、「研究計画は、倫理的な考慮に関する言明を含むべきであり、この宣言に基づく原則に一致していることを示すべきである」と示されている。日本の生命倫理委員会が策定した指針は、ヘルシンキ宣言に影響を受けているため、科学的妥当性と倫理的妥当性に関する説明を行うことが多い。科学的妥当性と倫理的妥当性の関係は、異なることもあるが、重なることも少なからずある。科学的妥当性と倫理的妥当性に関する議論は、第三章や第Ⅱ部を参照。

（34）Benjamin（1995）.

（35）Weber（1904［1998 : 119］）.

（36）徳永・厚東（1995 : 94-96）や向井（1997）を参照。

（37）Rawls（1993 : 133-172）. ロールズが示す「重なり合う合意」については、多元的社会の基礎づけとなる正義（たとえば、基本的人権の問題）が構想できるとみなす考え方もある。

（38）Toulmin（1981 : 32）.

（39）Kuczewski（1997 : 2-6）. M・クシェウスキーによると、国家委員会をきっかけに、一九八〇年代にアリストテレスの実践知に対する哲学上の再評価が進んだと指摘している。

（40）Moreno（1995 : 61）.

（41）Beauchamp（2003, 2005）.

（42）Benjamin（1990a, b）.

（43）Warnock（1985a : 517）. M・ウォーノック委員長の経験をまとめたWarnock（1985b）も参照。

（44）Beauchamp and Childress（1989）. 倫理理論には、大きく分けて功利主義、義務論、徳倫理などがあり、生命・医療倫理学の原則論には、研究倫理の三原則（人格尊重・善行・正義）や四原則（自律・善行・無危害・正義）がある。規則には、ヒポクラテスの誓いのような倫理綱領や、医科学研究の指針等の研究規則がある。ケースについては決疑論に基づく四分割表が用いられることが多い（Jonsen and Toulmin,

1988）。

(45) 藤垣（2002, 2003）を参照。また、科学技術政策や審議会における科学アドバイザーの役割に関しては、Jasanoff（1990）を参照。

(46) レンは、競合型や合意型のほかに、王立協会やアカデミーでみられる「信託型」（fiduciary）と、北欧で見られる「協調組合型」（corporatist）を提示している。「信託型」の特徴は、①パトロンによる閉じたサークルがあること、②公共のコントロールを受けずに公共の投資を行うこと、③手続きのルールはほとんどないこと、④システムにおける信念による方向づけを行うこと、になる。信託型における専門家集団の役割は、(1)啓蒙と背景知識を強調すること、(2)制度内専門家へ大きく信頼すること、(3)官僚的な効率性に依存すること、(4)個人的関係に依拠すること、になる。また、「協調組合型」の特徴は、①利益団体や専門家に対して開かれていること、②公共コントロールの度合いが限定的だが見えやすいこと、③堅固な手続きのルールをもつこと、④意思決定集団が持続可能な信頼をもつような方向づけを行うこと、になる。協調組合型における専門家集団の役割は (1)専門家の判断と政治的配慮を強調すること、(2)専門家の公正さへの強い信頼を作ること、(3)科学的に決定された限界内で協定によって統合すること、(4)科学的共同体における有識者の立場に準拠すること、になる。Renn（1995 : 151）を参照。

第Ⅰ章

(1) 米国の生命倫理委員会に関する研究は数多くある。生命倫理委員会の概論について年代順に示すと、Walters（1989), Office of Technology Assessment (1993), Hanna, Cook-Deegan, and Nishimi (1993), Moskowitz (1994), Hatfield (1994-5), Charo (1996), Cook-Deegan (1998), Caplan (2003), Brock (2003), Powers (2005) となる。国家委員会については、Toulmin (1981, 1982, 1987), Jonsen (1991, 1998), Gray (1995), Childress, Meslin, and Shapiro (2005) を参照。倫理諮問委員会（ＥＡＢ）については、Mendeloff (1985), Carmen (1994) を参照。大統領委員会については、Boone (1983), Capron (1983, 2005), Callahan (1984), Weisbard and Arras (1984), Weisbard (1987), Wilker (1991), Cassel (1994), Gray (1995) を参照。国家生命倫理諮問委員会（ＮＢＡＣ）については、Crigger (1994), Capron (1997), Childless (1997, 1998), Shapiro (1997, 1999), Wolf (1997), Rosen (1999), Eiseman (2003), Shapiro and Meslin (2005) を参照。大統領生命倫理評議会（ＰＣＢＥ）については、Kass (2005), Kuczewski (2007) を参照。また、英国の生命倫理委員会については、Benjamin (1990a)、井上・神里 (2005) を参照。さらに、フォーラム型の生命倫理委員会の議論として、Dzur and Levin (2004, 2007), Johnson (2006) を参照。

(2) Jonsen (1998).

（3）国家委員会のスタッフであったS・トゥールミンは、委員の経験に基づいてToulmin（1981, 1982）のような論文を執筆して、生命・医療倫理学に大きな影響を与えている。他の委員については、Childress, Meslin, and Shapiro（2005）を参照。

（4）生命倫理委員会の合意形成に関する研究は、Bayertz（1994）, Benjamin（1995）, Jennings（1991）, Katz（1984）, Kelly（2003）, Moreno（1995）を参照。

（5）Office of Technology Assessment（1993）, Bulger, Bobby, and Fineberg（1995）. OTAの制度については、Bimber（1996）を参照。

（6）香川（2001）、土屋（2004）を参照。日本における米国生命倫理の歴史についての研究として、広井（1996）、香川（2001, 2006）、小松（2002, 2008）、田代（2006）、宮野（1974）、額賀（2008a, b）、土屋（1998, 2004）、米本（1985, 1988）をあげることができる。また、日本における米国の生命・医療倫理政策の研究として、天野（2006）、児玉（2008）、丸山（1996）、武藤（2008）、瀬戸山（2008）、庄司（2000）を参照。香川知晶らが行った米国の生命倫理学者へのアンケート調査によると、米国の生命倫理は国家委員会などの公共政策に大きな影響を受けたという（香川 2008）。

（7）米国における生命倫理の歴史に関する研究は、Baker（2002）, Callahan（1973, 1999）, Fox（1989, 1990, 1994）, Jonsen（1991, 1993, 1998）, Rothman（1991）, Stevens（2000）を参照。

（8）Callahan（2003）.

（9）Jonsen（1998 : 101）.

（10）Childress, Meslin, and Shapiro（2005）.

（11）Hammitt, Sobel, and Zaid（2002）の第二四章を参照。なお、米国の生命倫理委員会は情報公開法（Freedom of Information Act, FOIA, Pubic Law 89-487; 90-23, 1966）にも拘束されているが、FACAと重なると考えられる。奥平（1979）を参照。

（12）諮問委員会は、歴史的には一九世紀の英国の王立諮問委員会（一八三二〜四年）まで遡ることができるが、二〇世紀の米国では、大統領によるいくつかの諮問委員会が開かれ、六〇年代以降、行政問題を解決する手段として、公共の場で審議されるようになった。

（13）遠藤の「政府諮問委員会の役割」（二〇〇五年一一月二七日掲載）を参照。http://homepage1.nifty.com/bicycletour/sci-ron.advisory.html また、平川の「連邦諮問委員会法」を参照。http://hideyukihirakawa.com/sts_archive/usregsys/05.html（二〇〇九年四月四日）

（14）Smith（2002）や奥平（1979）を参照。

（15）Spielman（2003）によると、FACAにおいて諮問委員会の「説明責任」も重要な目標であると指摘している。

（16）RACについては、Fredrickson（2001）を参照。HFTTRPについては、Bulger, Bobby, and Fineberg（1995 :

97-99), Childress (1991), 天野 (2006) を参照。ＥＬＳＩについては、Bulger, Bobby, and Fineberg (1995 : 96-97) や武藤 (2008) を参照。ＥＬＳＩは Ethical, Legal, and Social Issue (Implications) の略称である。ＨＥＲＰについては、Kelly (2003) を参照。なお、付録で示された委員会の名簿は［　］で示された年時に基づく。

(17) 表１－２における生命倫理委員会の開始年は審議が始まった年に基づく。そのため、委員会の設置のために法律が策定された年とは必ずしも同じではない。

(18) National Commission は、慣例に従い「国家委員会」と訳したが、中央集権的な組織という誤解を招く恐れがあり「全米委員会」と訳すべきだという意見もある。また、国家委員会のアーカイブ資料は、National Commission for the Protection of Human Subjects of Biomedical and Behavioral Research, A Guide to the Collection, Archive at National Reference Center for Bioethics Literature (NRCBL), the Kennedy Institute of Ethics, Georgetown University (以下、NRCBL と示す) を参照。

(19) Beecher (1996). 詳細は第八章を参照。

(20) 国家委員会と大統領委員会の評価は、Gray (1995) に基づく。医療社会学者のグレイは、ＩＲＢなどの大規模な調査研究を行い、政策のための実証的なデータを基礎づけた。そのデータは、国家委員会が果たした重要な貢献の一つといえる。だが、Ｒ・ウォルターズが指摘するように、その役割は十分に評価されているわけではない。Gray (1975) を参照。また、Interview with ReLoy B. Walters, September 24, 2004, p. 7, Oral History of the Belmont Report and the National Commission for the Protection of Human Subjects of Biomedical and Behavioral Research http://www.hhs.gov/ohrp/belmont Archive.html (二〇〇九年二月一四日) を参照。

(21) Carmen (1994) や Mendeloff (1985) を参照。また、体外受精の報告書については Bulger, Bobby, and Fineberg (1995 : 94-95) を参照。

(22) Abram and Wolf (1984).

(23) 唄 (1987) を参照。翻訳については、厚生省医務局医事課 (1984) を参照。

(24) 佐々木 (2004 : 151-162) を参照。

(25) Jonsen (1998 : 110, 243-244).

(26) Bulger, Bobby, and Fineberg (1995 : 151-152, 286).

(27) Bulger, Bobby, and Fineberg (1995 : 286).

(28) Gray (1995).

(29) Cook-Deegan (1994, 1998).

(30) Hanna, Cook-Deegan, and Nishimi (1993); Minutes, BEAC, Sep. 27, 1988, NRCBL.

(31) Minutes 2, BEAC, Feb.17/18, 1988; Briefing Book, BEAC, Second Meeting, 1989, NRCBL を参照。

(32) Cook-Deegan, R. M., *Research Proposal*, 1989,

NRCBL.

（33）綾野（2001）を参照。

（34）米本（2006）やFletcher（2001）を参照。

（35）Holland, Lebacqz, and Zoloth（2001）や天野（2006）を参照。

（36）Rosen（1999）.

（37）Shapiro and Meslin（2005）.

（38）Nussbaum and Sunstein（1998）.

（39）Eiseman（2003）.

（40）OTA（1993 : 28-31）.

（41）OTA（1993 : 31-33）.

（42）Gray（1995 : 261-306）.

（43）Caplan（2003）.

（44）Callahan（1981, 1993, 2003）.

（45）Jasanoff（1990）. 規制倫理学・規制科学に関する議論は、第II部を参照。

（46）Giddens（1981, 1984）.

第二章

（1）生命・医療倫理政策の先駆的な研究として、広井（1992, 1996）、木村（1995）、米本（1985）をあげることができる。日本の生命・医療倫理政策の体系的な出版物としては、橳島（2001）、広井（2003）、菱山（2003）、米本（2006）を参照。

（2）日本における生命・医療倫理政策の研究として、赤林（2003）、Akabayashi and Slingsby（2003）、広井（1992, 1996, 2003）、法性（1998）、位田（1998, 2000, 2005）、甲斐（2001, 2007）、科学技術政策研究所（2000）、加藤（2002）、栗原（2003）、牧山（2004）、丸山（2003）、毛利（2004）、橳島（2001）、佐藤（2004）、Sato, Akabayashi, and Kai（2006）, 島薗（2006）、総合研究開発機構・川井（2001, 2005）、杉田（2008）、米本（1988, 2006）を参照。日本では、三菱化成生命科学研究所の社会生命科学研究室や科学技術文明研究所において、諸外国の生命・医療倫理政策の比較研究が行われていた。橳島・市野川・武藤・米本（1994）を参照。

（3）理論研究としては、Kuczewski（1997, 2007）, Moreno（1995）を参照。生命・医療倫理政策の評価研究として、Office of Technology Assessment（1993）をあげることができる。歴史研究は、Jonsen（1998）, Childress, Meslin, and Shapiro（2005）を参照。「合意形成」の研究については、Bayertz（1994）, Jennings（1991）, ten Have（1994）、伊東（2000）、皆吉（2005）、佐藤（2004）、吉武（2007）を参照。米国の生命・医療倫理政策に関する議論や研究については、第一章における文献を参照。

（4）行政法（国家行政組織法八条など）の観点からすると、生命倫理委員会は「審議会」として位置づけられる。本書では、「生命倫理委員会」には行政機関の私的諮問機関（懇談会・調査会）や米国の諮問委員会も含めて考えているため「委員会」という名称を用いる。なお、私的諮問機関は、国家行政組織法第八条の「審議会」のように法律に基づいているわけではないが、各省庁の行政活動の一つとして審議会の機能を果たしている。藤田（2005）、磯部（2004）、金子（1985）、塩野（2001）の文献を参照。

（5）近年、日本では生命倫理の歴史研究に関心が集まっている。日本の生命倫理についての歴史研究として、加藤（2007）、小泉（2004）、小松（2002）、坂本（2007）、高橋・浅井（2007）、田中（2005）、土屋（1998）を参照。また、林（2002）、田中（2008）のように、生命・医療倫理政策に関する歴史研究も進展しつつある。しかしその一方、生命倫理委員会の合意形成に関わる詳細な歴史分析は多いとはいえない。

（6）赤林（2003）における脳死や遺伝子治療の事例研究を参照。

（7）Benjamin（1995）を参照。また、合意形成モデルの説明については、序章を参照。

（8）一九九七年以降の厚生科学審議会や厚生科学の動向については、廣井（1999）や厚生科学研究会（2000）を参照。

（9）Potter（1971）を参照。生命倫理学者の土屋貴志による歴史分析（1998）は、日本の生命倫理の歴史を初めて体系的に分析したものであり、日本における生命倫理の歴史研究に影響を与えている。

（10）飯野（1993）を参照。生物学者の飯野徹雄は、組換えDNA実験指針の規制に参加しただけでなく、『我が国の大学等における組換えDNA実験の歩み（資料集）』（1993）という詳細な資料集を編纂した。

（11）組換えDNA実験については、飯野（1993, 1994）、田島（1976）、手塚（1983）を参照。

（12）金一・額賀・佐伯（2007）は当時の関係者へのインタビュー調査を行い、その結果に基づいて規制の過程を説明している。なお、「科学と社会特別委員会」は、指針を策定後、一九八〇年三月に解散となった。碧海・大熊・加藤（1989：349）を参照。

（13）『理想』一九八一年八月号、『理想』一九八五年一二月号。

（14）青木（2007）、坂本（2007）を参照。日本学術会議で「生命倫理」という用語が用いられたことについては、Nagai, Nukaga, Saeki, and Akabayashi (2009) を参照。

（15）中村（1981, 1982）を参照。当時、中村桂子は、三菱化成生命科学研究所において組換えDNA実験の問題だけでなく、生命・医療倫理政策に関わる研究や情報発信（『生命・人間・社会』というニューズレターの発行）を行っていた。

（16）厚生省医務局（1983）、厚生省健康政策局医事課（1985）を参照。当時の新聞記事によると、厚生大臣が自ら生命や倫理に関する問題のコンセンサス作りに乗り出したという。「会合のあと記者会見をした林義郎厚相は『難しい問題であり、初めから答申を出してもらうつもりはない。しかし、できたらガイドラインのようなものをつくり、国民全体で考えてもらうきっかけにしたい』と語った」毎日新聞一九八三年四月一四日（朝刊）「厚生省の懇談会が発足　生命と倫理指針作りへ」。

（17）大統領委員会の概括報告書については、厚生省医務局医事課（1984）が翻訳を行った。

（18）渡辺（1985：263）を参照。

（19）佐々木（2004）を参照。

（20）臨時脳死及び臓器移植調査会（1991-2）を参照。

（21）刑法学者の平野龍一は、脳死臨調における委員の経験を述べている（平野 2005）。

（22）臨時脳死及び臓器移植調査会（1991：38, 1992）を参照。

（23）永井（1992）を参照。

（24）朝日新聞一九九二年四月二八日「脳しゅようへの遺伝子治療申請　名大神経外科グループ」、朝日新聞一九九二年六月二二日「名大の研究にも弾み　科学会議が遺伝子治療推進の中間報告」。

（25）厚生省大臣官房厚生科学課（1995）を参照。なお、「遺伝子治療に関する専門委員会」は、実質的には一九九一年から九四年までの活動であるが、親委員会である厚生科学会議が存続した九七年までの期間を示しておく。

（26）赤林（2003：134-140）を参照。

（27）高久（1993a, b）の解説を参照。

（28）中央評価会議は米国のＲＡＣに相当し、遺伝子治療計画の申請者に対する科学的・倫理的妥当性の評価を中心に行うのに対して、中央薬事審議会は、米国のＦＤＡにあたり、遺伝子治療用の医薬品の安全性などに対する評価が中心となる。厚生省大臣官房厚生科学課（1995）を参照。

（29）額賀・金一・赤林（2007）のインタビュー調査の結果に基づいている。生命倫理の歴史や生命倫理政策にかかわる生命倫理学者や行政関係者らの有識者二五名を対象として、聞き取り調査を行った。

（30）額賀・金一・赤林（2007：69-70）におけるインタビュー調査の結果を参照。

（31）一九九四年六月一三日第二回遺伝子治療臨床研究中央評価会議議事録、九頁。

（32）米本（1993）を参照。

（33）額賀・金一・赤林（2007）におけるインタビュー調査の結果を参照。

（34）藤田（2005）を参照。中央省庁等改革基本法の条文については、第三章の註41を参照。

（35）位田（2000, 2001）を参照。他の要因として、一九九五年の科学技術基本法に基づいて九〇年代後半に科学技術の関連予算が増えたことが挙げられる。そのため、生命倫理関連分野にも予算がつくようになり、生命倫理への認識が高まったのである。科学技術政策の問題については、第八章で詳細に論じる。また、内閣府（2001a, b）や政府資料等普及調査会調査部（2001）を参照。

（36）総理府「クローンに関する有識者アンケート調査」（平成一〇年八〜九月）http://www 8.cag.go.jp/survey/clone.html（二〇〇五年八月一〇日）。

（37）甲斐（2001:88）を参照。人間の尊厳に関する議論は、本書の第七章で論じている。

（38）額賀・金一・赤林（2007:71）のインタビュー調査の結果に基づく。

（39）位田（2005:73-85）や磯部（2002b:109）を参照。法学者の位田隆一らが示すように、行政によるガイドラインが規律としての性質をそなえており、実効性のあるソフト・ローの役割を果たしているという議論がある。過去の判例に基づく「判例法主義」をとる米国に対して、成文法（制定法）の条文に基づく「成文法（制定法）主義」の日本では、指針のようなルールの形成が重要な行為規範の規律となる可能性が高いといえるだろう。

（40）額賀・金一・赤林（2007:71）を参照。

（41）日比野・永田（2004）はクローン技術規制法の成立に至るまでの言説分析を行った。

（42）額賀・金一・赤林（2007:71）を参照。

（43）科学技術会議生命倫理委員会『ヒトゲノム研究に関する基本原則について』(2000)。http://www.mext.go.jp/a_menu/shinkou/seimei/gensokuj.pdf（二〇〇四年五月一九日）

（44）塩野（2001:71-2）と磯部（2004:125-126）を参照。

（45）表2―3は、赤林（2003:256）の「表Ⅵ2―1合議制機関の類型」に基づいて作成したものである。

（46）位田（2005）を参照。

第三章

（1）Jasanoff（2005）、Gottweis（1998）、山中・額賀（2007）を参照。

（2）Macer（1992）.

（3）Lock（2001）.

（4）Renn（1995）.

（5）Wright（1994）.

（6）国際比較研究として、橳島・市野川・武藤・米本（1994）、橳島（2001）、Office of Technology Assessment（1993）や Sato and Akabayashi（2005）を参照。

（7）国際比較研究の手法は、真鍋（2003）、Ragin（1987）を参照。国際比較分析で影響力のあるC・レイガンのブール代数アプローチについては第八章において論じる。

（8）近年、比較史のアプローチは発展しているが、生命・医療倫理政策の分野に導入した研究は少ないといえる。比較史のアプローチについては、Mahoney and Rueschemeyer（2003）を参照。

（9）生命倫理学者のA・ジョンセン（Jonsen, 1998）は、生命倫理の歴史分析において事例研究の手法を用いた。一方、OTA（1993）や Cook-Deegan（1998）は生命倫理委員会の制度などに焦点を当てて、通史分析の手法を用いた。だが、生命・医療倫理政策の分野では、両者のアプローチを用いた国際比較研究はほとんどみられない。

（10）科学技術が公共財であるという見方は日本ではあまり一般的ではないかもしれない。だが、科学技術社会論では、科学技術（特に基礎研究）はもともと大学における公共性の高い行為に基づいていると認識されている。実際、欧米では「公共科学」（public science）という用語があるように、公共財としての科学が用いられてきた伝統がある。もちろん、商業化に伴い、科学技術の公共性が揺らいでいるという問題も指摘されている。Thackray（1998）のプライベート・サイエンスという概念を参照。また、公共性を論じる公共哲学については、桂木（2005）や安彦・谷本（2004）を参照。

（11）公共財、国際公共財、自由財（私的財）については、飯田・大野・寺崎（2006）を参照。

（12）小松（2002 : 41–45）や Fox（1989 : 263–266）を参照。

（13）パブリックヘルスエシックス（公衆衛生倫理学）に関する体系的な概説として、Callahan and Jennings（2002）, Childress, Faden, Gaare, Gostin, Kahn, Bonnie, Kass, Mastroianni, Moreno, and Nieburg（2002）, Gostin（2001）, Kass（2004）を参照。公衆衛生倫理学は生命・医療倫理学の一分野なのか、あるいは新しい独立した一分野であるのかという問題は今後とも議論を要する。

（14）ただし、生命・医療倫理学において市場に関する研究がないというわけではない。八〇年代には、大統領委員会の報告書『ヘルスケアへのアクセス問題』（*Securing Access to Health Care*, 1983）をきっかけに、ヘルスケアシステムの研究が行われた。また、シアトルの「神の委員会」のように、資源配分の問題は初期の生命倫理においても重要な課題であり、生命・医療倫理学では社会正義の問題として論じられてきた。Beauchamp and Faden（1979）, Callahan（1988）, Pellegrino and Thomasma（1988）を参照。

（15）香川（2001, 2006）を参照。

（16）立岩（1997 : 3）を参照。

（17）Thackray（1998）.

（18）利益相反に関しては、Amdur（2003）や Steneck（2003）を参照。

（19）Amdur（2003）.

（20）Office of Technology Assessment（1993）.

（21）Spielman（2003）.

（22）詳細な予算や費用については、終章を参照。

（23）Abram and Wolf（1984）.

（24）Bulger, Bobby, and Fineberg（1995）.

（25）ケイプロンは、大統領委員会のアプローチはベルモント・レポートの影響は少なく、実践的なアプローチを取ったと述べている。Capron（2005）を参照。

（26）情報発信機能は、情報公開機能と区別することができる。情報公開機能は、情報へのアクセスを重要な課題とみなし、相互コミュニケーションを促す目的を持っていないためである。

（27）たとえば、ＢＥＡＣの計画案では、人材育成が目標の一つとなっていた。国家委員会や大統領委員会では、スタッフのほかに研究生や大学院生がかかわっていた。

（28）日本の生命倫理委員会は政策立案機能が高いが、そのことが妥協モデルの多い理由になるかどうかという問題については、詳細な分析を必要とする。

（29）科学技術会議の総合調整機能に対して批判的な見方もあるが、九〇年代中期以降の行政改革によって従来よりも変化してきたといえるだろう。見角（1999）を参照。

（30）行政改革によるパブリックコメントについては藤田（2005）を参照。

（31）金子（1985 : 118）。

（32）近年の総合科学技術会議の分析については、赤林（2003）を参照。

（33）国会同意人事については、赤林（2003 : 259）を参照。

（34）位田（2005）を参照。

（35）総合研究開発機構・川井（2001, 2005）。

（36）六つの機能は互いに重複する場合もありうるが、独立した要素として分析することが可能であると考えられる。これらの機能の分析については、政策提言を一つの可能性として議論した終章も参照。

（37）位田（2005）を参照。

（38）藤田（2005 : 90-107）、金子（1985 : 118）、塩野（2002 : 71-76）を参照。

（39）赤林（2003）や牧山（2004）を参照。

（40）塩野（2001）を参照。

（41）藤田（2005 : 92-93）。一九九八年の中央省庁等改革基本法において、審議会がより国民に開かれるように、公開審議やパブリックコメントが義務づけられるようになった。中央省庁等改革基本法の第三〇条五項では「会議又は議事録は、公開することを原則とし、運営の透明性を確保すること」と定めてある。また、第五〇条二項では「政府は、政策形成に民意を反映し、並びにその過程の公正性及び透明性を確保するため、重要な政策の立案に当たり、その趣旨、内容その他必要な事項を公表し、専門家、利害関係人その他広く国民の意見を求め、これを考慮してその決定を行う仕組みの活用及び整備を図るものとする」となっている。

（42）広井（1992）を参照。

第四章

（1）Office of Technology Assessment（1993）や Bulger, Bobby, and Fineberg（1995）を参照。また、日本における国家委員会の歴史分析については、香川（2001）や土屋（2004）を参照。また、ベルモント・レポートについては、香川（2001）や田代（2006）を参照。

（2）Emanuel, Crouch, Arras, Moreno, and Grady（2003 : 27）.

（3）Steneck（2003）.

（4）Jonsen（1998）, Beauchamp（2003, 2005）, Toulmin

(1981, 1987).

（5） Childress, Meslin, and Shapiro (2005).

（6） Clouser and Gert (1990), Bulger, Bobby, and Fineberg (1995).

（7） Callahan (1993, 2003). キャラハン (2003) は、生命倫理を「理論の生命倫理、臨床の生命倫理、規制（政策）の生命倫理、文化の生命倫理」という四つに分類している。「規制の倫理」という用語も可能だが、生命倫理学の下部概念としても理解できるため、規制倫理学という用語を用いる。規制倫理学の解説は、香川 (2001, 2006) が詳しい。

（8） Toulmin (1981 : 32), Jonsen and Toulmin (1988).

（9） Interview with Charles R. McCarthy, July 22, 2004, pp. 3-17, Oral History of the Belmont Report and the National Commission for the Protection of Human Subjects of Biomedical and Behavioral Research（以下OHRPとする）を参照。http://www.hhs.gov/ohrp/belmont Archive.html（二〇〇九年二月一四日）

（10） Interview with Hon. Paul Rogers, September 9, 2004, p. 3, OHRP.

（11） 国家研究法の法律については以下を参照。http://history.nih.gov/01 doc/historical/documents/PL 93 - 348.pdf（二〇〇九年二月二三日）. 当時国家委員会のスタッフであった医師のＤ・アレキサンダーによると、委員の人事は、学会や議会の推薦のほかに、ＮＩＨ長官の判断に委ねられていたという。Interview with Duane Alexander, July 9, 2004, p. 10, OHRP.

（12） Interview with Stephen Toulmin, May 14, 2004, p. 4, OHRP.

（13） ベルモント・レポートは、審議においてベルモント・ペーパーと呼ばれていた (Beauchamp, 2003, 2005)。だが、本書では、「ベルモント・レポート」（あるいはドラフト）という名称を用いる。なお、ケネディ倫理学研究所の国立生命倫理リファレンスセンター (Kennedy Institutes of Ethics, Georgetown University, National Reference Center for Bioethics Literature) のアーカイブ資料は、以下NRCBLと表記する。

（14） Belmont Appendix, p. 1, February 13-16, 1976, Box 4, NRCBL.

（15） トゥールミンは、一九四八年にケンブリッジ大学の哲学科を卒業後、米国では科学哲学やレトリック研究で知られるようになった。国家委員会においてスタッフの経験を経て、ジョンセンとともに決疑論に関する著作 *The Abuse of Casuistry* (1988) を発表している。

（16） ベルモント・レポートの歴史的意義として、研究倫理の三原則だけでなく「研究と診療の区分」の問題をあげることができる。ヘルシンキ宣言では、治療研究は治療とほぼ同等の医師の裁量権が示されたのに対して、ベルモント・レポートでは、研究と診療の区分はあいまいであることを認めながらも、治療に関わる研究（いわゆる治療研究）や研究の要素を含む場合には研究のカテゴリーに区分され被験者の保護のための措置を行う必要性を示した。田代（2006）を参照。

(17) Transcript of Meeting #15, 1976, pp. 2-3, Box 26, NRCBL.

(18) Ibid., p. 3, NRCBL.

(19) Ibid., pp. 4-5, NRCBL.

(20) Ibid., p. 5, NRCBL.

(21) Ibid., pp. 99-100, NRCBL. 委員の研究班分けでは、行動科学者のJ・ブラディ委員と法学者のD・ルイセル委員が、倫理原則のグループを希望した。

(22) Transcript of Meeting #15, 1976, p. 101, Box 26, NRCBL.

(23) Ibid., p. 101, NRCBL.

(24) Ibid., p. 109, NRCBL.

(25) Ibid., p. 109, NRCBL.

(26) Ibid., p. 115, NRCBL.

(27) Ibid., p. 137, NRCBL.

(28) T・ビーチャムは、研究倫理の三原則の中で人格尊重原則が「一番重要な原則」であると述べている。Interview with Tom Lamar Beauchamp, September 22, 2004, p. 12, OHRPを参照。また、人格尊重原則と自律原則は近いとみなされるが、両者の関係は歴史的な観点から研究する必要がある。Davis（2008）を参照。

(29) Draft of Belmont Report, Meeting #16, March 1, 1976, Box 27, NRCBL.

(30) Draft of Belmont Report, Meeting #19, June 3, 1976, Box 28, NRCBL.

(31) Jonsen（1988 : 103）.

(32) Draft of Belmont Report, Meeting #19, June 3, 1976, p. 9, Box 28, NRCBL.

(33) Ibid., p. 9, NRCBL.

(34) トゥールミンは、いったん講義のためにシカゴ大学に戻ったが、その後、後半の国家委員会の審議に専属コンサルタントとして参加している。だが、ベルモント・レポートを作成するという役割は、ビーチャムに委ねられるようになった。

(35) Beauchamp（2003, 2005）. 当時、ビーチャムは、J・F・チルドレスとともに、生命・医療倫理学のベストセラーとなる *Ethical Principles of Biomedical Ethics* の初版（1979）を執筆していた。その著作によって、生命・医療倫理学の四原則が基礎づけられた。

(36) ベルモント・レポートに関するコメントは、Beauchamp（2003, 2005）を参照。

(37) 倫理原則についてのコメントは、Beauchamp（2005 : 22）を参照。なお、ビーチャムによると、アカデミックな哲学の議論を加えようとするスタッフもいたが、委員の中にはベルモント・レポートの簡潔な基本原則にこだわる人もいた。

(38) Draft of Belmont Report, Meeting #30, 1977, Box

30, NRCBL.

（39） Ibid., 1977, NRCBL.

（40） Transcript of Meeting #32, 1977, Box 31, NRCBL.

（41） Ibid., p. 112, NRCBL.

（42） Ibid., p. 15, NRCBL.

（43） Beauchamp（2005 : 24）.

（44） Draft of Belmont Report, Meeting #39, 1978, Box 20, NRCBL.

（45） Draft of Belmont Report, Meeting #41, April 6, 1978, Box 20, NRCBL.

（46） Interview with Tom Lamar Beauchamp, September 22, 2004, p. 4, OHRP.

（47） Transcript of Meeting #41, Box 33, NRCBL.

（48） Transcript of Meeting #41, 1978, pp. 155-156 Box 33, NRCBL.

（49） Beauchamp（2003 : 22）.

（50） Draft of Belmont Report, Meeting #43, September 8, 1978, Box 21, NRCBL.

（51） 丸山（1996）や Steneck（2003）を参照。コモン・ルールの適用範囲は「ヒト被験者を対象とする研究」であり、研究とは「一般化されうる知識を生成しまたはそれに寄与するように意図された研究開発、検査、評価などの体系的な調査」と定義されている。丸山（1996 : 62）を参照。

（52） Beaucham and Childress（1979）.

（53） Interview with Robert J. Levine, May 14, 2004, p. 10, OHRP. 医学者のR・ルバインは国家委員会の専属コンサルタントとして参加して、ベルモント・レポートの「研究と診療の区分」の研究班で中心的な役割を担った。インタビューによると、一九八六年ごろ、ルバインはWHOにおけるエイズ問題の委員長となり、ベルモント・レポートの三原則を倫理基準として取り入れたという。

（54） Draft of Belmont Report, Meeting #16, 1976, Box 27; Draft of Belmont Report, Meeting #19, June 3, 1976, Box 28; Draft of Belmont Report, Meeting #39, February 3, 1978, Box 20; Draft of Belmont Report, Meeting #43, September 8, 1978, Box 21, NRCBL.

（55） Draft of Belmont Report, Meeting #39, February 3, 1978, ANC, NRCBL.

（56） Draft of Belmont Report, Meeting #16, March 1, 1976, Box 27; Draft of Belmont Report, Meeting #19, June 3, 1976, Box 28; Draft of Belmont Report, Meeting #39, February 3, 1978, Box 20; Draft of Belmont Report, Meeting #43, September 8, 1978, Box 21, NRCBL.

（57） 第四一回のドラフトは、Draft of Belmont Report, Meeting #41, April 6, 1978, Box 20, NRCBLを、第四二回のドラフトは、Draft of Belmont Report, Meeting #42, June 8, 1978, Box 21, NRCBLを参照。

(58) 規制倫理学は、D・キャラハン（1981）のいう最低限倫理（minimalist ethics）に影響を受けていると考えられる。最低限倫理は、J・S・ミルの他者危害原理を解釈して用いられる実践的なアプローチであり、理論的な問題をあまり扱わない。最低限倫理の影響によって、規制倫理学は科学的妥当性の問題よりも倫理的妥当性にかかわる合意形成を目指す傾向にある。香川（2001, 2006）を参照。

(59) Interview with Stephen Toulmin, May 14, 2004, p. 4, OHRP.

(60) Jonsen（1998）、香川（2001）を参照。

(61) Rawls（1993 : 386–388). ロールズの研究は多く行われている。重なり合う合意と正当化の問題については、福間（2007）を参照。

(62) Habermas（1995, 1996).

(63) Gray（1995). ベルモント・レポートが受容される過程でいくつかのカンファレンスが行われていた。ベルモント・レポートに関する二五周年記念シンポジウムについては、以下を参照。 http://www.hhs.gov/ohrp/belmontArchive.html（二〇〇九年二月一四日）

(64) Emanuel, Crouch, Arras, Moreno, and Grady (2003 : 27).

第五章

(1) ジャサノフ（Jasanoff, 1990）は規制科学の構想をL・サルターから得ている（Salter, 1988 : 5–10, 186–209)。四つの特徴は、サルターの四類型や分析をもとに、著者がまとめたものである。ただし、サルターは特徴（1）を「理想的な科学」と名づけたが、その表記は誤解を招く可能性があるので、ジャサノフの定義やサルターの説明内容から「科学が政策に用いられること」としてまとめた。これらの特徴は、サルターらが環境問題などを分析した実証的な研究から抽出された理念型である。ジャサノフは規制科学の特徴として「知の生成」「知の統合」「知の予測」をあげたが、サルターの説明のほうが規制科学概念の構成要素として包括的である。

(2) Engelhardt and Caplan（1987), Hilgartner（2000), 綾野（2001）、内山（2004）、藤垣（2003）、松本（2003）、中島（2002）、櫛島・市川・武藤・米本（1994）、額賀（2008a, b）を参照。なお、薬学者の内山充は、日本における「レギュラトリーサイエンス」の概念を「我々の身の回りの物質や現象について、その成因や機構、量的と質的実態、及び有効性や有害性の影響を、より的確に知るための方法を編み出す科学であり、次いでその成果を用いてそれぞれを予測し、行政を通じて国民の健康に資する科学」（2004 : 123）と定義した。

(3) Fletcher (1983, 1985, 1990), Lyon and Gorner (1995), Thompson (1994), Walters and Palmer (1997), Nordgren (1999）を参照。

(4) germ-line は「生殖細胞系列」と訳されることが多いが、

本書では「生殖細胞」と記載することにする。

（5） Gray（1995）.

（6） Splicing Life の日本語訳「生命の操作」は厚生省医務局医事課監訳（1984）に基づく。

（7） Evans（2002 : 221-226）.

（8） Nirenberg（1967）. 他にも、遺伝学者のF・フリードマンとR・ロブリンが、一九七〇年代に遺伝子治療を提案し、倫理的問題を示唆した（Friedman and Roblin, 1972）。

（9） Hamilton（1972 : 109-175）.

（10） Wright（1994 : 65-109）.

（11） Martin（1999 : 15-35）.

（12） President's Commission（1982 : 95）.

（13） Meeting III Minutes, 1980, p. 12, Box 34, Archives of the President Commission at National Reference Center for Bioethics Literature, Kennedy Institute of Ethics, Georgetown University（以下、NRCBLとする）。

（14） Evans（2002 : 104-105）.

（15） Transcript of Meeting # 3, pp. 373-379, NRCBL.

（16） Ibid., pp. 376-377.

（17） Ibid., p. 378.

（18） Meeting IV Minutes, 1980, Box 34, pp. 6-8, NRCBL.

（19） Transcript of Meeting 4, September 16, 1980, Box 2, The National Archives at College Park, pp. 270-287.

（20） Powledge, T. M. "Issues raised by genetic engineering," 1980, NRCBL.

（21） A letter from T. Powledge to A.M. Capron, August 12, 1980, Box 15, NRCBL.

（22） Meeting IV Minutes, 1980, Box 34, p. 8, NRCBL.

（23） Evans（2002 : 105-109）.

（24） Meeting IV, Staff memo, Box 34, NRCBL.

（25） Staff Memo, October 2, 1980, Box 34, NRCBL.

（26） Thompson（1994 : 358-413）.

（27） Murray（1990）.

（28） Partial Working Draft, 1981, Box 62, NRCBL.

（29） Staff Memo, Box 34, NRCBL.

（30） Consultant 3/30/81, AMC Notes, Box 34, NRCBL.

（31） 4/4/81, AMC Notes, Box 34, NRCBL.

（32） Memorandum, 1981, Box 35, NRCBL.

（33） Meeting XI Minutes, 1981, Box 34, pp. 1-2, NRCBL.

（34） Staff Memo, Genetic engineering AMC questions, Box 34, NRCBL.

（35） Transcript of Meeting # 22, July 10, 1982, Box 41, NRCBL, pp. 11-12.

（36） Staff Draft, 1982, NRCBL.『生命の操作』における生殖細胞遺伝子治療は、当時の体外受精の技術の影響を受け、初期胚の受精卵治療（zygote therapy）を中心に扱っていたといえる。

（37） 生殖細胞遺伝子治療について、『生命の操作』では、「受精卵治療」を念頭においていたが、ＯＴＡの報告書では、初期胚だけでなく胚の遺伝子治療一般（germ-line gene therapy）を想定したと考えられる。

（38）Walters（1999）.

（39）Recombinant DNA Advisory Committee, *Points to Consider in the Design and Submission of Human Somatic-Cell Gene Therapy Protocol*, 1990. Walters and Palmer（1997 : 171-185）に収録。

（40）Walters and Palmer（1997）.

（41）Fletcher（1990 : 66）.

（42）Office of Technology Assessment（1984）.

（43）OTA（1984 : 8）.

（44）Anderson and Fletcher（1980）.

（45）Anderson（1984）. アンダーソンによる遺伝子治療計画の詳細は、科学ジャーナリストにより報告されている。Thompson（1994）や Lyon and Gorner（1995）を参照。

（46）Thompson（1994）.

（47）Lyon and Gorner（1995）.

（48）綾野（2001）を参照。

（49）先駆的な報告書として、大統領委員会のほかに、一九八二年のＥＣ議会が勧告した“Genetic Engineering : Risks and Chances for Human Rights”を挙げることができる。表５－２に関しては、Walters and Palmer（1997 : 48-49）を参照。

（50）影響力のある論文として、Fletcher and Anderson（1992）と Flower, Juengst, and Zimmerman（1989）を参照。

（51）Juengst（1991）.

（52）Anderson（1989）.

（53）Walters and Palmer（1997）. 遺伝子操作や遺伝子改造に関する近年の研究として、Buchanan, Brock, Daniels, and Wikler（2000）を参照。日本で遺伝子改造の問題を論じた研究として金森（2005）を参照。

（54）Juengst and Waters（1995 : 914-922）.

（55）Fletcher（1990 : 62）.

（56）Fletcher（1990 : 62）.

（57）Walters and Palmer（1997 : 17-59, Chapter 2）.

（58）Evans（2002）, Fletcher（1990）, Walters and Palmer（1997）を参照。

（59）Anderson（1984, 1989）, Fletcher（1983, 1985）, Friedmann（1983）, Motulsky（1983）を参照。

（60）Vogel and Motulsky（1979 : 540）及び Muller（1963）を参照。

（61）Roblin（1979）.

（62）Evans（2002 : 221-224）.

（63）第一版の Neufeld, Roblin, Poste, Mintz, and Shinn（1978）と第二版の Juengst and Walters（1995）を参照。

（64）Gibbons（1994）. Ｍ・ギボンズらは、『知識の新たな生産』（邦訳『現代社会と知の創造』*The New Production of Knowledge*）という報告書において、科学技術政策研究のモード論を展開したことで知られている。モード1とは、大学における既存の専門分野における知識生産をさし、学会や学会誌を基盤としたアプローチをさす。それに対して、モード2は、科学技術政策のように社会的要請の文脈で行われる知識生産をさし、問題解決の課題に対して一分野というよりも多様な専門家の協力によって、現場状況に対応するアプローチである。

第六章

（1）米本（1988 : 97, 1989）を参照。米本昌平が提唱する「ガイドライン＝委員会体制」は、日本の生命・医療倫理政策の研究に影響を及ぼしている。その一方で、ガイドライン＝委員会体制が実際どのように形成され運営されているのかという問題を発展させ、詳細に分析する研究はあまり進んでいない。たとえば、日米の中央委員会、ガイドライン、各施設の倫理委員会がそれぞれどのような役割を担っているのかという分析は今後の研究課題の一つだろう。

（2）飯尾（2008）を参照。

（3）位田（2005）を参照。

（4）米国の遺伝子治療については、鎌谷（1992）、小澤（1995）、島田（1995）、米本（1994）の文献を参照。

（5）生殖細胞遺伝子治療については、川上（1991）、高久・小澤（1996 : 16-18）を参照。インフォームド・コンセントについては、青木（1995）、星野（1994）、松田（1995）を参照。社会的合意形成については、高久（1993a）、米本（1992）を参照。

（6）遺伝子治療の審査体制については、高久（1993b）、高久（1996）、町野（1996）、米本（1993）を参照。

（7）遺伝子治療研究の評価については、林（2003）, Macer（1992）を参照。

（8）赤林（2003）を参照。

（9）厚生省医務局（1983）や厚生省健康政策局医事課（1985）を参照。

（10）毎日新聞一九八三年四月一四日（朝刊）「厚生省の懇談会が発足　生命と倫理　指針作りへ」。

（11）厚生省健康政策局医事課（1985 : 147）を参照。

（12）渡辺格は、日本の分子生物学を築いたパイオニアであり、多くの分子生物学者と協力し、行政府の規制や生命・医療倫理政策に影響を与えた経験を持つ。渡辺（1985）、立花・利根川（1990）などを参照。

（13）厚生省健康政策局医事課（1985 : 147）を参照。

（14）厚生省健康政策局医事課（1985 : 149）を参照。一九八〇年代初期に日本において遺伝子エンハンスメントの問題が懇談会で審議されていたことは注目に値する。

（15）厚生省健康政策局医事課（1985 : 269）を参照。

（16）総理府広報室（1986）を参照。

(17) 他の調査結果として、次のような項目を挙げることができる。ライフサイエンスの成果について「見たり聞いたりしたことがある」事柄で最も多くあげられたのは、体外受精（七五・二%）、人工心臓（七三・〇%）、エネルギー（四三・一%）、癌や遺伝疾患の治療（四〇・一%）であった。

(18) 厚生科学研究会（2000）を参照。

(19) 第一回厚生科学会議議事録（1986）、五―六頁。なお、議事録は厚生労働省のアーカイブ資料である。

(20) 前掲、一七頁。

(21) 柳田邦男については、次の文献を参照。柳田（1996）。

(22) 第六回厚生科学会議議事録（1987）、三三頁。

(23)『厚生科学研究の基盤確立とブレイクスルーのために』については、厚生省大臣官房厚生科学課（1993 : 229-236）を参照。また、研究費予算の増額と民間との連携は、厚生省大臣官房厚生科学課（1992 : 7-11, 18-30）を参照。

(24) 島田・小澤・西沢・横田（1998 : 4）を参照。

(25) Declaration of Inuyama and Reports of the Working Groups (1991 : 128-129).

(26)「遺伝子治療に関する専門委員会」の設置など遺伝子治療の導入に関する歴史的過程は、赤林（2003 : 131-144）を参照。なお、「遺伝子治療に関する専門委員会」の実質的な活動は九四年の指針策定までだが、厚生科学会議が存続した九七年までを設置期間として記す。

(27) 第一六回厚生科学会議議事録（1991）、二二―二三頁。一九八九年に一四期日本学術会議の第一〇八回の総会の議決に基づいて「ヒト・ゲノム・プロジェクトの推進について」という勧告を示した。その勧告を支えたのが、生命科学と生命工学特別委員会が八九年五月に示した『ヒト・ゲノム・プロジェクトの推進について』という報告書であった。その報告書の第五条八項において、次のように述べられている。「これはいわゆる遺伝子治療であるが、もし生殖細胞に対して遺伝子治療が試みられるならば、導入された遺伝子は子孫に遺伝され、その結果ヒトという生物集団の遺伝子構成に人工的な変更を加えることになる。これはヒトという生物の適応の実態が十分に明らかにされていない現在では、きわめて危険である。さらに特異な「正常」概念に立って人間を改造しようとする人が現われれば、これは一層危険な試みといわざるを得ない」。日本学術会議「生命科学と生命工学特別委員会」（1989）、六六頁を参照。

(28) 第一六回厚生科学会議議事録（1991）、二三頁。

(29) 前掲、二二頁。

(30) 第一七回厚生科学会議議事録（1992）、三七頁。

(31) 前掲、三七頁。

(32) 朝日新聞一九九二年四月二八日「脳しゅようへの遺伝子治療申請　名大脳神経外科グループ」。

(33) 厚生省大臣官房厚生科学課（1992 : 248-251）を参照。

(34) 厚生省大臣官房厚生科学課（1993 : 249）を参照。

(35) 厚生省大臣官房厚生科学課（1993 : 352-361）を参照。

厚生科学会議における遺伝子治療に関するガイドラインの承認は一九九三年四月だが、その指針の告示は、九四年二月となった。その理由の一つは、文部省の指針との総合調整があったためである。

(36) 第一九回厚生科学会議議事録 (1993)、一〇頁。

(37) 最終的には、『遺伝子治療に関するガイドラインについて』では、以下のような表現となった。「審査委員会は、遺伝子治療臨床研究の実施に関する科学的及び倫理的事項を総合的に審査するにふさわしい識見を有する分子生物学、細胞生物学、遺伝学、臨床薬理学、病理学等の基礎医学、当該遺伝子治療臨床研究の対象となる疾患に係る臨床医学及び法律に関する専門家並びに生命倫理に関する意見を述べるのにふさわしい識見を有する者により構成されることとしているが、構成員の全てを施設内で得るのではなくその一部は外部より招くことが望ましい」(厚生省大臣官房厚生科学課 1994: 355)。

(38) 厚生省大臣官房厚生科学課 (1996: 43) を参照。

(39) 米本 (1992: 1575-1577) を参照。

(40) 池谷 (1995: 38-39)、厚生省大臣官房厚生科学課 (1995: 40-43) を参照。

(41) 第一回遺伝子治療臨床研究中央評価会議議事録 (1994)、四頁。一部修正を行った。

(42) 前掲、四頁。

(43) 前掲、五―七頁。この引用箇所については、誤字・脱字等の修正を行った。

(44) 前掲、八頁。

(45) 第二回遺伝子治療臨床研究中央評価会議議事録 (1994)、六頁。

(46) 前掲、二〇頁。

(47) 第三回遺伝子治療臨床研究中央評価会議議事録 (1994) を参照。

(48) 前掲、一―三頁。

(49) 前掲、七頁。

(50) 額賀・金一・赤林 (2007: 67-70) を参照。

(51) 朝日新聞一九九五年三月一一日「遺伝子治療に問われる倫理　効果確認まだ少数、社会的合意も不足」。

(52) 第二回遺伝子治療臨床研究中央評価会議議事録 (1994)、二三頁。

(53) 前掲、二三頁。

(54) 前掲、九頁。柳田邦男委員は「厚生省インフォームド・コンセントの在り方に関する検討会」の座長を務めて、一九九五年に報告書を発表した経験をもつ。柳田 (1996) を参照。

(55) 第五回遺伝子治療臨床研究中央評価会議議事録 (1995)、一三頁。

(56) 青木 (1995: 42-45)。

(57) ヒューマンサイエンス財団 (1996: 27) を参照。ヒューマンサイエンス財団が一九九五年に国内の医療関連企業九〇社を対象に行った調査によれば、九三年の「遺伝子治療研究に対するガイドライン」の策定に関する情報は八一％の会社が知っていた。また、厚生省の「遺伝子治療用ベクター開発企業」の設立及び出資については、六三％の会社が情報を得ていた。

(58) 中部（1998：102-103）を参照。

(59) 中部（1998：176-181）を参照。

(60) 第四回遺伝子治療臨床研究中央評価会議議事録（1994）、八―一四頁、第五回遺伝子治療臨床研究中央評価会議議事録、一三―一六頁。

(61) Callahan（1993, 2003）.

(62) 第三回遺伝子治療臨床研究中央評価会議議事録（1994）、七―一四頁。

(63) 飯尾（2008）を参照。

(64) 広井（1997：56）を参照。

第七章

(1) 科学技術会議生命倫理委員会『ヒトゲノム研究に関する基本原則について』（2000）は以下を参照。http://www.mext.go.jp/a_menu/shinkou/seimei/gensokuj.pdf（二〇〇四年五月一九日）

(2) 位田（1998, 2000, 2003）を参照。

(3) 科学技術会議「生命倫理委員会」については、磯部（2001）、位田（2000）、菱山（2003）、光石（2000）、西村（2001）を参照。生命倫理委員会における審議では、法学者の活躍が目立った。実際、医科学研究と政府指針の関係や遺伝子技術と法制度の関係について多くの研究が行われている。政府指針のあり方については、位田（2007）、磯部（2002a, b）、丸山（2003）、佐藤（2002）を参照。遺伝子技術と法律については、科学技術政策研究所（2000）、斎藤（2001）、高橋（2001）、棚村（2001）、山口（2001）を参照。また、遺伝子研究と生命倫理については、白井（2002）や増井（2003）を参照。

(4) 額賀・金一・赤林（2007）の論文も参照。

(5) 二〇〇一年以降、科学技術会議「生命倫理委員会」は、総合科学技術会議「生命倫理専門調査会」に受け継がれた。科学技術政策における生命・医療倫理政策の重要性が明らかであろう。

(6) クローン羊に関する論文・研究書は多数ある。響堂（2003）、山田（1997）、Nussbaum and Sunstein（1998）を参照。クローン技術規制法については、石塚（2002）、甲斐（2001）、町野（2001）、総合研究開発機構・川井（2005）を参照。政府のクローン技術問題に対する見解については、文部科学省（2001）を参照。クローン技術に関する合意形成については、伊東（2000）を参照。

(7) ES細胞研究に関する研究は多様な立場から行われている。ヒト胚研究の指針については、石井（2002）、磯部（2002a, b）を参照。ヒト胚研究に関する生命倫理の議論は、秋葉（2003）、菱山（2004）、Holland, Lebacqz, and Zoloth

(2001)、蔵田(2003)、盛永(2003)、Ruse and Pynes(2006)を参照。

(8) 甲斐(2001)を参照。

(9) 磯部(2002 b)。日本の科学技術政策の中で、生命・医療倫理政策が明確に位置づけられるようになったのは、第2期・第3期科学技術基本計画においてである。科学技術基本計画については、有本(2004, 2006)、春山(2005)、松井(2005)、見鋭(1998a, b)を参照。科学技術政策研究については、城山(2008)を参照。

(10) 三井情報開発総合研究所が行った調査研究の一つとして、「生命倫理に関わる諸問題に関する研究開発動向及び社会的合意形成に関する調査」がある。三井情報開発総合研究所(2001)を参照。

(11) これらの審議録はウェブ上で公開されている。以下を参照。http://www.mext.go.jp/b_menu/shingi/kagaku/rinri.htm(二〇〇九年二月一五日)

(12) この委託研究では、科学技術振興調整費により、一一名の有識者からなる調査検討委員会を設置し、社会的合意形成の手法に関する調査を行った。以下を参照。http://www.mext.go.jp/b_menu/shingi/kagaku/rinri.htm(二〇〇九年二月一五日)

(13) 科学技術会議生命倫理委員会ヒトゲノム研究小委員会第一回審議録(2000)一〇―一一(二三)頁。この表記は二三頁の冊子における一〇―一一頁目をさす。以下同様の表記を行う。

(14) ヒトゲノム研究小委員会第二回審議録(2000)、一〇(二八)頁。

(15) 前掲、一九(二八)頁。

(16) 前掲、二五(二八)頁。

(17) ヒトゲノム研究小委員会第三回審議録(2000)、六(二五)頁。

(18) 前掲、二四―二五(二五)頁。

(19) 第九回科学技術会議生命倫理委員会議事録(2000)、二(二三)頁。

(20) 前掲、七(二三)頁。

(21) 前掲、七(二三)頁。

(22) 前掲、七(二三)頁。

(23) ヒトゲノム研究小委員会第四回審議録(2000)、一七(二八)頁。

(24) 包括的同意に関する委員のコメントは、一七―二五(二八)頁を参照。

(25) 前掲、二五(二八)頁。

(26) 前掲、二七(二八)頁。

(27) 前掲、二七(二八)頁。

(28) ヒトゲノム研究小委員会第五回審議録(2000)、二〇―二一(四一)頁。

(29) 前掲、二六(四一)頁。

(30) 前掲、二六(四一)頁。

（31） ヒトゲノム研究小委員会第六回審議録（2000）、九（二二）頁。この発言に対する委員のコメントは、審議録の一一―一二（二二）頁において示されている。

（32） 前掲、一二（二二）頁。

（33） 第一〇回科学技術会議生命倫理委員会議事録（2000）、二（二二）頁。

（34） 前掲、三（二二）頁。

（35） 飯尾（2008）を参照。中央省庁の行政研究については、城山・鈴木・細野（1999）や城山・細野（2002）を参照。

（36） Rawls（1993）.

（37） Habermas（1995, 1996）.

第八章

（1） Ragin（1987）.

（2） Mill（2003［1843］）.

（3） 事例指向アプローチやブール代数アプローチに関する引用は鹿又・野宮・長谷川（2001 : 4-5）を参照。

（4） 鹿又・野宮・長谷川（2001 : 5, 42-57）を参照。

（5） Flick（1992, 1995, 2004）.

（6） Flick（1995［2005 : 282-283］）.

（7） ただし、本研究は「国際比較」と「歴史研究」という二つの方法を用いており、「方法のトライアンギュレーション」を前提としていることも述べておきたい。

（8） 位田（2003）を参照。

（9） 額賀・金一・赤林（2007）を参照。

（10） 辰井（2001）を参照。

（11） ヨンパルト（Llompart）・秋葉（2006）、堂囿（2008）、蔵田（2003）を参照。

（12） 第三回科学技術会議生命倫理委員会クローン小委員会議事要旨を参照。

（13） 厚生省大臣官房厚生科学課（1993）を参照。

（14） 事例比較分析のために、報告書の作成までの期間を分析対象とした。

（15） 厚生省における指針の告示は文部省との総合調整のために一九九四年二月となったが、比較分析における報告書の作成期間は、審議の期間を対象とするため、厚生科学会議が承認した一九九三年四月とみなす。

（16） 大統領委員会の「報告書」が示した遺伝子治療の枠組が犬山宣言において採用された。

（17） 応用科学技術における問題として、初期の遺伝子操作技術はバイオハザードや安全保障に関する議論が盛んであったことがあげられる（第五章を参照）。

（18） Office for Human Research Protection, Oral History Archive, 2004. http://www.hhs.gov/ohrp/belmontArchive.html（二〇〇九年二月一四日）

（19） 医科学研究のプラットフォームに関する議論は Keating and Cambrosio（2003）を参照。

（20） プラットフォームの歴史的拘束力については、経路依存性の議論が参考になる。経路依存性（path-dependency）とは、「一般に未来の状態が過去の一連の偶然の事象の起こり方にゆるやかに依存する性質」をさす。松本（2003：298, 2006a, b）を参照。

(21) H・ビーチャーの論文は米国における生命倫理の成立に大きな影響を与えた。その論文によると、NIHの予算は一九四五年に七〇万一八〇〇ドル、五五年には三六〇六万三二〇〇ドルだったが、六五年には四億三六六〇万ドルまで急増している。五〇年代から六〇年代までの一〇年間でおよそ一二倍の伸びである。Beecher（1966：1355）を参照。

(22) たとえば、科学技術振興費は、九二年度に五八八九億円、九六年度に八一六七億円、九八年度に一兆六一四億円に推移している。各省庁の基礎研究推進制度のための予算は、九六年度に三二六億円、九七年度に五六九億円、九八年度に七三二億円と増えている。大幅な科学技術予算の増額は、科学技術を社会資本（あるいは知的資本）とみなすことによって、「科学技術創造立国」という政策目標を立てた結果なのである。見角（1998a, b）を参照。

(23) 国際公共財の定義については飯田・大野・寺崎（2006：6）を参照。

(24) Merton（1949）.

(25) 香川（2001, 2006）を参照。また、Fox and Swazey（1984）は中国との比較分析に基づき、米国の生命倫理は個人主義に基づくと論じている。

(26) Giddens（1984）.

終章

(1) 桂木（2005）を参照。

(2) 科学審議会における個人の役割については、Hilgartner（2000）を参照。審議会における個人のあり方については、森田（2006）を参照。

(3) 近代における学問体系については、中村（1994）を参照。

(4) この学際的な分野の統合という課題についてはGibbons（1994）のモード2の議論を参照。

(5) 本書では、「事実と価値の区別」の問題は扱わなかったが、生命・医療倫理政策を考えるうえでも重要な課題となるだろう。事実と価値の問題については額賀（2007）を参照。

(6) 実証的生命倫理は、一九八〇年代に社会学者のR・フォックスらの研究をきっかけに始まり、九〇年代になると、倫理学者のB・ホフマスターがエスノグラフィの方法を生命倫理に導入するなど、倫理学者や医療従事者に広がった。二〇〇〇年代には、学際的な分野として活発な議論が行われるようになっており、「実証的生命倫理の転回」といわれている。Borry, Schotsmans, and Dierickx (2005), Bosk (2008), DeVries and Subedi (1998), Fox (1989, 1990), Fox and Swazey (1984), Hedgecoe (2004), Hoffmaster (1992), Jansen (1997), Koenig and Marshall (2003), Weisz (1990), Zussman (2000) を参照。

（7） D・ヒュームの命題については、Borry, Schotsmans, and Dierickx（2005）やHume（1907）を参照。また、ヒュームのアプローチについては、Rawls（2000 : 51–166）を参照。

（8）「規範理念型」は著者が提唱している概念である。この概念に関する詳細な分析は別の機会に譲ることとしたい。

（9） Interview with Michael Yesely, August 19, 2004, Office for Human Research Protections, Oral History Archive. http://www.hhs.gov/ohrp/belmont Archive. html（二〇〇九年二月一四日）を参照。

（10） 金子（1985 : 118）を参照。

（11） 磯部（2004）を参照。

（12） 第3期科学技術基本計画におけるアウトリーチ活動については春山（2005 : 28）を参照。http://www.mext.go.jp/a_menu/kagaku/kihon/06032816/001/001.htm（二〇〇九年二月一五日）第3期科学技術基本計画は上記を参照。

（13） 本書では、「情報公開」と「情報発信」（アウトリーチ）を区別する。「情報の公開」は、公開審議、議事録の公開、世間一般のアクセスなど、公衆の「知る権利」を高める機能をさす。一方、「情報発信」（アウトリーチ）は、専門知をより明確に説明する双方向のコミュニケーションの機能をもつ。

（14） 奥平（1979 : 144–265）を参照。

（15） Bulger, Bobby, and Fineberg（1995）.

（16） Box 7, Archive of the President Commission, National Reference Center for Bioethics Literature, Kennedy Institute of Ethics, Georgetown University.

（17） このことは、統計的な指標を用いるべきでないということではない。統計指標は貴重な変数（variable）であり、現実の一面を測定する重要な手段である。要するに、わずかな統計指標のみに基づいた安易な価値判断（政策判断）は、全体のバランスを欠いたものになりやすいということである。

（18） 第3期科学技術基本計画に伴う科学技術政策の展望として、キャッチアップ型の工業化社会からフロントランナー型の知識基盤社会への移行が示されている。このことは、日本の行政府が国内政策だけでなく国際政策の立場から、科学技術の公共政策を目指していることを示すものといえるだろう。有本（2004, 2006）を参照。また、二〇〇七年に閣議決定されたイノベーション25では、「イノベーション立国」を目指しており、そのための社会基盤整備を重要な政策課題として取り上げている。http://www.kantei.go.jp/jp/innovation/saishu/070601.html（二〇〇九年三月二七日）を参照。

（19） 赤林（2003）や牧山（2004）を参照。

（20） 現在のところｉＰＳ細胞に関する倫理問題はあまり審議されていない。しかし、将来の再生医療における利用を考えると、早い時期にｉＰＳ細胞研究についての包括的な報告書を示す必要があるだろう。

（21） Kass（2003）.

（22） 米国の国家委員会および大統領委員会の委員やスタッフ

を対象とした調査によると、「責任の明確化」ということが肯定的に評価されている（第一章を参照）。事務局の独立体制を促すことは、責任の明確化を促すために必要な前提となる。

(23) Jansen (1997). R・ジャンセンはEBE (evidence based ethics, 証拠に基づく倫理) を提唱して、公共政策の評価に応用するべきであると示唆した。

(24) 有本 (2006) を参照。

あとがき

生命倫理（バイオエシックス）とは何か。この一見ごく当たりまえのような問いかけから、本書の研究は始まった。大学院で社会学のトレーニングを受けた私は、二〇〇〇年代に生命・医療倫理学の研究に従事するようになった。その過程で「生命倫理」概念を理解するために、生命倫理の歴史に関する共同研究に参加するようになったのである。最初は、A・ジョンセンやD・ロスマンなどの著書に触れながら、米国や日本の生命倫理について多くの著書や論文にあたってみた。その際に気づいたことは、生命倫理という用語が人によってかなり異なる意味で用いられていたことである。実際、日本でも、生命倫理、バイオエシックス、生命倫理学、生命・医療倫理学というような数種類の名称が用いられている（本書の本文では、便宜上「生命倫理」、「生命・医療倫理学」という用語に限定した）。学際的な分野の特徴かもしれないが、人文科学、社会科学、自然科学といった、ほぼすべての学問領域とかかわりをもつ生命・医療倫理学は、常にアイデンティティの問題にさらされているといえるだろう。

生命倫理の歴史を研究していくと、個人の自己決定に基づく「自律」の問題が注目され、消費者運動や人権運動とも重なり大きな一つのうねりとなったことがわかる。それは、日本でも「インフォームド・コンセント」や「患者中心の医療」という形で用いられている。たしかに、生命倫理の歴史を理解するうえで自律原則の果たした役割は非常に大きい。だが、米国の生命倫理の歴史を丹念にみていくと、個人の自律の問題とともに、国家委員会のような生命倫理委員会が果たした役割が非常に大きいことに気づく。実は生命倫理が大きく飛躍したのは、生命倫理の専門家が公共政策を話し合う審議会に参加して社会における合意形成を促したためなのではないか。このような仮説を抱くようになったのである。

同様に、日本の生命倫理の歴史を見ていくと、一九七〇年代の遺伝子組換え規制の審議は行政が生命倫理の問題にかかわった初めての事例であり、日本における生命倫理の成立に一定の貢献を果たしたことがわかった。八〇年代中期に脳死・臓器移植問題が大きな波紋を呼んだのをきっかけに、九〇年代初めから行政が生命倫理の問題に真剣に取り組むようになったのである。たとえば、遺伝子治療の問題では、公開審議を通して生命倫理への一般の理解が広がった。そして、クローン羊ドリーの報道をきっかけに、政府は政府審議会として生命倫理委員会を立ち上げ、生命倫理の問題に本格的に関与したのであった。生命倫理の歴史を学ぶことで、私は「生命・医療倫理政策」は生命倫理の単なる一分野というよりも、根幹をなす重要なプログラムであるという認識を持つようになった。要するに、生命倫理は、「個人の自律」と「社会の秩序」という両輪から構成されていると考えるようになったのである。

その一方、両者のアンバランスにも気づかざるをえない。「個人の自律」にかかわる研究は、インフォームド・コンセントを含め数多くあるにもかかわらず、社会の秩序に関する研究は最近まで熱心に行われてきたわけではない。社会学者のR・フォックスが指摘したように、もともと米国の生命倫理は個人主義という文化的な規範の影響を強く受けている。そのためか、一部の研究を除けば、最近のパブリックヘルスエシックス（公衆衛生倫理学）が台頭するまで、社会の秩序問題にはあまり触れてこなかったのである。日本では、脳死・臓器移植における社会的合意形成論、ソフト・ローとしてのガイドライン問題、各研究施設の倫理委員会などに関する研究があり、これらは社会の秩序問題を扱っているといえるだろう。そうした研究において垣間見られるのは、国民という大規模な合意形成か、あるいは施設内の小規模な合意形成という課題であった。だが、社会の秩序原理を理解しようとするアプローチは少ないし、秩序理論と結びつけようとする研究は多くは見られなかったのである。

本書は、生命倫理における社会の秩序問題を体系的に扱った、おそらく最初の書物である。本書の最大の貢献は、政府審議会（諮問委員会）における「生命倫理委員会」（bioethics commission）という概念を定式化したことであろう。これまで社会の秩序問題を解く重要なアプローチとして、ガイドラインや倫理委員会の研究が多く行われている。その研究成果として「倫理委員会」や「倫理コンサルテーション」の理解が進み、生命・医療倫理学の教育に大きな貢献を果たしてきた。しかし、意外にも、ガイドラインや倫理委員会を定める「生命倫理委員会」という概念が日本の生命倫理研究においてほとんど用いられてこなかったのである。実は、これこそ社会の秩序問題が重要であるにもかかわらず生命倫理において十分に認識されていなかった証拠ではないかとさえ思えてしまう。もちろん、生命倫理委員会や政府審議会に関する研究が全くなかったわけではない。良質な研究はあるのだが、それが秩序原理や合意形成の理論問題に貢献するところまでつながっていなかったのである。そのため、本書では、社会の秩序問題という「理論研究」と生命倫理委員会の審議という「事例研究」を結びつけて、新しい合意形成モデルを構築することを試みたのである。この試みがうまくいったかどうかは、読者の判断に委ねざるを得ない。だが、少なくとも、本書では理論研究と事例研究の統合という課題に正面から取り組んだつもりである。

もちろん、本書にもいくつかの限界や問題点があることは否定できないだろう。終章で論じたように、社会秩序の内在化、事例研究、事実と価値の区別などの課題が残っている。少しずつかもしれないが、これからもその課題に向けて取り組みたいと思う。

なお、今年より文部科学省科学技術政策研究所に勤務することになったが、本書の研究成果は執筆者個人の見解に基づいて作成されたものである。また、本書の第二章と第六章に関わる先行研究は論文としてすでに発表している。額賀・金一・赤林（2007）及び額賀（2008b）の論文であるが、本書の執筆にあたり大幅な改訂を行ったことを記しておきたい。

本書の刊行にあたり、多くの関係者にお世話になった。まず、生命・医療倫理学の仕事に導いてくださった東京大学大学院医学系研究科の赤林朗教授にお礼を申し上げたい。本書は、平成一八年度・平成一九年度科学研究費補助金基盤研究成果報告書『日米における生命倫理政策の比較史研究』の研究成果に基づいている。赤林教授には、その研究分担者に加わっていただいただけでなく、研究に対する貴重な助言を頂いて大変感謝している。また、その研究協力者である佐伯浩治先生（文部科学省）から、共同研究を通して多くのことを学ばせていただいた。改めてお礼を申し上げる。さらに、研究協力者として、大学院生の伊吹友秀君には文献の収集を、長井（金一）裕之君にはアーカイブ資料の収集や付録作りを手伝っていただいた。お二人に感謝を申し上げる。

次に、東京大学大学院医学系研究科医療倫理学の関係者全員に改めてお礼を申し上げる。特に、児玉聡先生、林芳紀先生、藤田みさお先生、長尾式子先生（神戸大学）、堂囿俊彦先生（静岡大学）、奈良雅俊先生（慶応大学）にはお世話になった。セミナーや研究会等の発表において、有難いコメントをいただいた結果、本書をまとめることができたと考えている。

本書の出版を薦めていただいた香川知晶先生（山梨大学）にも、重ねてお礼を申し上げたい。この研究を進める際に、香川先生の著作に大きな影響を受けたことを記しておく。

最後に、本書の刊行に際して貴重な助言をしてくださった勁草書房編集部の土井美智子氏にこの場を借りてお礼を申し上げる。

二〇〇九年春

額賀　淑郎

著者略歴
1966年　東京都に生まれる
2001年　マギル大学大学院社会学部博士課程修了
現　在　文部科学省科学技術政策研究所　上席研究官
主　著　『遺伝子研究と社会』（共編著，昭和堂，2007年）
『入門・医療倫理Ⅰ』（共著，勁草書房，2005年）
"Between Tradition and Innovation in New Genetics : The Continuity of Medical Pedigrees and the Development of Combination Work"（*New Genetics and Society* 21（1），2002）ほか

生命倫理委員会の合意形成　日米比較研究

2009年9月20日　第1版第1刷発行

著　者　額《ぬか》 賀《が》 淑《よし》 郎《お》
発行者　井 村 寿 人

発行所　株式会社　勁《けい》 草《そう》 書 房
112-0005 東京都文京区水道2-1-1 振替 00150-2-175253
（編集）電話 03-3815-5277／FAX 03-3814-6968
（営業）電話 03-3814-6861／FAX 03-3814-6854
三秀舎・牧製本

ISBN978-4-326-10190-0　Printed in Japan

人名索引

ア　行

青木清　58
碧海純一　59
アブラム　Abram, Morris B.　10, 40, 130
アリストテレス　Aristotle　4, 122, 244-5
アレキサンダー, D.　Alexander, Duane　255
アレキサンダー, J.　Alexander, Jeffrey C.　244
アンダーソン　Anderson, W. French　132, 139-42
飯塚理八　63
飯野徹雄　63, 250
イェーズリー　Yesley, Michael S.　34, 86, 115, 229
位田隆一　252
岩崎洋治　63
ヴィーチ　Veatch, Robert M.　108-9
ウェイド　Wade, Nicholas　138
ウェインバーガー　Weinberger, Casper　35
ヴェーバー　Weber, Max　5, 7, 9, 244
ウォーカー　Walker, Charles J.　134
ウォーノック　Warnock, Mary　19-20, 245
ウォルターズ　Walters, B. LeRoy　106-7, 139, 248
内山充　258
エチオーニ　Etzioni, Amitai　4
エバンズ　Evans, John H.　131
エンゲルハート　Englehardt, H. Tristam Jr　36, 107-8, 203
大澤真幸　4

カ　行

香川知晶　29, 247
カーター大統領　Carter, Jimmy　40, 127, 132
カリファノ　Califano, Joseph A.　39
カント　Kant, Immanuel　204
ギデンズ　Giddens, Anthony　6, 51
ギボンズ　Gibbon, Michael　143, 260
木村利人　58
キャラハン　Callahan, Daniel　104, 170, 255, 257
ギルバート　Gilbert, Omenn　134
キング　King, Patricia A.　111, 115
クシェウスキー　Kuczewski, Mark G.　245
クック・ディーガン　Cook-Deegan, Robert M.　44
クライン　Cline, Martin　135
グラディソン　Gradison, Bill　45
クリム　Krim, Mathilde　130
クリントン大統領　Clinton, William J.　45-6
グレイ　Gray, Bradford H.　37-8, 248
ケイプロン　Capron, Alexander M.　40, 86-7, 130-9, 253
ケネディ　Kennedy, Edward T.　35, 40, 106
ゴア　Gore, Albert A. Jr.　44, 139
ゴフマン　Goffman, Erving　243
コールマン　Coleman, James S.　6-7, 225, 244

サ　行

崎山幸雄　168
サルター　Salter, Liora　258
ジェニングス　Jennings, Bruce　10
ジャサノフ　Jasanoff, Sheila　127, 258
シャピロ　Schapiro, Renie　130, 132
ジャンセン　Jansen, Robert P. S.　269
ジョンセン　Jonsen, Albert R.　10, 29-

30, 35, 103-4, 111, 115, 117, 134, 138, 218, 252, 255, 271
ジンメル　Simmel, Georg　5
盛山和夫　2
セン　Sen, Amartya K.　4

タ　行

高久史麿　58
武見太郎　58
立岩真也　83
田中茂範　4
チルドレス　Childress, James F.　107, 256
土屋貴志　30, 250
トゥールミン　Toulmin, Stephen E.　10, 18, 36, 103-10, 112-3, 117, 121-2, 125, 218, 246, 255-6
富永健一　243

ナ　行

永井道雄　65
中村桂子　60, 250
ニーレンバーグ　Nirenberg, Marshall W.　131
ネルソン　Nelson, J. Robert　138

ハ　行

バイアー　Baier, Kurt　107
唄孝一　41
バーガー　Berger, Peter L.　7
バーグ　Berg, Paul　58
長谷川公一　2, 243
パーソンズ　Parsons, Talcott　2, 5-7, 9
ハーバーマス　Habermas, Jürgen　1, 2, 5, 10, 196, 225
パーマー　Palmer, Julie G.　140
バーマス長官　Varmus, Harold　45
林義郎　153, 250
ハリス　Harris, Patricia　39
ハル　Hull, Richard　134
ビーチャー　Beecher, Henry K.　34, 267
ビーチャム　Beauchamp, Tom L.　19, 23, 36, 103-5, 113-7, 121-2, 125, 203, 218, 256
ヒポクラテス　Hippocrates　23
平野龍一　251
広井良典　174
フェインステイン　Feinstein, Alvan　107
フォックス　Fox, Renée C.　267, 273
深谷昌弘　4
ブラディ　Brady, Joseph V.　110-1, 256
フリードマン　Friedmann, Theodore　146, 259
ブレーズ　Blaese, Michael　141, 168
フレッチャー　Fletcher, John C.　140-1, 144, 149
ベセット　Bessette, Joseph M.　10
ヘレガース　Helligers, Andre　106
ベンジャミン　Benjamin, Martin　14-22, 56, 223
ポウリッジ　Powledge, Tabitha　134
ポッター　Potter, Van Rensselaer　58
ホッブズ　Hobbes, Thomas　1-2, 5
ホフマスター　Hoffmaster, Barry　267
ポール二世　Paul II, Pope John　144

マ　行

マッカーシー　McCarthy, Charles R.　106
マッキンタイア　MacIntyre, Alasdair　107-8
マートン　Merton, Robert K.　220
マラー　Muller, Hermann J.　146
ミュンヒ　Münch, Richard　5-6
ミル　Mill, John Stuart　199, 258
メセリン　Meslin, Eric M.　86
モタルスキー　Motulsky, Arno G.　130-9
モレノ　Moreno, Jonathan D.　10
モンデール　Mondale, Walter　34

ヤ　行

柳田邦男　68, 157, 168, 263
ユンゲスト　Juengst, Eric T.　143
米本昌平　151, 261

ラ　行

ライアン　Ryan, Kennth J.　35, 106
ラックマン　Luckmann, Thomas　8
ラムジー　Ramsey, Paul　131
リヒテンスタイン　Lichtenstein, Jeffrey L.　107

ルイセル　Louisell, David W.　256
ルバイン　Levin, Robert J.　199-200, 257
レイガン　Ragin, Charles C.　252
レーガン大統領　Regan, Ronald　39
レバック　Lebacqz, Karen　109
レン　Renn, Ortwin　5-6, 9, 246
ロジャース　Rogers, Paul　35, 106
ローゼンバーグ　Rosenberg, Steven　141
ロブリン　Roblin, Richard O.　134, 259
ロールズ　Rawls, John　5-6, 9-10, 18, 56, 105, 121-5, 195-6, 203, 244-5, 258

ワ　行

渡辺格　59, 62, 154-5, 160, 261

事項索引

ア　行

IRB（施設内倫理委員会） Institutional Review Board　34-7, 47, 98, 103, 117, 123-5, 210, 216, 219, 248
iPS 細胞　induced pluripotent stem cells　236, 239, 268
アウトリーチ　outreach　87, 231-2, 268
アーカイブ　archive　98-9, 248, 255
新しい倫理学の方法　a new way of doing ethics　30, 104
委員　committee member　85, 91, 203, 228, 238
委員の構成要件　fair balance requirement　11, 86, 235, 238
ES 細胞　embryonic stem cell　30, 97, 180
ES 細胞研究　→ヒト胚研究
EAB　→倫理諮問委員会
医科学研究　medical science　14, 29, 33-5, 41, 50, 53, 75, 80-2, 93, 209, 219-20, 266
医学研究機構（IOM） Institute of Medicine　29, 130
委託論文　commissioned paper　106-7
一致法　method of agreement　83, 199
遺伝子組換え　recombinant DNA　131, 154
遺伝子工学　genetic engineering　132, 134-8, 207
遺伝子小委員会　Genetic Subcommittee　45
遺伝子治療　gene therapy　ii, iv-vii, 32, 42, 44, 52, 62, 66-8, 74-7, 91-3, 95-9, 127-49, 151-75, 177, 201, 205-8, 210-7, 221, 224, 240, 250-1, 259, 260-3, 266, 272
遺伝子治療に関するガイドラインについて　Guidelines for Gene Therapy　66, 161
遺伝子治療に関する専門委員会　Expert Panel on Gene Therapy　66, 158-62, 262
遺伝子治療臨床研究中央評価会議　Central Assessment Council for Gene Research Clinical Research　67-8, 162-9
遺伝子治療臨床研究に関する指針　Guidelines for Gene Therapy Clinical Research　67, 161
遺伝子治療臨床研究ワーキング・グループ　Working Group for Human Gene Clinical Research　67, 162, 170
意図せざる結果　unanticipated consequences　83, 218
犬山宣言　Inuyama Declaration　142-3, 158
イノベーション　innovation　234-5, 239, 268
インフォームド・コンセント　informed consent　68, 109, 111-20, 153, 167-8, 172, 187-91, 272-3
ウォーノック委員会　Warnock Committee　19-21
エイズ（AIDS） Acquired Immune Deficiency Syndrome　118, 160
ADA 欠損症　Adenosine Deaminase Deficiency　67, 140, 159, 168-9
NBAC　→国家生命倫理諮問委員会
ELSI ワーキング・グループ　ELSI working group　32
エンハンスメント　enhancement　143-4, 239, 261
応用倫理学　applied ethics　122
親子委員会　vertical commission　79-80, 173, 180, 204

カ　行

ガイドライン　guideline　i-ii, vi, 23, 29, 37, 44, 55, 60-1, 63, 66-7, 69, 71, 73, 75, 79-

80, 82, 84, 90, 93-4, 98-9, 111-2, 128, 142-3, 151-2, 156-8, 160-2, 170-5, 177, 181, 184, 192, 194, 201-2
ガイドライン＝委員会体制　guideline-committee system　55, 151, 261
科学技術会議　Council for Science and Technology　57, 77, 91, 98, 177, 254, 264
——「生命倫理委員会」 Bioethics Commission of the Council for Science and Technology　iii-iv, 68-71, 74, 76, 91, 98-9, 177-98, 224, 264
科学技術・学術審議会　Council for Science and Technology　57, 93
科学技術基本法　Basic Law of Science and Technology　70, 219, 251
科学技術政策　Policy for Science and Technology　9, 23, 30, 77, 79, 87, 93, 100, 127, 156, 217, 223, 225-6, 231, 234, 241, 246, 251, 261, 264-5, 268
——研究　policy study for science and technology　147, 260, 265
科学技術創造立国　Nation-building on the development of science and technology　267
科学審議会　science commission　5, 9
科学的合理性　scientific rationality　245
科学的妥当性　scientific validity　ii, v-vii, 24, 50, 52, 99, 127, 147, 165, 173-5, 201, 205-9, 211-2, 215-7, 225, 231, 245, 258
科学と社会特別委員会　Ad-hoc Committee on Science and Society　iv, 24, 57-61, 75, 91, 98
重なり合う合意　overlapping consensus　5-6, 9-10, 18, 56, 105, 121-5, 195-6, 198, 203, 244-5, 258
価値　value　4-5, 7-8, 11, 15, 21, 49-50, 84, 87, 93, 122, 127, 136, 215, 219-22, 224-8, 235, 240, 245, 267, 273
「神を演じる」 playing God　132
間接差異法　indirect method of difference　199
完全合意モデル　complete consensus model　iii, 15-7, 19, 25, 56, 76, 223
規制科学　regulatory science　v, 50, 53, 89, 127-9, 145-8, 172-5, 201, 206, 208, 212, 214, 216-9, 249, 258
規制倫理学　regulatory ethics　v-vi, 50, 52, 89, 104-5, 121-4, 127, 129, 144-5, 147-8, 169-74, 178-9, 193-7, 201, 203, 206, 208, 211-2, 214, 216-8, 249, 255, 257
規則　rule　7, 23, 104-25
規範　norm　ii, 4, 17, 38, 50-1, 74-5, 78, 80, 82-4, 100, 104, 113, 120, 124, 152, 185, 203, 212, 214-7, 220-2, 225-9, 234-6, 240, 272
規範理念型　normative ideal type　228, 268
基本原則　→ヒトゲノム研究に関する基本原則について
キャッチアップ型　catch-up type　268
競合型　adversarial　23
行政調整機能　function for adjusting administration　91-2, 95
協調組合型　corporatist　246
共通道徳　common morality　19, 122
共同性　community　11
共有価値　common value　2, 81-2, 210, 225
組換え DNA 実験指針　Recombinant DNA Experiment Guideline　59-60, 250
組換え DNA 諮問委員会（RAC）　Recombinant DNA Advisory Committee　32, 159, 251
組換え DNA（検討）小委員会　Subcommittee for Recombinant DNA Issue　59-60
グローバルな先発長期型モデル　long-term model for global development　235, 241
グローバルな妥協モデル　compromise model for global development　207, 235
クローン技術　clone technology　30, 179, 264
クローン技術規制法　Law Concerning Regulation Relating to Human Cloning Techniques and Similar Techniques　70, 180-1, 215
クローン小委員会　Subcommittee on Cloning Techniques　69-71, 98-9, 178-80
系統的懐疑主義　organized skepticism　220

経路依存性　path-dependency　266
ケース　case　23, 114, 121, 203
決疑論　casuistry　121, 245
ケネディ財団　Kennedy Foundation　35, 106
ケネディ倫理学研究所　Kennedy Institute of Ethics　33, 106, 255
研究科学　Research Science　50, 127
研究規則　rule for research　118-21
研究と診療の区別　boundary between research and practice　109, 257
研究倫理　research ethics　v, 19, 33, 35-6, 41, 50, 52, 78-81, 83, 85-7, 93, 98-100, 103, 105-7, 116-8, 121-2, 124, 130, 196, 201-2, 215-6, 220-1, 235, 240, 245, 255-6
──の三原則　three principles of research ethics　36, 103, 256
合意　consensus　4, 25
合意型　consensual　23
合意形成　consensus-building　ii-iv, vi-vii, 1-26, 29-30, 32-3, 35, 40-2, 47, 50, 52, 55-6, 58, 61, 63, 65-6, 68-9, 71, 76-89, 91-3, 97-8, 100, 103-5, 121-2, 124, 127, 129, 142, 145, 147-8, 153, 156, 166, 170-1, 174-5, 178-9, 181, 187, 196-8, 201-2, 206, 208-14, 218, 221, 224-7, 230-1, 239-41, 243-4, 249-50, 258, 264-5, 272-3
──モデル　consensus-building model　14-25
個人間の──　consensus-building model on individuals　13
集団の──　consensus-building model on groups　13
大集団の──　consensus-building model on population　4-13
合意類型　forms of agreement　14-6, 18-22
公開審議　open meeting　32, 67-8, 162-6, 171
公開要件　open meeting requirement　11, 31-2
合議制　consensus system　5, 9, 71
──アソシエーション論　association theory　5, 9
──機関　institution for consensus-building　71, 252
公共科学　public science　253
公共財　public goods　4, 81-4, 100, 124, 216, 219-22, 225-6, 252-3
公共性　publicity　13, 82-4, 253
公共政策　public policy　124-5, 208, 233-5, 269, 272
公共の正当化　public justification　9, 122, 195-6
公衆生命倫理　public bioethics　30
公正　→正義
厚生科学会議　Health Sciences Council　ii, iv-vi, 24, 57, 66, 76, 91, 97-9, 127, 155-62, 169-75, 177, 201, 205-8, 210, 212-3, 215, 217, 224, 251, 262-3, 266
厚生科学研究　health sciences research　160-1, 172
厚生科学審議会　Health Sciences Council (1997-present)　72, 93
厚生省　Ministry of Health and Welfare　95, 159, 174, 250
公正人事機能　fair personnel function　89, 238
公正の確保　ensuring justice　87, 232, 238
厚生労働省　Ministry of Health, Welfare and Labor　72, 95
構造の二重性　duality of structure　221
構造の二重分析　double analysis of structure　7, 226
後発迅速型　secondary model for rapid development　215, 234
公有性　communism　220
合理的選択理論　rational choice theory　1-3
国際医科学協議会（CIOMS）　Council for International Organization of Medical Sciences　118, 143, 158, 218
国際公共財　international public goods　220, 253
国際比較　international comparison　77-9, 201-22, 252
国立衛生研究所　→米国国立衛生研究所（NIH）
個人主義　individualism　220, 226, 267
──的自由主義　individual liberalism

220
個人の自律　→自律
国家委員会　National Commission　ii, iv-vi, 15, 18, 22, 24, 29-31, 33-43, 49-52, 81, 83, 85-8, 97-100, 103-25, 130, 151, 182, 201-3, 210-1, 213-7, 221, 223, 229, 237, 245-8, 253-7, 268
国家科学技術会議　National Science and Technology Council　45, 85
国家行政組織法　National Government Organization Act　71-2, 92-3
国家研究法　National Research Act　33, 85, 103, 255
国家生命倫理諮問委員会（NBAC）　National Bioethics Advisory Commission　iv, 24, 29, 34, 45-7, 52, 69, 85, 98, 211, 236, 246
個別審査機能　judging function　72-3, 95-6
コミュニケーション　communication　2-4, 80-4
　――行為　communicative action　4, 81-4
コモン・ルール　Common Rule　117, 124, 257
コンサルタント　consultant　85, 88-9, 100, 130, 257

サ　行

再生医療　regenerative medicine　180, 239, 268
最低限倫理　minimalist ethics　257-8
資源　resource　7, 51, 143
自己決定　self-determination　83, 119
事実　fact　6, 11, 15, 20, 50, 213-4, 225, 228-30, 234, 267, 273
　――と価値の区別　distinction between fact and value　228, 267
市場　market　2-3, 81-2
施設内倫理委員会　→IRB
実証主義　positivism　2-3
実証的生命倫理　empirical bioethics　228, 267
CDC　→米国疾病病管理予防センター
私的財　→自由財
私的所有権　private ownership　83-4
死の定義　Defining Death　41, 130
事務局　head office　85-6, 237
諮問委員会　advisory commission　79, 247
諮問委員会方式　commission method　40, 86
社会化　socialization　8, 227
社会構造　social structure　4-6
社会資本　social capital　81, 219, 267
社会正義　social justice　220, 226, 253
社会秩序の形成原理　principles of forming social order　209, 243
社会的合意形成　social consensus-building　14, 138, 153, 261
社会の秩序　social order　221, 243, 272
自由　freedom　110, 119
自由財（私的財）　private goods　81, 226, 253
自由主義　liberalism　220, 226
十全な正当化　full justification　9, 123-5, 195-7
重複合意モデル　overlapping consensus model　18-9, 56, 86-7, 105
熟議民主主義　deliberative democracy　10, 225
受容　acceptability　10, 123, 196
証拠に基づく倫理（EBE）　evidence-based ethics　269
常設委員会　standing committee　39, 48, 74, 177, 194
省庁代表制　administration representation　73, 152, 173, 194, 204
小児対象研究　Research Involving Children　114-5
情報公開機能　open information function　96, 253
情報発信機能　outreach function　88, 253
知らないでいる権利　right not to be informed　189-90
自律　autonomy　83, 119-20, 221, 243, 271
　――原則　principle of respect for autonomy　119, 256, 271
自律尊重　respect for autonomy　118-121
知る権利　right to be informed　189-90

事例研究　case study　78, 227
事例指向アプローチ　case-oriented approach　199-200
事例比較　case comparison　97, 210, 252
人格尊重　respect for person　103, 111-3
——の原則　the principle of respect for person　103-25, 256
審議会　commission　55, 72, 96, 249
審議会＝ガイドライン体制　commission-guideline system　152, 170-1, 173, 175, 177, 195, 207, 210, 212
審議原理　principle of deliberation　80, 223
人権　human rights　143, 178, 182, 204, 215
人材育成機能　personnel training function　89, 229
人材の育成　human resource development　232-3, 239
迅速対応機能　responsive function　96, 171, 232-3
信託型　fiduciary　246
正義　justice　103-25, 203, 220
政策提言　policy recommendation　8, 29, 52-8, 61, 89, 117, 147, 175, 233-6, 240-1, 254
政策立案機能　policy-making function　94, 254
政治　politics　3, 81, 225
生殖細胞遺伝子治療　germ-line gene therapy　v, 41, 129, 132-3, 137, 139-40, 143-4, 146-8, 153, 155, 158, 205, 207, 215-6, 221, 259, 261
生殖細胞の選択　germinal choice　146
生存科学　science for survival　58
正当化　justification　iii, vi, 2, 6-10, 17-8, 25, 78, 83-4, 93, 105, 109, 111, 122-5, 144, 152, 171, 179-80, 195-8, 203-8, 216, 226, 235, 238, 244-5, 258
正統性　legitimacy　8, 48-52, 122
制度化　institutionalization　ii-iii, 7-10, 25, 29-31, 48-52, 71-6, 78, 80-1, 84-97, 100, 215, 223, 226
成文法（制定法）　statute law　74, 252
生命医療倫理委員会（BEAC）　Biomedical Ethics Advisory Committee　v, 24, 30, 34, 44-5, 48, 51-2, 248, 253
生命・医療倫理学　biomedical ethics　10-1, 16, 18, 23, 26, 30, 33, 36, 68, 82, 89, 103-4, 117, 123, 151, 173, 196, 216, 223, 227-9, 239, 241, 244-5, 247, 253, 256, 271, 273-4
——の四原則　four principles of biomedical ethics　117, 256
生命・医療倫理政策　biomedical ethics policy　i-iii, vi-vii, 10-1, 14, 19, 23, 29-30, 52, 55-8, 61-2, 64, 67-70, 75, 77, 89, 130, 179, 195, 204, 207, 219, 223-4, 227, 229, 232-3, 241, 247, 249-50, 252, 261, 264-5, 267, 272
生命医療倫理評議会（BEB）　Biomedical Ethics Board　44
生命科学技術　life science and technology　i, 71, 92
生命と倫理に関する懇談会　Council for Bioethics　iv-v, 24, 57, 61-3, 66, 75-6, 91-2, 97-8, 152-5, 174
生命の操作　Splicing Life　41, 129-39
生命倫理　bioethics　i-iii, 10-1, 19, 25, 29-30, 33, 36, 40, 46, 49-50, 56-8, 60-3, 68-72, 74-6, 78, 81-3, 85, 88, 96, 100, 129-30, 140, 152-4, 156-7, 161, 168, 170, 174, 182-3, 207, 209-10, 218-20, 225-9, 231-2, 235, 240-1, 244, 247, 250-5, 263-5, 267, 271-3
生命倫理・安全部会　Office for Bioethics and Safety Measures　72
生命倫理委員会　bioethics commission　i-vii, 2, 10-26, 29-53, 55-100, 103, 118, 121-2, 127-9, 144-5, 147-8, 151, 153, 166, 170, 174-5, 178-9, 186, 199, 201-9, 211, 222-4, 245-50, 252, 254, 272-3
（科学技術会議）「生命倫理委員会」　→科学技術会議
生命倫理専門調査会　Expert Panel on Bioethics　75, 95, 233-5, 264
世界保健機関（WHO）　World Health Organization　118, 218, 238
説明責任　accountability　247
善行　beneficence　103-25
先端医療技術　advanced medical technology　i, 77, 152, 178, 236

先発長期型　primary model for long-term development　vi, 215, 235
全米科学財団（NSF）　National Science Foundation　134
臓器移植法（臓器の移植に関する法律）　Organ Transplant Law　65, 215
総合科学技術会議（CSTP）　Council for Science and Technology Policy　72, 75, 95, 174, 213, 254, 264
総理府　Prime Minister's Office　57, 64, 69, 91
ソフト・ロー　soft law　55, 93, 152

タ　行

体外受精　in vitro fertilization　39-40, 154
　——研究　research for in vitro fertilization　39-40
大学等における遺伝子治療臨床研究に関するガイドライン　guideline of gene therapy in universities　67, 162
体細胞遺伝子治療　somatic cell gene therapy　v, 41-2, 127-9, 132-4, 137, 139-48, 154-5, 158, 171, 205, 207, 214-6, 221
　——の審査基準　Points to consider in the design and submission of human somatic-cell therapy protocol　139, 206
第 3 期科学技術基本計画　3rd Science and Technology Basic Plan　265, 268
胎児鏡　fetoscopy　39
胎児研究　research on the fetus　37, 107, 115
胎児組織移植研究検討会（HFTTRP）　Human Fetal Tissue Transplant Research Panel　32
大統領委員会　President's Commission　ii, iv-v, 10, 24, 29-31, 34, 37, 39-43, 49, 51-2, 62, 85-7, 97-9, 127-49, 151, 153-4, 172, 201, 205-11, 213-6, 221, 224, 233, 246, 248, 251, 253, 260, 266, 268
　——の予算　budget　233
大統領生命倫理評議会　President's Council on Bioethics　29, 211, 236, 246
妥協モデル　compromise model　iii-vi, 15, 19-22, 25, 39, 41, 47-56, 61, 68, 71, 76, 79-80, 85-7, 91-4, 100, 129, 144-5, 147-8, 169-72, 174-5, 181, 197, 201-2, 207-8, 210-4, 221, 223, 225, 235, 241, 254
多元的合意　multiple consensus　20
他者危害原理　harm principle　258
多数決原理　majority rule　80, 223
多数決原理モデル　majority rule model　iii, 15, 21-3, 25, 45, 56, 65, 76, 80, 85-6, 91, 212, 223
タスキギー事件　Tsukegee Issue　34, 209
ダブルスタンダード　double standards　179, 184-5
ダブル・トライアンギュレーション　double triangulation　200
秩序　order　vi, 84, 100, 202, 205, 209-10, 221-2, 224-7, 241, 244, 272-3
　——の形成原理　principles of forming social order　2-10, 80-4, 243
　——理論　theory of social order　1-26
チーム医療　team medicine　13
チャクラバティ判決　Chakrabarty Case　132, 148
中央省庁等改革基本法　Basic Act on Central Government Reform　72, 254
中央薬事審議会　Central Pharmaceutical Affairs Council　162, 251
調査実施機能　research-oriented function　88, 229
調査の実施　conducting research　229-30
『治療を超えて』　Beyond Therapy　236
通史分析　historical analysis　78, 100, 178
強い重複合意モデル　strong overlapping consensus　121-2, 203, 213, 235
定期委員会　term-fixed committee　48, 84, 211
テクノロジー評価局　Office of Technology Assessment　29, 140
討議倫理　discourse ethics　10, 225
当座の正当化　*pro tant* justification　9, 122-5, 195-6
特別委員会　ad-hoc committee　48, 73, 177, 194
トライアンギュレーション　triangulation　200-1, 234, 266

ナ　行

内閣府設置法　Establishment Law of Cabinet　71-2
内在化　internalization　iii, 6-10, 84, 221, 226-7, 240, 273
ニゴシエーション・ルール　negotiation rule　166, 212
日本学術会議　Science Council of Japan　59-60, 158, 262
ニュルンベルグ綱領　Nuremberg Code　112
人間の尊厳　human dignity　178, 180, 182, 204-5
脳死及び臓器移植に関する重要事項について（答申）　Report on Brain Death and Organ Transplantion　65
能動的社会論　active society theory　5-6

ハ　行

バイオエシックス　bioethics　33, 58, 60-1, 63, 271
バイオテクノロジー　biotechnology　77, 131
バイオベンチャー　bioventure　132
バイ・ドール法　Bayh-Dole Act　139
パブリックコメント　public comment　82, 92, 181, 187, 192
パブリックヘルスエシックス（公衆衛生倫理学）　public health ethics　82, 253, 273
万能細胞研究　master cell research　i, 236
判例　law of precedent　132, 252
BEAC　→生命医療倫理委員会
ヒアリング（公聴会）　hearing　64, 80, 82
比較史　comparative history　ii, 77-8, 252
被験者小委員会　Human Subject Subcommittee　45
被験者の選定　selection of subjects　106, 112, 115-20
被験者の保護　protection for human subject　100, 106
PCBE　→大統領生命倫理評議会
ヒト・クローン　human clone　45, 47, 99
ヒトゲノム・遺伝子解析研究　Human Genome and Genetic Research　i, 178, 182, 193
——に関する指針　Guideline for Human Genome and Genetic Research　178, 193, 202, 217, 221
ヒトゲノム研究小委員会　Subcommittee for Human Genome Research　ii, vi, 69, 177-93, 195, 197, 201, 204-5, 212, 265
ヒトゲノム研究に関する基本原則について　Fundamental Principles of Research on the Human Genome　70, 177, 182-93
ヒトゲノムと人権に関する世界宣言　Universal Declaration on Human Genome and Human Rights　177-8, 185, 204, 210
ヒト胚研究　embryonic stem cell　30, 45, 47, 99
ヒト胚研究委員会（HERP）　Human Embryo Research Panel　32, 45-6
ヒト胚研究小委員会　Subcommittee for Embryonic Stem Cell Research　69-70, 178, 180
ヒト放射線実験委員会（ACHRE）　Advisory Committee on Human Radiation Experimentation　46
ヒューマンサイエンス財団　Japan Human Science Foundation　263
評価体制　assessment system　240
フォーラム　forum　63, 97, 246
普遍主義　universalism　220
プライバシー　privacy　163-6
プラスミッド問題検討小委員会　Ad-hoc Com-mittee for Plasmid Issues　59
プラットフォーム　platform　91, 218, 220, 266
ブール代数アプローチ　Boolean approach　199-200
フロントランナー型　front-runner type　239, 268
米国国立衛生研究所（NIH）　National Institutes of Health　v, 32, 59, 85, 106, 128, 131, 152, 156, 267
米国疾病病管理予防センター（CDC）　Center for Disease Control　39, 98
米国食品医薬品局（FDA）　Food and Drug Agency　67, 142, 251

ヘイスティングス・センター　Hastings Center　33, 134
ヘルシンキ宣言　Declaration of Helsinki　112, 245
ベルモント・レポート　Belmont Report　ii, v-vi, 18, 24, 34-7, 47, 55, 82, 86-8, 97-9, 103-25, 179, 182, 194, 196, 198, 201, 202-5, 209-11, 214, 218, 221, 224, 230, 253-8
変数指向アプローチ　variable-oriented approach　200
法益　interests protected by law　70, 180, 205
報告書　report　80-2, 202-3, 230-1, 235-6
　緊急——　urgent report　236
　中期——　report for middle-term policy　236
　長期——　report for long-term policy　236
報告書作成機能　function working for report　88, 229, 235-7
報告書の作成　making report　230-1
方法論的個人主義　methodological individualism　2-3
方法論的集合主義　methodological collectivism　2-3
保健教育福祉省　Department of Health, Education and Welfare　iv, 24, 33-5, 37-9, 43, 85-6, 98, 103-4, 106, 112, 117, 125

マ　行

マニュアル型　manual-style　90, 207, 236
ミクロ＝マクロ　micro-macro　8-9, 81-2, 244
三井情報開発　Mitsui Information Development（Co）　181-2, 193, 265
ミレニアム・プロジェクト　millennium project　181-3
無危害　nonmaleficence　18, 120, 245
文部科学省　Ministry of Education, Culture, Sports, Science and Technology　72, 93, 95, 174
文部省　Ministry of Education　57, 159, 266

ヤ　行

ユネスコ（UNESCO）　United Nation Educational, Scientific and Cultural Organization　177, 185, 204
弱い重複合意モデル　weak overlapping consensus　196, 205

ラ　行

ライフサイエンス　life science　i, 10, 49, 52, 60-1, 63, 70, 73-5, 77, 93, 128-9, 155-6, 174, 219, 228, 234-5, 239, 261
　——（生命科学）に関する世論調査　opinion poll survey on life sciences　155-6, 261-2
利益相反　conflict of interest　83-4, 253
利害調整機能　interest-adjustment function　94-5
利害の一致　agreement of interests　→市場
利害の超越　disinterestedness　220
リスク・ベネフィット評価　risk-benefit assessment　109-21
理念型　ideal type　iii, 2, 15-6, 18, 20, 23-6, 228-9, 258　→規範理念型も参照
理念主義　idealism　2-3
理論研究　theoretical study　1-10
臨時脳死及び臓器移植調査会　Ad-hoc Panel on Brain Death and Organ Transplant　iv, 24, 56-7, 63-6, 76, 85, 98, 152, 158, 251
倫理委員会　ethics committee　13, 35, 66, 84, 93, 95, 103, 135, 151-2, 160-1, 164, 169, 189-92, 196-7, 210, 216-7, 219, 226, 232, 234, 261, 273　→IRB も参照
倫理原則　ethical principle　23, 104-25, 256
倫理綱領　ethics code　113, 117, 121
倫理諮問委員会（EAB）　Ethics Advisory Board　34, 38-40, 85, 98
倫理的妥当性　ethical validity　ii, v-vii, 14, 29, 50, 52, 88, 99, 144, 146-8, 161, 165, 170, 173, 177, 194, 201-2, 204, 206-9, 211-2, 215-7, 225-7, 231, 235, 238, 245, 251, 258
倫理的・法的・社会的問題　ethical, legal, social implications　50, 127
倫理理論　ethical theory　23, 245

レギュラトリーサイエンス　regulatory science　258　→規制倫理学も参照
連邦規則　45CFR46　36, 85, 117, 124-5, 214
連邦諮問委員会法　Federal Advisory Committee Act　11, 31-2, 34, 48, 52, 73, 85-6, 89, 129, 232, 247
連邦生命倫理　federal bioethics　44
ローカルな妥協モデル　local compromise model　174, 208, 214

The Consensus-Building of Bioethics Commissions

Yoshio Nukaga

CONTENTS

文献一覧

安彦一恵・谷本光男（編），2004,『公共性の哲学を学ぶ人のために』世界思想社.

Abram, Morris B. and Susan M. Wolf, 1984, "Public Involvement in Medical Ethics : A Model for Government Action," *New England Journal of Medicine* 310 : 627-632.

赤林朗，2003,『先端医療技術に関する社会的合意形成の手法』平成 13 年度・平成 14 年度科学技術振興調整費科学技術政策提言調査研究報告書.

Akabayashi, Akira and Brian T. Slingsby, 2003, "Biomedical Ethics in Japan : The Second Stage," *Cambridge Quarterly of Healthcare Ethics* 12 : 261-264.

秋葉悦子，2003,「ヒト胚の尊厳」『生命倫理』13（1）: 12-17.

天野拓，2006,『現代アメリカの医療政策と専門家集団』慶應義塾大学出版会.

Alexander, Jeffrey C., Giesen Bernhard, Richard Münch, and Neil J. Smelser eds., 1987, *The Micro-Macro Link*, Berkeley : University of California Press（石井幸夫・内田健・木戸功・圓岡偉男・間淵領吾・若狭清紀訳『ミクロ—マクロ・リンクの社会理論』新泉社，1998 年).

Amdur, Robert J., 2003, *Institutional Review Board Management Handbook*, Boston : Jones and Bartlett Publishers（栗原千絵子・斉尾武郎訳『IRB ハンドブック』中山書店，2003 年).

Anderson, W. French, 1984, "Prospects for Human Gene Therapy," *Science* 226 : 401-409.

Anderson, W. French, 1989, "Human Gene Therapy : Why Draw a Line?," *Journal of Medicine and Philosophy* 14 : 681-693.

Anderson, W. French and John C. Fletcher, 1980, "Gene Therapy in Human Beings : When is it Ethical to Begin?," *New England Journal of Medicine* 303 : 1293-1297.

青木清，1995,「遺伝子治療の倫理的側面」『遺伝』49（5）: 42-45.

青木清，2007,「日本生命倫理学会の歴史」高橋隆雄・浅井篤（編）『日本の生命倫理：回顧と展望』九州大学出版会，pp. 379-394.

碧海純一・大熊由紀子・加藤一郎（編），1989,『科学は人間を幸福にするか』勁草書房.

有本建男，2004,「フロントランナー時代の科学技術政策：第 3 期科学技術計画の検討を開始」『政策情報』12 月号 : 6-19.

有本建男，2006,「これからの科学技術政策：第 3 期科学技術基本計画の展望」『技術と

経済』3 月号 : 2-20.

Aristotle, 1894, *Ethica Nicomachea*, edited by I. Bywater, Oxford（高田三郎訳『ニコマコス倫理学』岩波書店，1973 年）

綾野博之，2001，『アメリカのバイオエシックス・システム』*Policy Study* No. 7，科学技術政策研究所.

唄孝一，1987，「アメリカにおける社会的合意の探求と形成」唄孝一（編）『医の倫理』日本評論社，pp. 253-273.

Baker, Robert, 2002, "Bioethics and History," *Journal of Medicine and Philosophy* 27 (4) : 447-474.

Bayertz, Kurt ed., 1994, *The Concept of Moral Consensus : The Case of Technological Interventions in Human Reproduction*, Boston : Kluwer Publishers.

Beauchamp, Tom L., 2003, "The Origins, Goals, and Core Commitments of the Belmont Report and Principles of Biomedical Ethics," Jennifer K. Walter and Eran P. Klein eds., *The Story of Bioethics : From Seminal Works to Contemporary Explorations*, Washington D. C. : Georgetown University Press, pp. 17-46.

Beauchamp, Tom L., 2005, "The Origins and Evolution of the Belmont Report," James F. Childress, Eric M. Meslin, and Harold T. Shapiro eds., *Belmont Revisited : Ethical Principles for Research with Human Subjects*, Washington, D. C. : Georgetown University Press, pp. 12-25.

Beauchamp, Tom L. and James F. Childress, 1979, *Principles of Biomedical Ethics*, 1st edition, New York : Oxford University Press.

Beauchamp, Tom L. and James F. Childress, 1989, *Principles of Biomedical Ethics*, 3rd edition, New York : Oxford University Press.

Beauchamp, Tom L. and Ruth R. Faden, 1979, "The Right to Health and the Right to Health Care," *Journal of Medicine and Philosophy* 4 (2) : 118-131.

Beecher, Henry K., 1966, "Ethics and Clinical Research," *New England Journal of Medicine* 274 : 1354-1360.

Benjamin, Martin, 1990a, "Philosophical Integrity and Policy Development in Bioethics," *Journal of Medicine and Philosophy* 15 : 375-389.

Benjamin, Martin, 1990b, *Splitting the Difference : Compromise and Integrity in Ethics and Politics*, Kansas : University of Kansas Press.

Benjamin, Martin, 1995, "The Value of Consensus," Ruth Ellen Bulger, Elizabeth Meyer Bobby, and Harvey V. Fineberg eds., *Society's Choices : Social and Ethical Decision Making in Biomedicine*, Washington, D. C. : National Academy Press, pp. 241-260.

Berger, Peter L. and Thomas Luckmann, 1966, *The Social Construction of Reality : A Treatise in the Sociology of Knowledge*, New York : Charles E. Tuttle（山口節郎訳『現実の社会的構成：知識社会学論考』新曜社，2003 年）.

Bessette, Joseph M., 1980, "Deliberative Democracy : The Majority Principle in Republican Government," Robert A. Goldwin and William A. Schambra eds., *How Democratic Is the Constitution?*, Washington D. C.: American Enterprise Institute for Public Policy Research, pp. 102-116.

Bimber, Bruce, 1996, *The Politics of Expertise in Congress : The Rise and Fall of the Office of Technology Assessment*, Albany : State University of New York Press.

Boone, C. Keith, 1983, "Splicing Life, with Scalpel and Scythe," *Hastings Center Report* April : 8-10.

Borry, Pascal, Paul Schotsmans, and Kris Dierickx, 2005, "The Birth of the Empirical Turn in Bioethics," *Bioethics* 19 (1) : 49-71.

Bosk, Charles L., 2008, *What Would You Do? : Juggling Bioethics & Ethnography*, Chicago : University of Chicago Press.

Brock, Dan W., 1995, "Public Moral Discourse," Ruth Ellen Bulger, Elizabeth Meyer Bobby, and Harvey V. Fineberg eds., *Society's Choices : Social and Ethical Decision Making in Biomedicine*, Washington, D. C.: National Academy Press, pp. 215-240.

Brock, Dan W., 2003, "Public Policy and Bioethics," Stephen G. Post ed., *Encyclopedia of Bioethics*, 3rd edition, New York : Macmillan, pp. 2234-2241.

Buchanan, Allen, Dan W. Brock, Norman Daniels, and Daniel Wikler, 2000, *From Chance to Choice : Genetics & Justice*, 1st edition, Cambridge : Cambridge University Press.

Bulger, Ruth Ellen, Elizabeth Meyer Bobby, and Harvey V. Fineberg eds., 1995, *Society's Choices : Social and Ethical Decision Making in Biomedicine*, Washington, D. C.: National Academy Press.

Callahan, Daniel, 1973, "Bioethics as a Discipline," *Hastings Center Studies* 1 : 66-73.

Callahan, Daniel, 1981, "Minimalist Ethics," *Hastings Center Report* 11 : 19-25.

Callahan, Daniel, 1984, "Morality and Contemporary Culture : The President's Commission and Beyond," *Cardozo Law Review* 6 : 347-355.

Callahan, Daniel, 1988, *Setting Limits : Medical Goals in an Aging Society*, New York : Touchtone Books（山崎淳訳『老いの医療：延命主義医療に代わるもの』早川書房，1990 年).

Callahan, Daniel, 1993, "Why America Accepted Bioethics," *Hastings Center Report* Special Supplement 23 (6) : S 8-9.

Callahan, Daniel, 1999, "The Hastings Center and the Early Years of Bioethics," *Kennedy Institute of Ethical Journal* 9 (1) : 53-71.

Callahan, Daniel, 2003, "Bioethics," Stephen G. Post ed., *Encyclopedia of Bioethics*, 3rd edition, New York : Macmillan, pp. 278-287.

Callahan, Daniel and Bruce Jennings, 2002, "Ethics and Public Health : Forging a Strong Relationship," *American Journal of Public Health* 92 (2) : 169-176.

Caplan, Arthur L., 2003, "Free the National Bioethics Commission," *Issues in Science and Technology*, Summer. Available on http://www.issues.org/issues/19.4/caplan.html

Capron, Alexander Morgan, 1983, "Looking Back at the President's Commission," *Hastings Center Report* October : 7-10.

Capron, Alexander Morgan, 1997, "An Egg Takes Flight : The Once and Future Life of the National Bioethics Advisory Commission," *Kennedy Institute of Ethics Journal* 7 (1) : 63-80.

Capron, Alexander Morgan, 2005, "The Dog in the Night-Time, Or, the Curious Relationship of the Belmont Report and the President's Commission," James F. Childress, Eric M. Meslin, and Harold T. Shapiro eds., *Belmont Revisited : Ethical Principles for Research with Human Subjects*, Washington, D. C.: Georgetown University Press, pp. 29-40.

Carmen, Ira H., 1994, "Bioethics, Public Policy, and Political Science," *Politics and the Life Sciences* 13 (1) : 79-81.

Cassel, Christine K., 1984, "Deciding to Forge Life-Sustaining Treatment : Implications for Policy in 1985," *Cardozo Law Review* 6 : 287-302.

Charo, R. Alta, 1996, "Principles and Pragmatism," *Kennedy Institute of Ethics Journal* 6 (3) : 319-322.

Childress, James F., 1991, "Deliberation of the Human Fetal Tissue Transplantation Research Panel," Kathi E. Hanna ed., *Biomedical Politics*, Washington D. C.: National Academy Press.

Childress, James F., 1997, "The Challenges of Public Ethics : Reflections on NBAC's Report," *Hastings Center Report* 27 (5) : 9-11.

Childress, James F., 1998, "The National Bioethics Advisory Commission : Bridging the Gaps in Human Subjects Research Protection," *Journal of Health Care Law & Policy* 1 (1) : 105-122.

Childress, James F., Ruth R. Faden, Ruth D. Gaare, Lawrence O. Gostin, Jeffrey Kahn, Richard J. Bonnie, Nancy E. Kass, Anna C. Mastroianni, Jonathan D. Moreno, and Phillip Nieburg, 2002, "Public Health Ethics : Mapping the Terrain," *Journal of Law, Medicine & Ethics* 30 : 170-178.

Childress, James F., Eric M. Meslin, and Harold T. Shapiro eds., 2005, *Belmont Revisited : Ethical Principles for Research with Human Subjects*, Washington, D. C.: Georgetown University Press.

Coleman, James S., 1986, "Social Theory, Social Research, and a Theory of Action," *American Journal of Sociology* 91 (6) : 1309-1335.

Coleman, James S., 1987, "Microfoundations and Macrosocial Behavior," Jeffrey

C. Alexander, Bernhard Giesen, Richard Münch, and Neil J. Smelser eds., *The Micro-Macro Link*, Berkeley : University of California Press, pp. 153-173.

Cook-Deegan, Robert Mullan, 1994, *The Gene Wars : Science, Politics, and the Human Genome*, New York : W. W. Norton & Company, Inc.（石館宇夫・石館康平訳『ジーンウォーズ：ゲノム計画をめぐる熱い闘い』化学同人，1996 年).

Cook-Deegan, Robert Mullan, 1998, "Finding a Voice for Bioethics in Public Policy : Federal Initiatives in the United States, 1974-1991," Henk A. M. J. ten Have and Hans-Martin Sass eds., *Consensus Formation in Healthcare Ethics*, London : Kluwer Academic Publishers, pp. 107-140.

Clouser, K. Danner and Bernard Gert, 1990, "A Critique of Principlism," *Journal of Medicine and Philosophy* 15 : 219-236.

Crigger, Bette-Jane, 1994, "New Presidential National Bioethics Advisory Commission Proposed," *IRB* September-October : 10-11.

Davis, Daniel F., 2008, "Human Dignity and Respect for Persons : A Historical Perspective on Public Bioethics," President's Council on Bioethics eds., *Human Dignity and Bioethics : Essays Commissioned by the President's Council on Bioethics*, Washington D. C. : Government Printing Office.

Declaration of Inuyama and Reports of the Working Groups, 1991, *Human Gene Therapy* 2 : 123-129.

DeVries, Raymond and Janardan Subedi eds., 1998, *Bioethics and Society : Constructing the Ethical Enterprise*, Upper Saddle River : Prentice Hall.

堂囿俊彦，2008,「人間の尊厳と公序良俗：代理懐胎を手がかりとして」『生命倫理』18（1) : 30-38.

Dzur, Albert W. and Daniel Levin, 2004, "The 'Nation's Conscience' : Assessing Bioethics Commissions as Public Forums," *Kennedy Institute of Ethics Journal* 14 (4) : 333-360.

Dzur, Albert W. and Daniel Levin, 2007, "The Primacy of the Public : In Support of Bioethics Commissions as Deliberative Forums," *Kennedy Institute of Ethics Journal* 17 (2) : 133-142.

Eiseman, Elisa, 2003, *The National Bioethics Advisory Commission : Contributing to Public Policy*, Santa Monica : RAND.

Emanuel, Ezekiel J., Robert A. Crouch, John D. Arras, Jonathan D. Moreno, and Christine R. N. Grady eds., 2003, "Ethical and Regulatory Guidance for Research with Humans," *Ethical and Regulatory Aspects of Clinical Research : Readings and Commentary*, Baltimore : Johns Hopkins University Press, pp. 25-38.

Engelhardt, H. Tristram and Arthur L. Caplan, 1987, *Scientific Controversies : Case Studies in the Resolution and Closure of Disputes in Science and Technology*, Cambridge : Cambridge University Press.

Etzioni, Amitai, 1968, *The Active Society*, New York : The Free Press.

Evans, John H., 2002, *Playing God? : Human Genetic Engineering and the Rationalization of Public Bioethical Debate*, Chicago : University of Chicago Press.

Fletcher, John C., 1983, "Moral Problems and Ethical Issues in Prospective Human Gene Therapy," *Virginia Law Review* 69 (465) : 515-546.

Fletcher, John C., 1985, Ethical Issues in and beyond Prospective Clinical Trials of Human Gene Therapy," *Journal of Medicine and Philosophy* 10 : 293-309.

Fletcher, John C., 1990, "Evolution of Ethical Debate about Human Gene Therapy," *Human Gene Therapy* 1 : 55-68.

Fletcher, John C., 2001, "The Stem Cell Debate in Historical Context," Susanne Holland, Karen Lebacqz, and Laurie Zoloth eds., *The Human Embryonic Stem Cell Debate : Science, Ethics, and Public Policy*, Cambridge, MA : MIT Press, pp. 27-34.

Fletcher, John C. and W. French Anderson, 1992, "Germ-Line Gene Therapy : A New Stage of Debate," *Law, Medicine & Health Care* 20 : 26-39.

Flick, Uwe, 1992, "Triangulation Revisited : Strategy of Validation or Alternative?," *Journal for the Theory of Social Behaviour* 22 (2) : 175-197.

Flick, Uwe, 1995, *Qualitative Forschung*, Reinbek : Rowohlt (小田博志・山本則子・春日常・宮地尚子訳『質的研究入門：〈人間科学〉のための方法論』春秋社, 2005年).

Flick, Uwe, 2004, "Triangulation in Qualitative Research," Uwe Flick, Ernst von Kardorff, and Ines Steinke eds., *A Companion to Qualitative Research*, translated by Bryan Jenner, London : Sage, pp. 340-348.

Flower, Gregory, Eric T. Juengst, and Burke K. Zimmerman, 1989, "Germ-Line Gene Therapy and the Clinical Ethos of Medical Genetics," *Theoretical Medicine* 10 : 151-165.

Fox, Renée C., 1989, "The Sociology of Bioethics," *The Sociology of Medicine : A Participant Observer's View*, Upper Saddle River : Prentice Hall, pp. 244-276.

Fox, Renée C., 1990, "The Evolution of American Bioethics : A Sociological Perspective," Weisz, G., *Social Science Perspectives on Medical Ethics*, Philadelphia : University of Pennsylvania Press, pp. 201-217 (田中智彦訳「アメリカにおけるバイオエシックスの進化：社会学の視座から」上・下,『みすず』7 : 2-10, 8 : 58-74, 2000年).

Fox, Renée C., 1994, "The Entry of U. S. Bioethics into the 1990s : A Sociological Analysis," Edwin R. DuBose, Ronald P. Hamel, and Laurence J. O'Connell eds., *A Matter of Principles? Ferment in U. S. Bioethics*, Valley Forge : Trinity Press International, pp. 21-71.

Fox, Renée C. and Judith P. Swazey, 1984, "Medical Morality Is Not Bioethics :

Medical Ethics in China and the United States," *Perspectives in Biology and Medicine* 27 : 336-360.

Fredrickson, Donald S., 2001, *The Recombinant DNA Controversy, A Memoir : Science, Politics, and the Public Interest, 1974-1981*, Washington, D. C.: ASM Press.

Friedmann, Theordore and Richard Roblin, 1972, "Gene Therapy for Human Genetic Disease? Proposals for Genetic Manipulation in Humans Raise Difficult Scientific and Ethical Problems," *Science* 175 : 949-955.

Friedmann, Theordore, 1983, *Gene Therapy : Fact and Fiction in Biology's New Approaches to Disease, A Banbury Public Information Report*, Cold Spring Harbor Laboratory.

藤垣裕子，2002,「科学政策論：科学と公共性」金森修・中島秀人（編）『科学論の現在』勁草書房，pp. 149-179.

藤垣裕子，2003,『専門知と公共性：科学技術社会論の構築へ向けて』東京大学出版会.

藤田宙靖，2005,『行政組織法』有斐閣，pp. 90-107.

深谷昌弘・田中茂範，1994,「合意学の構図」合意形成研究会『カオスの時代の合意学』創文社，pp. 5-49.

福間聡，2007,『ロールズのカント的構成主義：理由の倫理学』勁草書房.

Gibbons, Michael, 1994, *The New Reproduction of Knowledge : The Dynamics of Science and Research in Contemporary Societies*, London : Sage Publication（小林信一監訳『現代社会と知の創造：モード論とは何か』丸善，1997 年).

Giddens, Anthony, 1981, "Agency, Institution, and Time-Space Analysis," Karin D. Knorr-Cetina and Aaron Victor Cicourel eds., *Advances in Social Theory and Methodology : Toward an Integration of Micro- and Macro-Sociologies*, Boston : Routledge & Kegan Paul, pp. 161-174.

Giddens, Anthony, 1984, *The Constitution of Society : Outline of the Theory of Structuration*, Berkeley : University of California Press.

Goffman, Erving, 1959, *The Presentation of Self in Everyday Life*, Garden City : Doubleday, Anchor Books（石黒毅訳『行為と演技：日常生活における自己呈示』誠信書房，1974 年).

Gostin, Lawrence O., 2001, "Public Health, Ethics, and Human Rights : A Tribute to the Late Jonathan Mann," *Journal of Law, Medicine & Ethics* 29 : 121-130.

Gottweis, Herbert, 1998, *Governing Molecules : The Discursive Politics of Genetic Engineering in Europe and the United States*, Massachusetts, Cambridge, MA : MIT Press.

合意形成研究会，1994,『カオスの時代の合意学』創文社.

Gray, Bradford H., 1975, *Human Subjects in Medical Experimentation : A Sociological Study of the Conduct and Regulation of Clinical Research*, New

York : John Wiley & Sons.

Gray, Bradford H., 1995, "Bioethics Commission : What Can We Learn from Past Successes and Failures?," Ruth Ellen Bulger, Elizabeth Meyer Bobby, and Harvey V. Fineberg eds., *Society's Choices : Social and Ethical Decision Making in Biomedicine*, Washington, D. C.: National Academy Press, pp. 261-306.

Habermas, Jürgen, 1962, *Strukturwandel der Öffentlichkeit*, Luchterhand, Neuwied（細谷貞雄・山田正行訳『公共性の構造転換：市民社会の一カテゴリーについての探究』未來社，1994 年).

Habermas, Jürgen, 1992, *Faktizität und Geltung, Beiträge zur Diskurstheorie des Rechts und des demokratischen Rechtsstaats*, Suhrkamp Verlag（河上倫逸・耳野健二訳『事実性と妥当性：法と民主的法治国家の討議理論にかんする研究』(上・下）未來社，2004 年).

Habermas, Jürgen, 1995, "Reconciliation through the Public Use of Reason : Remarks on John Rawls's Political Liberalism," *Journal of Philosophy* XGII (3) : 109-131.

Habermas, Jürgen, 1996, *Die Einbeziehung des Anderen, Studien zur politischen Theorie*, Shuhrkamp Verlag（高野昌行訳『他者の受容：多文化社会の政治理論に関する研究』法政大学出版局，2004 年).

Hamilton, Michael P. ed., 1972, *The New Genetics and the Future of Man*, Grand Rapids : William B. Eerdmans Publishing Company.

Hammitt, Harry A., David L. Sobel, and Mark S. Zaid, 2002, *Litigation under the Federal Open Government Laws 2002 : Covering the Freedom of Information Act, the Privacy Act, the Government in the Sunshine Act, and the Federal Advisory Committee Act*, Washington, D. C.: EPIC Publications.

Hanna, Kathi E., Robert M. Cook-Deegan, and Robyn Y. Nishimi, 1993, "Finding a Forum for Bioethics in U. S. Public Policy," *Politics and the Life Sciences* 12 (2) : 205-219.

春山明哲，2005,「『第 3 期科学技術基本計画』の課題と論点：総合科学技術会議及び科学技術・学術審議会における検討を中心に」『レファレンス』五月号 : 5-31.

長谷川公一，1995,「社会の構造と構造化」宮島喬（編）『現代社会学』有斐閣，pp. 32-50.

長谷川公一，2003,「マクロ社会学の理論」金子勇・長谷川公一『マクロ社会学：社会変動と時代診断の科学』新曜社，pp. 1-38.

Hatfield, Mark O., 1994-5, "The Nation Needs a Bioethics Commission," *Issues in Science and Technology* XI (2) : 5-6.

林真理，2002,『操作される生命：科学的言説の政治学』NTT 株式出版会社.

林真理，2003,「先端医療における『成功』とは何か：日本における ADA 欠損遺伝子治療を例として」『科学技術社会論研究』(2) : 57-66.

Hedgecoe, Adam M., 2004, "Critical Bioethics : Beyond the Social Science Critique of Applied Ethics," *Bioethics* 18 (2) : 120-143.

日比野愛子・永田素彦, 2004,「ヒトクローン技術の規制をめぐる政治的言説の分析」『科学技術社会論研究』(3) : 87-103.

Hilgartner, Stephen, 2000, *Science on Stage : Expert Advice as Public Drama*, Stanford, CA : Stanford University Press.

平野龍一, 2005,「脳死臨調の審議状況」『刑事法研究　最終巻』有斐閣, pp. 211-217.

廣井正彦, 1999,「最近の動き：厚生科学審議会の動き」『臨床婦人科産科』53 (8) : 1020-1022.

広井良典, 1992,『アメリカの医療政策と日本：科学・文化・経済のインターフェイス』勁草書房.

広井良典, 1996,『遺伝子の技術、遺伝子の思想』中央公論社.

広井良典, 1997,「高久史麿対談：厚生科学技術政策をどう考えるか, Part 2　開かれた厚生科学技術にするために」『医療』13 (2) : 56-61.

広井良典, 2003,『生命の政治学』岩波書店.

菱山豊, 2003,『生命倫理ハンドブック：生命科学の倫理的, 法的, 社会的問題』築地書館.

菱山豊, 2004,「再生医療に対する公共政策の検討：倫理的・法的・社会的問題を中心に」『再生医療』3 (4) : 153-156.

Hobbes, Thomas, 1651, *Leviathan, or the Matter, Form, & Power of a Common-Wealth Ecclesiasticall and Civill*, London : St. Pauls Church-yard (水田洋訳『リヴァイアサン』岩波書店, 2007年).

Hoffmaster, Barry, 1992, "Can Ethnography Save the Life of Medical Ethics?," *Social Science and Medicine* 35 (12) : 1421-1431.

Holland, Susanne, Karen Lebacqz, and Laurie Zoloth eds., 2001, *The Human Embryonic Stem Cell Debate : Science, Ethics, and Public Policy*, Cambridge, MA : MIT Press.

星野一正, 1994,「遺伝子治療に求められる生命倫理：患者の利益を最優先に」『エコノミスト』4月5日号, pp. 60-63.

法性祐正, 1998,「生命倫理と法の役割」平野武（編）『生命をめぐる法、倫理、政策』晃洋書房.

ヒューマンサイエンス財団, 1996,「遺伝子治療に関する国内医療関連企業の認識」『HSレポート』26 : 1-73.

Hume, David, 1907, *An Enquiry Concerning Human Understanding and Selections from a Treatise of Human Nature*, Chicago : Open Court Publishing Co.（斎藤繁雄・一ノ瀬正樹訳『人間知性研究』法政大学出版局, 2004年).

位田隆一, 1998,「ユネスコ『ヒトゲノム及び人権に関する世界宣言』」『遺伝子医学』2 (1) : 127-134.

位田隆一, 2000,「ユネスコ『ヒトゲノム宣言』の国内的実施：人クローン個体の産生

禁止」『法学論叢』146（5-6）: 46-65.
位田隆一，2001，『ヒトゲノムの研究・応用における法と倫理の調査・研究：特に国際的視点から』平成11年度・平成12年度科学研究費補助金基盤研究成果報告書.
位田隆一，2003，『ユネスコ「ヒトゲノムと人権に関する世界宣言案」の調査・研究』平成9年度・平成10年度科学研究費補助金研究成果報告書.
位田隆一，2005，「医療を規律するソフト・ローの意義」樋口範雄・土屋裕子（編）『生命倫理と法』弘文堂，pp. 70-98.
位田隆一，2007，「先端医学・生命科学研究と法」『ジュリスト』1339 : 2-10.
飯田幸裕・大野裕之・寺崎克志，2006，『国際公共経済学：国際公共財の理論と実際』創成社.
飯野徹雄，1993，『我が国の大学等における組換えDNA実験の歩み（資料集）I』.
飯野徹雄，1994，「組換えDNA実験指針事始め」『遺伝』48（7）: 106-11.
飯尾潤，2008，『日本の統治構造：官僚内閣制から議員内閣制へ』中央公論新社.
池谷壮一，1995，「遺伝子治療臨床研究に対する行政の取り組み」*Pharma Medica* 13（5）: 35-49.
井上悠輔・神里彩子，2005，「イギリスにおけるヒト胚利用の公的審査体制の再編：受精・胚研究許可庁15年目の課題」『生命倫理』16（1）: 107-121.
石井美智子，2002，「特定胚・ES細胞指針：ヒト胚を用いる医学・医療研究に対する規制の観点から」『年報医事法学』17 : 94-103.
石塚伸一，2002，「ヒト・クローンと刑事法規制：クローン人間を作ろうとする行為を刑罰で禁止できるのだろうか」『法学セミナー』573 : 16-19.
磯部哲，2001，「遺伝子技術の展開と行政法的規則」『法律時報』73（10）: 16-21.
磯部哲，2002 a，「ヒト胚の研究利用と法規制」『法学セミナー』573 : 10-15.
磯部哲，2002 b，「特定胚・ES細胞をめぐる諸規制のあり方：行政法の立場から」『年報医事法学』17 : 105-113.
磯部哲，2004，「政府審議会」町野朔『生命科学技術推進にあたっての生命倫理と法』平成14年度・平成15年度科学技術振興調整費調査研究報告書，pp. 123-137.
伊東晃輔，2000，「規制のための合意形成努力」科学技術庁科学技術政策研究所（編）『生命と法：クローン研究はどこまで自由か』pp. 121-159.
Jansen, Robert P. S., 1997, "Evidence-Based Ethics and the Regulation of Reproduction," *Human Reproduction* 12 (9) : 2068-2075.
Jasanoff, Sheila, 1990, *The Fifth Branch : Science Advisors as Policymakers*, Cambridge, MA : Harvard University Press.
Jasanoff, Sheila, 2005, *Designs on Nature : Science and Democracy in Europe and the United States*, Princeton : Princeton University Press.
Jennings, Bruce, 1991, "Possibilities of Consensus : Toward Democratic Moral Discourse," *Journal of Medicine and Philosophy* 16 : 447-463.
Johnson, Summer, 2006, "Multiple Roles and Successes in Public Bioethics : A Response to the Public Forum Critique of Bioethics Commissions," *Kennedy*

Institute of Ethics Journal 16 (2) : 173-188.
Jonsen, Albert R., 1991, "American Moralism and the Origin of Bioethics in the United States," *Journal of Medicine and Philosophy* 16 : 113-130.
Jonsen, Albert R., 1993, "The Birth of Bioethics : Report of a Conference Celebrating the Past 30 Years and the Next 30 Years of Bioethics in the United States," *Hastings Center Report* 23 (6) : S 1-15.
Jonsen, Albert R., 1998, *The Birth of Bioethics*, New York : Oxford University Press.
Jonsen, Albert R. and Stephen Toulmin, 1988, *The Abuse of Casuistry : A History of Moral Reasoning*, Berkeley : University of California Press.
Juengst, Eric T., 1991, "Germ-Line Gene Therapy : Back to Basics," *Journal of Medicine and Philosophy* 16 : 587-592.
Juengst, Eric T. and LeRoy B. Walters, 1995, "Gene Therapy : Ethical and Social Issues," Warren T. Reich ed., *Encyclopedia of Bioethics*, 2nd edition, New York : Macmillan Pub. Co., pp. 914-922.
科学技術政策研究所, 2000,『生命と法：クローン研究はどこまで自由か』科学技術政策研究所.
香川知晶, 2001,『生命倫理の成立：人体実験・臓器移植・治療停止』勁草書房.
香川知晶, 2006,『死ぬ権利：カレン・クインラン事件と生命倫理の転回』勁草書房.
香川知晶, 2008,「アンケート A 方式：質問項目と回答結果」小松美彦『バイオエシックスの歴史的・メタ科学的検討：メタバイオエシックスの構築を目指して』平成 18 年度・平成 19 年度科学研究補助金研究成果報告書, pp. 58-70.
甲斐克則, 2001,「ヒト・クローン技術等規制法について」『現代刑事法』24 : 87-93.
甲斐克則（編), 2007,『遺伝情報と法政策』成文堂.
鎌谷直之, 1992,「遺伝子治療の現況」『細胞工学』11 (2) : 79-85.
金森修, 2005,『遺伝子改造』勁草書房.
金一裕之・額賀淑郎・佐伯浩治, 2007,「我が国の科学技術政策に関する歴史的考察, ライフサイエンス推進基盤整備：1970 年代の組換 DNA 実験規制に関する政策決定プロセスを事例として」中島邦雄『我が国の科学技術政策に関する歴史的考察』平成 17 年度・平成 18 年度文部科学省科学技術振興調整費調査報告集, pp. 735-759.
金子正史, 1985,「審議会行政論」雄川一郎・塩野宏・園部逸夫（編)『現代行政法大系 第 7 巻』有斐閣, pp. 113-158.
Kass, Leon R. ed., 2003, *Beyond Therapy : Biotechnology and the Pursuit of Happiness, A Report of the President's Council on Bioethics*, New York : Dana Press（倉持武監訳『治療を超えて：バイオテクノロジーと幸福の追求』青木書店, 2005 年).
Kass, Leon R., 2005, "Reflections on Public Bioethics : A View from the Trenches," *Kennedy Institute of Ethics Journal* 15 (3) : 221-250.

Kass, Nancy E., 2004, "Public Health Ethics : From Foundations and Frameworks to Justice and Global Public Health," *Journal of Law, Medicine & Ethics* 32 : 232-242.
加藤尚武, 2002,『合意形成とルールの倫理学：応用倫理学のすすめ III』丸善.
加藤尚武, 2007,「日本での生命倫理学のはじまり」高橋隆雄・浅井篤（編）『日本の生命倫理：回顧と展望』九州大学出版会, pp. 3-18.
桂木隆夫, 2005,『公共哲学とはなんだろう：民主主義と市場の新しい見方』勁草書房.
Katz, Jay, 1984, "Limping Is No Sin : Reflections on Making Health Care Decisions," *Cardozo Law Review* 6 : 243-265.
川上正也, 1991,「遺伝子治療の現状と問題点」*Oncologia* 24（6）: 19-24.
Keating, Peter and Alberto Cambrosio, 2003, *Biomedical Platforms : Realigning the Normal and Pathological in Late-Twenty-Century Medicine*, Cambridge, MA : MIT Press.
Kelly, Susan E., 2003, "Public Bioethics and Publics : Consensus, Boundaries, and Participation in Biomedical Science Policy," *Science, Technology, & Human Values*, 28（3）: 339-364.
木村利人, 1995,「バイオエシックス公共政策の課題と展望」『生命倫理』5（1）: 9-14.
Knorr-Cetina, Karin D., 1981, "The Micro-Sociological Challenge of Macro-Sociology : Towards a Reconstruction of Social Theory and Methodology," Karin D. Knorr-Cetina and Aaron Victor Cicourel eds., *Advances in Social Theory and Methodology : Toward an Integration of Micro- and Macro-Sociologies*, Boston : Routledge & Kegan Paul, pp. 1-47.
児玉聡, 2008,「近年の米国における死の定義をめぐる論争」『生命倫理』18（1）: 39-46.
Koenig, Barbara A. and Patricia Marshall, 2003, "Anthropology and Bioethics," Stephen G. Post ed., *Encyclopedia of Bioethics*, 3rd edition, New York : Macmillan, pp. 215-223.
小泉義之, 2004,「日本における生命倫理学の成立と展開：加藤尚武・飯田亘之・坂井昭宏先生へのインタビュー」『生命科学・生命技術の進展に対応した理論と倫理と科学技術社会論の開発研究』平成 15 年度科学研究補助金研究成果報告書, pp. 1-37.
小松美彦, 2002,「バイオエシックスの成立とは何であったのか：人体の資源化・商品化・市場化の討究のために」『アソシエ』9 : 34-57.
小松美彦, 2008,『バイオエシックスの歴史的・メタ科学的検討：メタバイオエシックスの構築を目指して』平成 18 年度・19 年度科学研究補助金研究成果報告書.
厚生科学研究会（監修）, 2000,『厚生科学の最先端：新世紀へのブレイクスルー』厚生科学研究所.
厚生省大臣官房厚生科学課, 1992,『厚生科学要覧』厚生科学研究所.
厚生省大臣官房厚生科学課, 1993,『厚生科学要覧』厚生科学研究所.

厚生省大臣官房厚生科学課，1994，『厚生科学要覧』厚生科学研究所.
厚生省大臣官房厚生科学課，1995，『厚生科学要覧』厚生科学研究所.
厚生省大臣官房厚生科学課，1996，『厚生科学要覧』厚生科学研究所.
厚生省大臣官房厚生科学課，1998，『厚生科学要覧』厚生科学研究所.
厚生省医務局（編），1983，『生命と倫理に関する懇談』薬事日報社.
厚生省医務局医事課（監訳），1984，『アメリカ大統領委員会生命倫理総括レポート』篠原書店.
厚生省健康政策局医事課，1985，『生命と倫理について考える：生命と倫理に関する懇談報告』医学書院.
Kuczewski, Mark G., 1997, *Fragmentation and Consensus : Communitarian and Casuist Bioethics*, Washington D. C.: Georgetown University Press.
Kuczewski, Mark G., 2007, "Democratic Ideals and Bioethics Commissions : The Problem of Expertise in an Egalitarian Society," Lisa Eckenwiler and Felicia G. Cohn eds., *The Ethics of Bioethics : Mapping the Moral Landscape*, Baltimore : Johns Hopkins University Press, pp. 83-94.
Kuhse, Helga, 1994, "New Reproductive Technologies : Ethical Conflict and the Problem of Consensus," Kurt Bayertz ed., *The Concept of Moral Consensus : The Case of Technological Interventions in Human Reproduction*, Boston : Kluwer Publishers, pp. 75-96.
蔵田伸雄，2003，「人の胚と人間の尊厳：人 ES 細胞研究の問題を中心に」『生命倫理』13（1）: 20-27.
栗原千絵子，2003，「ヘルシンキ宣言第 29 条の注記と日本における臨床研究の指針」『生命倫理』13（1）: 97-104.
響堂新，2003，『クローン人間』新潮社.
Llompart, José（ホセ・ヨンパルト）・秋葉悦子，2006，『人間の尊厳と生命倫理・生命法』成文堂.
Lock, Margaret, 2001, *Twice Dead : Organ Transplants and the Reinvention of Death*, Berkeley : University of California Press（坂川雅子訳『脳死と臓器移植の人類学』みすず書房，2004 年）.
Luhmann, Niklas, 1981, "Communication about Law in Interaction Systems," Karin D. Knorr-Cetina and Aaron Victor Cicourel eds., *Advances in Social Theory and Methodology : Toward an Integration of Micro- and Macro-Sociologies*, Boston : Routledge & Kegan Paul, pp. 234-256.
Lyon, Jeff and Peter Gorner, 1995, *Altered Fates : Gene Therapy and the Retooling of Human Life*, New York : W. W. Norton & Company, Inc.（松浦秀明訳『遺伝子治療の誕生：世界を震撼させるドラマはここから始まった』ゼスト，1998 年）.
Macer, Darryl R. J., 1992, "Public Acceptance of Human Gene Therapy and Perceptions of Human Gene Manipulation," *Human Gene Therapy* 3 : 511-

518.
町野朔，2001，「ヒトに関するクローン技術等の規制に関する法律：日本初の生命倫理法」『法学教室』247 : 86-92.
町野朔，1996，「遺伝子治療の規制について」加藤一郎・高久史麿（編）『遺伝子をめぐる諸問題：倫理的・法的・社会的側面から』日本評論社，pp. 205-217.
Mahoney, James and Dietrich Rueschemeyer eds., 2003, *Comparative Historical Analysis in the Social Sciences*, Cambridge : Cambridge University Press.
牧山康志，2004，『ヒト胚の取扱いの在り方に関する検討』*Discussion Paper* No. 33, 科学技術政策研究所.
真鍋一史，2003，『国際比較調査の方法と解析』慶応義塾大学出版会.
Martin, Paul A., 1999, "Genes as Drugs : The Social Shaping of Gene Therapy and the Reconstruction of Genetic Disease," *Sociological Perspectives on New Genetics*, London : Blackwell Publishers, pp. 15-35.
丸山英二，1996，「臨床研究に対するアメリカ合衆国の規制」『年報医事法学』13 : 51-68.
丸山英二，2003，「わが国の医学・生命科学研究に関する政府指針」『ジュリスト』1247 : 37-48.
松田一郎，1995，「遺伝子治療の周辺」『科学』65（6）: 361-363.
松井安俊，2005，「科学技術計画の 10 年」『日本の科学者』40（10）: 42-47.
松本三和夫，2003，『知の失敗と社会：科学技術はなぜ社会にとって問題か』岩波書店.
松本三和夫，2006a，「科学技術の構築主義と経路依存性の社会学（上）：科学社会学理論の新たな展開へ向けて」『思想』990 : 30-53.
松本三和夫，2006b，「科学技術の構築主義と経路依存性の社会学（下）：科学社会学理論の新たな展開へ向けて」『思想』991 : 133-150.
増井徹，2003，「英国のバイオバンク計画の意味するもの」『ジュリスト』1247 : 29-36.
Mendeloff, John, 1985, "Politics and Bioethical Commissions : 'Muddling Through' and the 'Slippery Slope'," *Journal of Health Politics, Policy and Law* 10（1）: 81-92.
Merton, Robert K., 1949, *Social Theory and Social Structure*, Glenece : Free Press（森東吾・森好夫・金沢実・中島竜太郎訳『社会理論と社会構造』みすず書房，1998 年）.
見角鋭二，1998a，「底流を貫く競争原理：検証「科学技術基本計画」の実施状況（上）」『朝日総研リポート』134 : 60-74.
見角鋭二，1998b，「望まれる厳正な研究評価：検証「科学技術基本計画」の実施状況（下）」『朝日総研リポート』135 : 72-88.
見角鋭二，1999，「求められる実効性と透明性：総合科学技術会議への期待と懸念」『朝日総研リポート』137 : 96-117.
Mill, John Stuart, 2003 [1843], *Collected Works of John Stuart Mill, A System of Logic, Ratiocinative and Inductive Books, I-III, IV-VI*, Indianapolis :

Liberty Fund（大関将一訳『論理学体系』春秋社，1949 年）.
皆吉淳平，2005，「『社会的合意とは何か？』：生命倫理における『社会』」『現代社会理論研究』15 : 281-292.
三井情報開発総合研究所，2001，『生命倫理に関わる諸問題に関する研究開発動向及び社会的合意形成に関する調査』平成 12 年度科学技術振興調整費調査研究報告書.
光石忠敬，2000，「クローン技術と人間の尊厳：クローン規制法案における基本的問題を考える」『医学のあゆみ』195（13）: 940-942.
宮野晴雄，1974，「被験者の保護：アメリカにおける新立法と規制の強化」『臨床評価』2（3）: 327-334.
文部科学省，2001，「科学技術会議生命倫理委員会におけるクローン技術に関する検討」『時の動き』4 : 16-20.
Moreno, Jonathan D., 1988, "What Means This Consensus? : Ethics Committees and Philosophic Tradition," *Journal of Clinical Ethics* 1 : 38-43.
Moreno, Jonathan D., 1994, "Consensus by Committee : Philosophical and Social Aspects of Ethics Committees," Kurt Bayertz ed., *The Concept of Moral Consensus : The Case of Technological Interventions in Human Reproduction*, Boston : Kluwer Publishers, pp. 145-162.
Moreno, Jonathan D., 1995, *Deciding Together : Bioethics and Moral Consensus*, Oxford : Oxford University Press.
盛永審一郎，2003，「疑わしき場合は胚の利益のために」『生命倫理』13（1）: 4-11.
森田朗，2006，『会議の政治学』慈学社出版.
Moskowitz, Ellen H., 1994, "The Ethics of Government Bioethics," *Politics and the Life Sciences* 13（1）: 96-97.
Motulsky, Arno G., 1983, "Impact of Genetic Manipulation on Society and Medicine," *Science* 219 : 135-140.
毛利康俊，2004，「生命倫理の法政策論：ルーマン派システム論のアプローチ・序説」『西南学院大学法学論集』36（3，4）: 2-55.
向井守，1997，『マックス・ウェーバーの科学論：ディルタイからウェーバーへの精神史的考察』ミネルヴァ書房.
Münch, Richard, 1987, "The Interpretation of Microinteraction and Macrostructures in a Complex and Contingent Institutional Order," Jeffrey C. Alexander, Bernhard Giesen, Richard Münch, and Neil J. Smelser eds., *The Micro-Macro Link*, Berkeley : University of California Press, pp. 317-336（間淵領吾訳「複雑かつ不確定な制度的秩序におけるミクロ相互作用とマクロ構造の相互浸透」石井幸夫・内田健・木戸功・圓岡偉男・間淵領吾・若狭清紀訳『ミクロ－マクロ・リンクの社会理論』新泉社，1998 年，pp. 224-247）.
Muller, Hermann J., 1963, "Genetic Progress by Voluntarily Conducted Germinal Choice," Wolstenholme Gordon ed., *Man and his Future : A Chiba foundation volume*, Boston : Little Brown and Company, pp. 247-262.

Murray, Thomas H., 1990, "Human Gene Therapy, the Public, and Public Policy," *Human Gene Therapy* 1 : 49-54.
武藤香織，2008,「『脱医療化』する予測的な遺伝学的検査への日米の対応：遺伝病から栄養遺伝学的検査まで」杉田米行（編）『日米の医療：制度と倫理』大阪大学出版会，pp. 203-224.
Nagai Hiroyuki, Yoshio Nukaga, Koji Saeki, and Akira Akabayashi, 2009, "Regulating Recombinant DNA Technology in Japan in the 1970s," *Historia Scientiarum* 19 (1) (forthcoming).
永井道雄，1992,「会長談話」『審議だより』7 : 2-3.
内閣府，2001a,「科学技術システム改革」『時の動き』6 : 37-39.
内閣府，2001b,「生命倫理問題関連」『時の動き』6 : 40-42.
中部博，1998,『いのちの遺伝子：北海道大学遺伝子治療二〇〇〇日』集英社.
中島貴子，2002,「論争する科学：レギュラトリーサイエンス論争を中心に」中島秀人・金森修（編）『科学論の現在』勁草書房，pp. 183-201.
中村桂子，1981,「バイオエシックス試論：生物科学・技術と社会の関係」『理想』8 : 2-8.
中村桂子，1982,「命という問題の基本」『これからのライフサイエンス』工業調査会，pp. 3-12.
中村雄二郎，1994,『臨床の知とは何か』岩波書店.
Neufeld, Elizabeth F., Richard O. Roblin, George Poste, Beatrice Mintz, and Roger L. Shinn, 1978, "Gene Therapy," Warren T. Reich ed., *Encyclopedia of Bioethics*, 1st edition, New York : Free Press, pp. 513-527.
日本学術会議「生命科学と生命工学特別委員会」，1989,「ヒト・ゲノム・プロジェクトの推進について」pp. 49-67.
Nirenberg, Marshall W., 1967, "Will Society be Prepared?," *Science* 157 : 633.
西村浩一，2001,「知られざるクローン小委員会の実態」御輿久美子（編）『人クローン技術は許されるか』緑風出版，pp. 63-82.
Nordgren, Anders ed., 1999, *Gene Therapy and Ethics*, Uppsala : Academiae Ubsaliensis.
橳島次郎，2001,『先端医療のルール：人体利用はどこまで許されるのか』講談社.
橳島次郎・市野川容孝・武藤香織・米本昌平，1994,「先進国における生殖技術への対応：ヨーロッパとアメリカ、日本の比較研究」『Studies』No. 2.
額賀淑郎，2007,「新遺伝学・生命倫理・実証的アプローチ」山中浩司・額賀淑郎『遺伝子研究と社会：生命倫理の実証的アプローチ』昭和堂，pp. 1-16.
額賀淑郎，2008a,『日米における生命倫理政策の比較史研究』平成 18 年度・平成 19 年度科学研究費補助金基盤研究成果報告書
額賀淑郎，2008b,「大統領委員会と体細胞遺伝子治療：米国における規制科学の分析」『生物学史研究』80 : 1-16.
額賀淑郎・金一裕之・赤林朗，2007,「日本における生命倫理の歴史的展開」『生命倫理』

17 (1) : 65-73.
Nussbaum, Martha C. and Cass R. Sunstein eds., 1998, *Clones and Clones : Facts and Fantasies about Human Cloning*, New York : W. W. Norton & Co Inc. (中村桂子・渡会圭子訳『クローン、是か非か』産業図書, 1999年).
Office of Technology Assessment, 1984, *Human Gene Therapy : Background Paper*, Washington D. C.: U. S. Government Printing Office.
Office of Technology Assessment, 1993, *Biomedical Ethics in U. S. Public Policy*, Washington, D. C.: U. S. Government Printing Office.
大澤真幸, 1994,「不可視の合意」合意形成研究会『カオスの時代の合意学』創文社, pp. 71-88.
奥平康弘, 1979,『知る権利』岩波書店.
小澤敬他, 1995,「遺伝子治療の臨床研究の現状」『遺伝』49 (5) : 37-41.
Parsons, Talcott, 1937, *The Structure of Social Action : A Study of Social Theory with Special Reference to a Group of Recent European Writers*, New York : Free Press (稲上毅・厚東洋輔訳『社会的行為の構造』木鐸社, 1976年).
Parsons, Talcott, 1969, "Research with Human Subjects and the 'Professional Complex'," *Daedalus* 98 (2) : 325-361.
Parsons, Talcott and Gerald M. Platt, 1973, *The American University*, Cambridge, MA : Harvard University Press.
Pellegrino, Edmund D. and David C. Thomasma, 1988, *For the Patient's Good : The Restoration of Beneficence in Health Care*, New York : Oxford University Press, pp. 172-189.
Potter, Van Rensselaer, 1971, *Bioethics : Bridge to the Future*, Englewood Cliffs : Prentice-Hall (今堀和友・小泉仰・斎藤信彦訳『バイオエシックス：生存の科学』ダイヤモンド社, 1974年).
Powers, Madison, 2005, "Bioethics as Politics : The Limits of Moral Expertise," *Kennedy Institute of Ethics Journal* 15 (3) : 305-322.
President's Commission, 1982, *Splicing Life : A Report on the Social and Ethical Issues of Genetic Engineering with Human Beings*, Washington D. C.: U. S. Government Printing Office.
President's Commission, 1983, *Securing Access to Health Care*, Washington, D. C.: U. S. Government Printing Office.
Ragin, Charles C., 1987, *The Comparative Method : Moving Beyond Qualitative and Quantitative Strategies*, Berkeley, CA : University of California Press (鹿又伸夫・高瀬武典・長谷川計二・野宮大志郎訳『社会科学における比較研究：質的分析と量的分析の統合に向けて』ミネルヴァ書房, 1993年).
Rawls, John, 1993, *Political Liberalism*, New York : Columbia University Press.
Rawls, John, 2000, *Lectures on the History of Moral Philosophy*, edited by Barbara Herman, Cambridge, MA : Harvard University Press (坂部恵監訳

『ロールズ哲学史講義』みすず書房，2005年）.

Renn, Ortwin, 1995, "Style of Using Scientific Expertise : A Comparative Framework," *Science and Public Policy* 22 (3) : 147-156.

臨時脳死及び臓器移植調査会，1991，「脳死及び臓器移植に関する重要事項について（中間意見）」『ジュリスト』987 : 30-40.

臨時脳死及び臓器移植調査会，1991-2,『審議だより』Vol. 1-7.

臨時脳死及び臓器移植調査会，1992,「脳死及び臓器移植に関する重要事項について（答申）」『ジュリスト』1001 : 34-48.

Roblin, Richard O., 1979, "Human Genetic Therapy : Outlooks and Apprehensions," George K. Chacko ed., *Health Handbook*, Amsterdam : North-Holland Publishing Company, pp. 103-114.

Rosen, Elisabeth, 1999, "Bioethics Committees as Consensus Shapers," *Bulletin of Medical Ethics* Feb : 13-18.

Rothman, David J., 1991, *Strangers at the Bedside : A History of How Law and Bioethics Transformed Medical Decision Making*, New York : Basic Books（酒井忠昭監訳『医療倫理の夜明け』晶文社，2000年）.

Ruse, Michael and Christopher A. Pynes eds., 2006, *The Stem Cell Controversy : Debating Issues*, 2nd edition, New York : Prometheus Books.

齋藤純一，2000，『公共性』岩波書店.

斎藤誠，2001，「ヒト遺伝子技術に対する法的規律の交錯：バイオテクノロジー特許に定位して」『法律時報』73 (10) : 52-57.

坂本百大，2007,「『日本生命倫理学会』成立の歴史的状況：一つの記録」『生命倫理』17 (1) : 4-11.

Salter, Liora, 1988, *Mandated Science : Science and Scientists in the Making of Standards*, Dordrecht : Kluwer Academic Publishers.

佐々木廸郎，2004,『日本人の脳死観：脳死臨調を読む』中央公論事業出版.

佐藤元，2004,「生命科学・先端医療技術に関する社会的合意と市民参加」『日本公衆衛生雑誌』59 : 12-22.

Sato, Hajime and Akira Akabayashi, 2005, "Bioethical Policy Making for Advanced Medical Technologies : Institutional Characteristics and Citizen Participation in Eight OECD Countries," *Review of Policy Research* 22 (4) : 571-587.

Sato, Hajime, Akira Akabayashi, and Ichiro Kai, 2006, "Public Experts, and Acceptance of Advanced Medical Technologies : The Case of Organ Transplant and Gene Therapy in Japan," *Health Care Analysis* 14 : 203-214.

佐藤雄一郎，2002,「医学・医療に対する規制のあり方とその変容：医学研究規制を中心として」『年報医事法学』17 : 62-73.

政府資料等普及調査会調査部，2001,「科学技術会議から総合科学技術会議へ」『月刊政府資料』323 : 1-27.

盛山和夫，1995,『制度論の構図』創文社.

盛山和夫・海野道夫（編），1991,『秩序問題と社会的ジレンマ』ハーベスト社.
Sen, Amartya K., 1970, *Collective Choice and Social Welfare*, San Francisco: Holden-Day, Inc.（大庭健・川本隆史訳『合理的な愚か者：経済学＝倫理学的探究』勁草書房，1989年）.
瀬戸山晃一，2008,「遺伝子医療時代における倫理規範と法政策：生命倫理学と法学の知的連携にむけて」杉田米行（編）『日米の医療：制度と倫理』大阪大学出版会, pp. 151-185.
Shapiro, Harold T., 1997, "Ethical and Policy Issues of Human Cloning," *Science* 277 : 195-196.
Shapiro, Harold T., 1999, "Ethical Considerations and Public Policy, A Ninety Day Exercise in Practical and Professional Ethics : Cloning Human Beings," *Science and Engineering Ethics* 5（1）: 3-16.
Shapiro, Harold T. and Eric M. Meslin, 2005, "Relating to History : The Influence of the National Commission and Its Belmont Report on the National Bioethics Advisory Commission," James F. Childress, Eric M. Meslin, and Harold T. Shapiro eds., *Belmont Revisited : Ethical Principles for Research with Human Subjects*, Washington, D. C.: Georgetown University Press, pp. 55-76.
鹿又伸夫・野宮大志郎・長谷川計二，2001,「質的比較分析としてのブール代数アプローチ」鹿又伸夫・野宮大志郎・長谷川計二（編）『質的比較分析』ミネルヴァ書房, pp. 3-18.
島田隆，1995,「遺伝子治療とは何か」『遺伝』49（5）: 6-10.
島田隆・小澤敬也・西沢元仁・横田正幸，1998,「遺伝子治療の現状と将来」*Human Science* 7月号 : 4-13.
島薗進，2006,『いのちの始まりの生命倫理：受精卵・クローン胚の作成・利用は認められるか』春秋社.
塩野宏，2001,『行政法 III：行政組織法』（第二版）有斐閣, pp. 71-76.
白井泰子，2002,「個人の遺伝情報の特性と遺伝子解析ガイドライン」『年報医事法学』17 : 74-79.
城山英明（編），2008,『科学技術のポリティクス』東京大学出版会.
城山英明・鈴木寛・細野助博（編），1999,『中央省庁の政策形成過程：日本官僚制の解剖』中央大学出版部.
城山英明・細野助博（編），2002,『続・中央省庁の政策形成過程：その持続と変容』中央大学出版部.
庄司俊之，2000,「アメリカ社会と生命倫理政策の形成：前提的諸条件をめぐって」『現代社会理論研究』10 : 235-252.
Simmel, Georg, 1950, *The Sociology of Georg Simmel*, translated by Kurt H. Wolff, New York : Free Press.
Smith, Elenaor H., 2002, "Federal Advisory Committee Act," Harry A. Hammitt,

David L. Sobel, and Mark S. Zaid eds., *Litigation Under the Federal Open Government 2002 Laws : Covering the Freedom of Information Act, the Privacy Act, the Government in the Sunshine Act, and the Federal Advisory Committee Act*, Washington, D. C.: EPIC Publications, pp. 361-378.

総合研究開発機構・川井健（編），2001，『生命科学の発展と法：生命倫理法試案』有斐閣.

総合研究開発機構・川井健（編），2005，『生命倫理法案：生殖医療・親子関係・クローンをめぐって』商事法務.

総理府広報室，1986，「ライフサイエンス（生命科学）」『月刊世論調査』4 : 53-99.

Spielman, Bethany, 2003, "Should Consensus be 'The Commission Method' in the US? : The Perspective of the Federal Advisory Committee Act, Regulations, and Case Law," *Bioethics* 17 (4) : 341-356.

Steneck, Nicholas H., 2003, *ORI Introduction to the Responsible Conduct of Research*, Office of Public Integrity（山崎茂明訳『ORI 研究倫理入門：責任ある研究者になるために』丸善株式会社，2005 年）.

Stevens, M. L. Tina, 2000, *Bioethics in America : Origins and Cultural Politics*, Baltimore : Johns Hopkins University Press.

杉田米行（編），2008，『日米の医療：制度と倫理』大阪大学出版会.

立花隆・利根川進，1990，『精神と物質：分子生物学はどこまで生命の謎を解けるか』文藝春秋.

高橋滋，2001，「遺伝子科学・技術の発展と法律学の課題：特集を組むに当たって」『法律時報』73（10）: 4-9.

高橋隆雄・浅井篤（編），2007，『日本の生命倫理：回顧と展望』九州大学出版会.

高久史麿，1993a，「遺伝子治療と生命倫理」*Molecular Medicine* 30（12）: 1566-1571.

高久史麿，1993b，「厚生省ガイドライン」*Molecular Medicine* 30（12）: 1580-1583.

高久史麿，1996，「我が国での遺伝子治療の体制と今後の展望」『小児科臨床』49 : 2529-2533.

高久史麿（監修），1996，『遺伝子治療 Q&A』医薬ジャーナル社.

田島弥太郎，1976，「DNA 分子組換え研究の国際的動向」『学術月報』29（6）: 420-427.

田中丹史，2008，「『生命倫理』の三重の不在：日本の『生命倫理』政策の歴史的現在」『現代思想』36（2）: 231-245.

田中智彦，2005，「『命のリレー』の果てに：日本のバイオエシクッス導入の『前史』から」『思想』977（9）: 137-153,

棚村友博，2001，「遺伝子技術の展開と法制度の展開」『法律時報』73（10）: 10-15.

田代志門，2006，「医療倫理における『研究と治療の区別』の歴史的意義：日米比較の視点から」『臨床倫理学』4 : 95-115.

立岩真也，1997，『私的所有論』勁草書房.

辰井聡子，2001，「生命科学技術の展開と刑事的規制」『法律時報』73（10）: 22-27.

ten Have, Henk A.M.J., 1994, "Consensus, Pluralism and Procedural Ethics,"

Kurt Bayertz ed., *The Concept of Moral Consensus : The Case of Technological Interventions in Human Reproduction*, Boston : Kluwer Publishers, pp. 65-74.

手塚晃，1983,「改正組換えDNA実験規制の法的・社会的意義」『学術月報』35（11）: 749-758.

Thackray, Arnold ed., 1998, *Private Science : Biotechnology and the Rise of the Molecular Sciences*, Philadelphia : University of Pennsylvania Press.

Thompson, Larry, 1994, *Correcting the Code : Inventing the Genetic Cure for the Human Body*, New York : Simon & Schuster（清水信義監訳『遺伝子治療革命：DNAと闘った科学者の軌跡』日本テレビ放送網株式会社，1995年）.

徳永恂・厚東洋輔（編），1995,『人間ウェーバー：人と政治と学問』有斐閣.

富永健一，1986,『社会学原理』岩波書店.

富永健一，1993,『現代の社会科学者：現代社会科学における実証主義と理念主義』講談社.

Toulmin, Stephen E., 1981, "The Tyranny of Principles," *Hastings Center Report* 1, 31-39.

Toulmin, Stephen E., 1982, "How Medicine Saved the Life of Ethics," *Perspectives in Biology and Medicine* 25（4）: 736-750.

Toulimin, Stephen E., 1987, "The National Commission on Human Experimentation : Procedures and Outcomes," H. Tristram Engelhardt and Arthur L. Caplan, *Scientific Controversies : Case Studies in the Resolution and Closure of Disputes in Science and Technology*, Cambridge : Cambridge University Press, pp. 599-613.

土屋貴志，1998,「『bioethics』から『生命倫理学』へ：米国におけるbioethicsの成立と日本への導入」加藤尚武・加茂直樹（編）『生命倫理学を学ぶ人のために』世界思想社，pp. 14-27.

土屋貴志，2004,「米国のbioethics諮問委員会の系譜：大統領委員会まで」『人文研究大阪市立大学大学院文学研究科紀要』55 : 33-52.

内山充（監修），2004,『レギュラトリーサイエンスの発展：官・学・産のフォーラムを目指して』エルゼビア・ジャパン.

Vogel, Friedrich and Arno G. Motulsky, 1979, *Human Genetics : Problems and Approaches*, New York : Spinger-Verlag.

Walters, LeRoy B., 1989, "Commissions and Bioethics," *Journal of Medicine and Philosophy* 14 : 363-368.

Walters, LeRoy B., 1999, "Human Gene Therapy : Past, Present, and Future," Anders Nordgren ed., *Gene Therapy and Ethics*, Stockholm : Uppsala University, pp. 33-50.

Walters, LeRoy B. and Julie Gage Palmer, 1997, *The Ethics of Human Gene Therapy*, New York : Oxford University.

Warnock, Mary, 1985a, "Moral Thinking and Government Policy : The Warnock

Committee on Human Embryology," *Milbank Memorial Fund Quarterly* 63 : 504-522.

Warnock, Mary, 1985b, *A Question of Life : The Warnock Report on Human Fertilisation and Embryology*, New York : Basil Blackwell.

渡辺格, 1985,「生命科学の進歩に関連して」厚生省健康政策局医事課（編）『生命と倫理について考える：生命と倫理に関する懇談報告』医学書院, pp. 262-264.

渡辺幹雄, 1998,『ロールズ正義論の行方：その全体系の批判的考察』春秋社.

Weber, Max, 1904, "Die 'Objektivität' Sozialwissenschaftlicher Und Sozialpolitischer Erkenntnis," *Archiv für Sozialwissenschaft und Sozialpolitik*, Bd. 19, Tübingen : J. C. B. Mohr, S. 22-87（*The Methodology of the Social Sciences*, translated by Edward A. Shils and Henry A. Finch, New York : Free Press, 1949, 富永祐治・立野保男訳, 折原浩補訳『社会科学と社会政策にかかわる認識の「客観性」』岩波書店, 1998 年).

Weber, Max, 1920, *Die protestatische Ethik und der Geist des Kapitalisumus*, Gesammete Ausfsätze zur Religions soziologie, Bd. 1, SS. 17-206（大塚久雄訳『プロテスタンティズムの倫理と資本主義の精神』岩波書店, 1989 年).

Weber, Max, 1921-2, "Bürokratie," Grundriß der Sozialökonomik III, *Wirtschaft und Gesellschaft*, Verlag von J. C. B. Mohr, Tübingen, Dritter Teil, Kap. VI, S., pp. 650-678（阿閉吉男・脇圭平訳『官僚制』恒星社厚生閣, 2004 年).

Weber, Max, 1956, *Wirtschaft und Gesellschaft, Grunderiss der verstehenden Soziologie, vierte, neu herausgegebene Auflage*, besorgt von Johannes Winckelmann（*Economy and Society : An Outline of Interpretive Sociology*, edited by Guenther Roth and Claus Wittich, Berkeley : University of California Press, 1978, 世良晃志郎訳『支配の諸類型』創文社, 1970 年, 世良晃志郎訳『支配の社会学 I, II』創文社, 1962 年).

Weisbard, Alan J., 1987, "The Role of Philosophers in the Public Policy Process : A View from the President's Commission," *Ethics* 97 : 776-785.

Weisbard, Alan J. and John D. Arras, 1984, "Commissioning Morality : An Introduction to the Symposium," *Cardozo Law Review* 6 : 223-241.

Weisz, George ed., 1990, *Social Science Perspectives on Medical Ethics*, Philadelphia : University of Pennsylvania Press.

Wikler, Daniel, 1991, "What Has Bioethics to Offer Health Policy?" *Milbank Quarterly* 69（2）: 233-251.

Wolf, Susan M., 1997, "Ban Cloning? Why NBAC Is Wrong?" *Hastings Center Report* 27（5）: 12-15.

Wright, Susan, 1994, *Molecular Politics : Developing American and British Regulatory Policy for Genetic Engineering, 1972-1982*, Chicago : University of Chicago Press.

山田雅保, 1997,「クローンヒツジはこうしてつくられた：Nature の論文を読む」『化

学』52（8）: 12-15.
山口斉昭，2001，「遺伝子技術の展開と民事法：医療への応用を中心に」『法律時報』73（10）: 28-33.
山中浩司・額賀淑郎（編），2007，『遺伝子研究と社会：生命倫理の実証的アプローチ』昭和堂.
柳田邦男（編），1996，『元気が出るインフォームド・コンセント』中央法規出版.
米本昌平，1985，『バイオエシックス』講談社.
米本昌平，1988，『先端医療革命』中央公論社.
米本昌平，1989，「研究の自由と研究の規制：ガイドライン＝委員会体制とは何か」伊東俊太郎・村上陽一郎（編）『講座科学史』2 巻，培風館，pp. 270-289.
米本昌平，1992，「遺伝子治療の倫理的問題」『細胞工学』11（2）: 98-101.
米本昌平，1993，「遺伝子治療と日本社会：合理的な医療政策立案の問題として」*Molecular Medicine* 30（12）: 1572-1578.
米本昌平，1994，「遺伝子治療：その実像と虚像」『エコノミスト』4 月 5 日号，pp. 56-59.
米本昌平，2006，『バイオポリティクス：人体を管理するとはどういうことか』中央公論新社.
吉武久美子，2007，『医療倫理と合意形成：治療・ケアの現場での意思決定』東信堂.
Zussman, Robert, 2000, “The Contributions of Sociology to Medical Ethics,” *Hastings Center Report* 30（1）: 7-11.

付録　日米の生命倫理委員会一覧

米国の生命倫理委員会

(U 1)　国家委員会（National Commission for the Protection of Human Subjects of Biomedical and Behavioral Research）

設置法：国家研究法（National Research Act, Public Law 93-348,TitleII-Part A, 1974), Federal Advisory Committee Act（FACA, Public Law 92-463, 1972）
設置機関：保健教育福祉省（Department of Health, Education, and Welfare）
期間：1974-78 年

委員構成
委員：11 名（医学者 3 名，行動科学者 1 名，心理学者 1 名，法学者 3 名，哲学者 2 名，市民代表 1 名）
スタッフ：16 名（医学者 2 名，哲学者 2 名，法学者 2 名，社会学者 1 名，心理学者 1 名，行政官 2 名，調査アシスタント 2 名，アシスタント 4 名）

委員・スタッフ名
委員長：Kenneth John Ryan（医学者）
委員：Joseph V. Brady（行動科学者），Robert E. Cooke（医学者），Dorothy I. Height（市民代表），Albert R. Jonsen（倫理学者），Patricia A. King（法学者），Karen Lebacqz（哲学者），David W. Louisell（法学者），Donald W. Seldin（医学者），Eliot Stellar（心理学者），Robert H. Turtle（法学者）［1974 年］
事務局長：Michel S. Yesley（法学者）
専門スタッフ：Duane Alexander（医学者），Tom L. Beauchamp（哲学者），Sara Ehrman（調査アシスタント），Bradford H. Gray（社会学者），Miriam Kelty（心理学者），Babara Mishkin（行政官），Betsy Singer（行政官），Dorle Vawter（調査アシスタント），アシスタント 4 名
専属コンサルタント：Robert J. Levine（医学者），John A. Robertson（法学者），Stephen Toulmin（哲学者）［1978 年］

報告書：
『胎児研究』（Research on the Fetus, 1975）
『囚人対象研究』（Research Involving Prisoners, 1976）
『小児対象研究』（Research Involving Children, 1977）
『精神外科』（Psychosurgery, 1977）
『調査情報の開示』（Disclosure of Research Information Under the Freedom of Information Act, 1977）

『精神遅延者対象研究』(Research Involving Those Institutionalized as Mentally Infirm)
『IRB』(Institutional Review Boards, 1978)
『保健教育福祉省のヘルスサービスの倫理ガイドライン』(Ethical Guidelines for the Delivery of Health Services by DHEW, 1978)
『保健教育福祉省のヘルスサービスの倫理ガイドラインの付録』(Appendix of Ethical Guidelines for the Delivery of Health Services by DHEW, 1978)
『生物医学・行動科学の進歩』(Implications of Advances in Biomedical and Behavioral Research, 1978)
『ベルモント・レポート』(Belmont Report, 1979)

参考文献

U. S. Congress, Office of Technology Assessmentt (1993), http://www.princeton.edu/～ota/disk 1/1993/9312/9312.pdf
President's Council on Bioethics, Former Bioethics Commissions, National Commission for the Protection of Human Subjects of Biomedical and Behavioral Research, http://www.bioethics.gov/reports/past_commissions/index.html
Public Law 93-348-July 12, 1974, 88 Stat., pp. 348-351, http://history.nih.gov/01doc/historical/documents/PL 93-348.pdf

(U 2) EAB (Ethics Advisory Board)

設置法：カリファノ長官の覚書（1978），連邦規則集（45 C. F. R. Part 46, 1974），FACA
設置機関：保健教育福祉省（Department of Health, Education, and Welfare）
期間：1978-80 年

委員構成
委員：13 名（医学者 7 名，法学者 2 名，哲学者 2 名，市民代表 2 名）
スタッフ：12 名（医学者 2 名，法学者 3 名，哲学者 1 名，行政官 1 名，アシスタント 4 名，大学院生 1 名）

委員・スタッフ名
委員長：James C. Gaither（法学者）
委員：Sissela Bok（哲学者），Jack T. Conway（市民代表），Henry W. Foster（医学者），David A. Hamburg（医学者），Donald A. Henderson（医学者），Maurice Lazarus（市民代表），Richard A. McCormick（哲学者），Robert F.

Murray（医学者），Mitchell W. Spellman（医学者），Daniel C. Tosterson（医学者），Agnes N. Williams（法学者），Eugene M. Zweiback（医学者）［1979 年］

事務局長：Charles R. McCarthy（法学者）

専門スタッフ：Roy Branson（哲学者），F. William Dommel, Jr.（法学者），Barbara Mishkin（行政官），アシスタント 4 名，大学院生 1 名

専属コンサルタント：Duane Alexander（医学者），Philip Halpern（法学者），Haig Kazazian, Jr.（医学者）［1979 年］

報告書：

『体外受精研究』（Report and Conclusions : Support of Research Involving Human In Vitro Fertilization and Embryo Transfer, 1979）

『胎児鏡を用いた研究』（Report and Recommendations : Research Involving Fetoscopy, 1979）

『CDC における情報公開法の免除請求』（The Request of the Centers for Disease Control for a Limited Exemption From the Freedom of Information Act, 1980）

『NIH における情報公開法の免除請求』（The Request of the National Institutes of Health for a Limited Exemption From the Freedom of Information Act, 1980）

参考文献

U. S. Congress, Office of Technology Assessment（1993）, http://www.princeton.edu/～ota/disk 1/1993/9312/9312.pdf

Federal Register, Vol. 44, No. 158, Tuesday, August 14, 1979, Notices HEW, Ethics Advisory Board Report — Fetoscopy, http://www.hhs.gov/ohrp/documents/19790814 b.pdf

President's Council on Bioethics, Former Bioethics Commissions, Ethics Advisory Board, http://www.bioethics.gov/reports/past_commissions/index.html

Title 45 Code of Federal Regulations Part 46, Protection of Human Subjects, http://www.history.nih.gov/laws/pdf/45 CFR 46.pdf

（U 3）大統領委員会（The President Commission for the Study of Ethical Problems in Medicine and Biomedical and Behavioral Research）

設置法：E. ケネディ上院議員らによる議員立法（Public Law 95-622, Title III, 1978），大統領令（Executive Order 12184, 1979），FACA

設置機関：大統領府（Executive Office of the President）

期間：1980-83 年

委員構成

委員：11 名（医学者 4 名，分子生物学者 1 名，遺伝学者 1 名，法学者 2 名，哲学者 1 名，経済学者 1 名，社会学者 1 名）

スタッフ：22 名（医学者 1 名，法学者 3 名，哲学者 1 名，経済学者 1 名，社会学者 2 名，公衆衛生学者 1 名，保健政策学者 3 名，行政官 1 名，エディター 1 名，アシスタント 8 名）

委員・スタッフ名

委員長：Morris B. Abram（弁護士）

委員：Renée C. Fox（社会学者），Mario Garcia-Palmieri（医学者），Albert R. Jonsen（倫理学者），Patricia A. King（法学者），Mathilde Krim（分子生物学者），Donald N. Medearis（医学者），Arno G. Motulsky（遺伝学者），Fritz C. Redlich（医学者），Anne A. Scitovsky（経済学者），Charles J. Walker（医学者）［1980 年］

事務局長：Alexander M. Capron（法学者）

専門スタッフ：Mary A. Baily（経済学者），Allen Buchanan（哲学者），Andrew Burness（保健政策学者），Bradford H. Gray（社会学者），Kathryn Kelly（保健政策学者），Joane Lynn（医学者），Alan Meisel（法学者），Barbara Mishkin（法学者），Susan Morgan（保健政策学者），Marian Osterweis（社会学者），Renie Schapiro（公衆衛生学者），Linda Starke（エディター），Anne Wilburn（行政官），アシスタント 8 名［1982 年］

報告書：

『死の定義』（Defining Death, 1981）

『研究被験者の保護』（Protecting Human Subjects, 1981）

『生物医学研究への警鐘』（Whistleblowing in Biomedical Research, 1981）

『研究被害の補償』（Compensating for Research Injuries, 1982）

『医療における意思決定』（Making Health Care Decisions, 1982）

『生命の操作』（Splicing Life : A Report on the Social and Ethical Issues of Genetic Engineering with Human Beings, 1982）

『生命維持処置の中止決定』（Deciding to Forego Life-Sustaining Treatment, 1983）

『ヒトを対象とする研究実施の規制』（Implementing Human Research Regulations, 1983）

『遺伝子スクリーニングと遺伝カウンセリング』（Screening and Counseling for Genetic Conditions : The Ethical, Social, and Legal Implications of Genetic Screening, Counseling, and Education Programs, 1983）

『ヘルスケアへのアクセス問題』(Securing Access to Health Care, 1983)
『総括報告書』(Summing Up, 1983)
資料：
『IRB ガイドブック』(IRB Guidebook, 1982)

参考文献

U. S. Congress, Office of Technology Assessment (1993), http://www.princeton.edu/~ota/disk 1/1993/9312/9312.pdf
President's Council on Bioethics, Former Bioethics Commissions, President's Commission for the Study of Ethical Problems in Medicine and Biomedical and Behavioral Research, http://www.bioethics.gov/reports/past_commissions/index.html
Public Law 95-622-Nov. 9, 1978, 92 Stat. 3437-3442, http://history.nih.gov/01docs/historical/documents/PL 95-622.pdf

(U 4) BEAC (Biomedical Ethics Advisory Committee)

設置法：Health Research Extension Act (Public Law 99-158, 1985), FACA
設置機関：Biomedical Ethics Board, 議会
期間：1988-89 年

BEB (Biomedical Ethics Board)
委員：12 名
議長：Willis Gradison
上院議員：6 名 (Dale Bumpers, David Durenberger, Albert Gore Jr., Gordon J. Humphrey, Edward M. Kennedy, Lowell Weiker)
下院議員：6 名 (Thomas J. Bliley Jr., 〔Willis Gardison〕, Thomas A. Luken, J. Roy Rowland, Thomas J. Tauke, Henry A. Waxman)

委員構成
委員：13 名 (医学者 7 名, 弁護士 1 名, 法学者 2 名, 哲学者 2 名, 市民代表 1 名)
スタッフ：2 名 (医学者 1 名, アシスタント 1 名)

委員・スタッフ名
委員長：Alexander M. Capron (法学者)
委員：Julianne Beckett (市民代表), James Bopp, Jr. (法学者), Watson A. Bowes, Jr. (医学者), Christine K. Cassel (医学者), James F. Childress (哲学者), Theodore Friedman (医学者), Silvia D. Ivie (弁護士), Reverend D. G.

McCarthy（哲学者），Edmund D. Pellegrino（医学者），Kenneth N. Rosenbaum（医学者），Kenneth J. Ryan（医学者），Stanley B. Troup（医学者）［1988年］
事務局長：Robert M. Cook-Deegan（医学者）
スタッフ：Claire Pouncey（アシスタント）［1989年］

参考文献

U. S. Congress, Office of Technology Assessment (1993), http://www.princeton.edu/~ota/disk 1/1993/9312/9312.pdf
President's Council on Bioethics, Former Bioethics Commissions, Biomedical Ethical Advisory Committee, http://www.bioethics.gov/reports/past_commissions/index.html
Diane M., 1987, "Gianel, Ethics Panel Members are Named," *American Medical News*, August 14, p 10.
Public Law 99-158, Nov. 20, 1985, 99 Stat., 883-885, http://history.nih.gov/01docs/historical/documents/PL 99-158.pdf

（U 5） NBAC（National Bioethics Advisory Commission）

設置法：大統領令（Executive Order 12975, 1995），FACA
設置機関：国家科学技術会議（National Science and Technology Council）
期間：1996-2001年
小委員会：被験者小委員会（Human Subject Subcommittee）と遺伝子小委員会（Genetics Subcommittee）の設置

委員構成
委員：17名（医学者4名，看護学者1名，遺伝学者1名，法学者4名，哲学者（生命倫理学者）4名，心理学者1名，経営者1名，市民代表1名）
スタッフ：24名（法学者6名，哲学者1名，保健政策学者1名，アナリスト5名，インターン1名，アシスタント8名）

委員・スタッフ名
委員長：Harold T. Shapiro（哲学者）
委員：Patricia Backlar（哲学者），Arturo Brito（医学者），Alexander M. Capron（法学者），Eric J. Cassell（医学者），R. Alta Charo（法学者），James F. Childress（哲学者），David R. Cox（医学者），Rhetaugh G. Dumas（看護学者），Carol W. Greider（遺伝学者），Steven H. Holtzman（経営者），Bette O. Kramer（市民代表），Bernard Lo（医学者），Lawrence H. Miike（法学者），Thomas H. Murray（生命倫理学者），William C. Oldaker（法学者），Diane Scott-Jones

（心理学者）

事務局長：Eric M. Meslin（哲学者）

専門スタッフ：Elisa Eiseman（プログラムアナリスト），Emily C. Feinstein（法学者），Ellen L. Gadbois（上席政策アナリスト），Melissa Goldstein（法学者），Kathi E. Hanna（保健政策学者），Everson R. Hull（プログラムアナリスト），Stuart Kim（法学者），Kyle Kinner（法学者），Kerry J. Lee（調査アシスタント），Debra McCurry（情報スペシャリスト），Alice Page（法学者），Daniel J. Powell（インターン），Andrew Siegel（哲学者），Sean A. Simon（プログラムアナリスト），Robert S. Tanner（法学者）アシスタント8名［1999年］

コンサルタント：William F. Freeman（医学者），Kathi E. Hanna（保健政策学者），Jeffrey P. Kahn（哲学者），Ruth Macklin（コンサルタント），Joel M. Mangel（法学者），Jonathan D. Moreno（哲学者），LeRoy B. Walters（哲学者）; Sara Davidson（編集者），Tamara Lee（グラフィックデザイナー）［1999年］

報告書：

『ヒト・クローン』（Cloning Human Beings, 1997）

『精神障害者対象研究』（Research Involving Persons with Mental Disorder that May Affect Decisionmaking Capacity, 1998-99）

『ヒト生体試料研究』（Research Involving Human Biological Materials : Ethical Issues and Policy Guidance, 1999-2000）

『ヒト胚研究』（Ethical Issues in Human Stem Cell Research, 1999-2000）

『国際治験研究』（Ethical and Policy Issues in International Research : Clinical Trials in Developing Countries, 2001）

『被験者対象研究』（Ethical and Policy Issues in Research Involving Human Participants, 2001）

参考文献

The Charter of the National Bioethics Advisory Commission expired on October 3, 2001, the National Reference Center for Bioethics Literature at Georgetown University, http://bioethics.georgetown.edu/nbac/index.html

President's Council on Bioethics, Former Bioethics Commissions, National Bioethics Advisory Commission, http://www.bioethics.gov/reports/past_commissions/index.html

Executive Order 12975 of October 3, 1995, Protection of Human Research Subjects and Creation of National Bioethics Advisory Commission, http://frwebgate.access.gpo.gov/cgi-bin/getdoc.cgi?dbname=1995_register&docid=fr 05 oc 95-126.pdf

（U 6） PCBE（President Council on Bioethics）

設置法：大統領令（Executive Order 13237, 2001），FACA
設置機関：保健社会福祉省（Department of Health and Human Services）
期間：2001 年-2008 年

委員構成
委員：18 名（医学者 6 名，脳科学者 1 名，分子生物学者 1 名，法学者 4 名，哲学者 3 名，政治学者 3 名）
スタッフ：12 名（政治学者 1 名，行政官 3 名，リサーチアナリスト 2 名，コンサルタント 1 名，ディレクター 3 名，アシスタント 2 名）

委員・スタッフ名
議長：Leon R. Kass（医学者）
委員：Elizabeth H. Blackburn（分子生物学者），Rebecca S. Dresser（法学者），Daniel W. Foster（医学者），Francis Fukuyama（政治学者），Michael S. Gazzaniga（脳科学者），Robert P. Geroge（法学者），Mary A. Glendon（法学者），Alfonso Gómez-Lobo（哲学者），William B. Hurlbut（医学者），Chales Krauthammer（医学者），William F. May（哲学者），Paul McHugh（医学者），Gilbert C. Meilaender（哲学者），Janet D. Rowley（医学者），Michel J. Sandel（政治学者），James Q. Wilson（政治学者）［2002 年］
事務局長：Dean Clancy（元ホワイトハウス・スタッフライター）
専門スタッフ：Eric Cohen（コンサルタント），Judith Crawford（行政官），Diane M. Gianelli（行政官），Emily Jones（行政官），Joshua Kleinfeld（リサーチアナリスト），Yuval Levin（上席リサーチアナリスト），Richard Roblin（ディレクター），Rachel F. Wildavsky（ディレクター），Adam Wolfson（政治学者），Lee L. Zwanziger（ディレクター），アシスタント 2 名［2002 年］

報告書：
『ヒト・クローンと人間の尊厳』（Human Cloning and Human Dignity : An Ethical Inquiry, 2002）
『治療を超えて』（Beyond Therapy : Biotechnology and the Pursuit of Happiness, 2003）
『人間の存在』（Being Human : Readings from the President's Council on Bioethics, 2003）
『ヒト胚研究の監視』（Monitoring Stem Cell Research, 2004）
『生殖と責任』（Reproduction and Responsibility : The Regulation of New Biotechnologies, 2004）
『白書』（White Paper : Alternative Sources of Human Pluripotent Stem Cells,

2005)

『ケア』(Taking Care : Ethical Caregiving in Our Aging Society, 2005)

『人間の尊厳と生命倫理』(Human Dignity and Bioethics : Essays Commissioned by the President's Council on Bioethics, 2008)

『新生児スクリーニングにおける道徳の変化』(The Changing Moral Focus of Newborn Screening : An Ethical Analysis by the President's Council on Bioethics, 2008)

『死の決定に関する論争』(Controversies in the Determination of Death : A White Paper by the President's Council on Bioethics, 2008)

参考文献

President's Council on Bioethics, http://www.bioethics.gov

Executive Order 13237 of November 28, 2001, Creation of the President's Council on Bioethics, http://frwebgate.access.gpo.gov/cgi-bin/getdoc.cgi?dbname=2001_register&docid=fr 30 no 01-151.pdf

米国国立衛生研究所（National Institutes of Health, NIH）の生命倫理委員会

（U 7） 組換え DNA 諮問委員会（Recombinant DNA Advisory Committee, RAC）

設置法：公衆衛生事業法（Public Health Service Act, 42. USC. 241, 1974），FACA
設置機関：NIH
期間：1974 年-現在

委員・スタッフ名
委員長：DeWitt Stetten, Jr.（生化学者）
委員：Edward Aderberg（分子遺伝学者），Ernest Chu（分子遺伝学者），Roy Curtiss III（微生物学者），James Darnell（細胞生物学者），Stanley Falkow（微生物学者），Donald Helinski（分子生物学者），David Hogness（分子生物学者），John Littlefield（分子生物学者），Jane Setlow（分子生物学者），Waclaw Szybalski（分子生物学者），Charles Thomas（分子生物学者）［1975 年］

委員長：Jane Setlow（分子生物学者）
委員：A. Karim Ahmed（市民代表），David Baltimore（分子生物学者），Francis Broadbent（微生物学者），Allan Campbell（生物学者），Zelma Cason（細胞検査技師），Peter Day（遺伝学者），Richard Goldstein（法学者），Susan Gottesman（分子生物学者），Richard Hornick（医学者），Patricia A. King（法学者），Sheldon Krimsky（社会学者），Elizabeth Kutter（生物学者），Richard Novick（医学者），David Parkinson（公衆衛生学者），Ramon Piñon（生物学者），Samuel D. Proctor（牧師），Emmette Redford（法学者），Wallace Rowe（医学者），John Spizizen（微生物学者），Ray Thornton（法学者），Luther Williams（生物学者），Frank Young（医学者），Milton Zaitlin（生物学者）［1978 年］

遺伝子治療ワーキング・グループ（Working Group on Human Gene Therapy）
委員長：LeRoy B. Walters（倫理学者）
委員：W. French Anderson（医学者），Judith Areen（法学者），Alexander M. Capron（法学者），James F. Childress（倫理学者），Samuel Gorovitz（倫理学者），Susan K. Gottesman（基礎科学者），Maurice J. Mahoney（医学者），Robert E. Mitchell（法学者，RAC 委員長），Arno G. Motulsky（遺伝学者），Robert F. Murray（医学者），Robert F. Rich（公共政策学者），Harold Varmus（基礎研究者），Anne R. Witherby（市民代表），William J. Gartland（事務局長），

Howard M. Temin（コンサルタント，基礎研究者）[1985 年]

参考文献

Fredrickson（2001）
Walters（1999）

（U 8） 胎児組織移植研究検討会（Human Fetal Tissue Transplant Research Panel, HFTTRP）

設置法：NIH 長官による覚書，FACA
設置機関：NIH
期間：1988 年

委員・スタッフ名
委員長：Arlin M. Adams（法学者），Kenneth J. Ryan（Chair, Scientific Issues）（医学者），LeRoy B. Walters（Chair, Ethical and Legal Issues）（倫理学者）
委員：J. David Bleich（法学者），James Bopp, Jr.（法学者），James T. Burtchaell（哲学者），Robert C. Cefalo（医学者），James F. Childress（哲学者），K. Danner Clouser（哲学者），Dale Cowan（医学者），Jane L. Delgado（市民代表），Bernadine Healy（医学者），Dorothy I. Height（市民代表），Barry J. Hoffer（薬学者），Patricia A. King（法学者），Paul Lacy（医学者），Joseph B. Martin（医学者），Aron A. Moscona（生物学者），John A. Robertson（法学者），Daniel N. Robinson（心理学者），Charles Swezey（哲学者）

報告書：
『ヒト胎児組織移植研究検討会報告書』（Report of the Human Fetal Tissue Transplantation Research Panel, Volume I-II, 1988）

参考文献

Childress（1991）
Therapeutic Human Fetal Tissue Transplantation Research Activities Funded by the National Institutes of Health in FY 1998, Policy Background, http://ospp. od.nih.gov/policy/fetal.asp

（U 9） ヒトゲノム計画 ELSI ワーキング・グループ（Working Group on ELSI of the Human Genome Project）

設置法：FACA
設置機関：エネルギー省と保健社会福祉省（Department of Energy and Department of Health and Human Services）
期間：1989-2003 年

親委員会：ヒトゲノム計画諮問委員会
小委員会：ヒトゲノム ELSI ワーキング・グループ
委員長：Nancy Wexler（心理学者）
委員：Jonathan Beckwith（生物学者），Robert Cook-Deegan（医学者），Patricia A. King（法学者），Victor McKusick（遺伝学者），Robert F. Murray（医学者），Thomas H. Murray（生命倫理学者）
専門スタッフ：Dan Drell（生物学者），Eric Juengst（哲学者），Elinor Langfelder（プログラムアナリスト），Elizabeth J. Thomson（看護学者），Michael Yesley（法学者）［1995 年］

ELSI 評価委員会（ELSI Research Evaluation Committee）
委員長：Mark A. Rothstein（法学者），M. Anne Spence（遺伝学者）
委員：Patricia A. Buffler（疫学者），James F. Childress（哲学者），Charles J. Epstein（医学者），Stephen Hilgartner（社会学者），Bartha M. Knoppers（法学者），Jayne Mackta（市民代表），Marynard V. Olson（遺伝学者），Kenneth I. Shine（医学者），Bailus Walker, Jr.（公衆衛生学者）［1996 年］

ELSI 研究計画・評価グループ（ELSI Research Planning and Evaluation Group, ERPEG）
委員長：LeRoy B. Walters（哲学者）
委員：Ellen W. Clayton（法学者），Nancy L. Fisher（医学者），Caryn E. Lerman（遺伝学者），Joseph D. Mcinerney（遺伝カウンセラー），William E. Nebo（牧師），Nancy Press（心理学者），David Valle（医学者）
専門スタッフ：Joy T. Boyer（プログラムアナリスト），Daniel Drell（生物学者），Jean E. McEwen（法学者），Susan L. Rose（行政官），Elizabeth J. Thomson（看護学者），Susan Saylor（アシスタント）［1997-2000 年］

報告書：
『遺伝情報と健康保険』（Genetic Information and Health Insurance : Report of the Task Force on Genetic Information and Insurance, 1993）
『保険対策に関する報告書』（Insurance Task Force Report—Executive Summary,

1993）

『NIH/DOE 委員会 ELSI 評価報告書』（Report of the Joint NIH/DOE Committee to Evaluate the Ethical, Legal and Social Implications Program of the Human Genome Project, 1996）

『ELSI 概観：1990-1995 年』（Review of the ELSI Program : 1990-1995, 1996）

『遺伝性血色素症』（Hereditary Hemochromatosis : Gene Discovery and Policy Meeting, 1997）

『米国の遺伝子検査の安全確保と効率化』（Promoting Safe and Effective Genetic Testing in the United States : Final Report of the Task Force on Genetic Testing, 1997）

『がん遺伝子研究コンソーシアム』（Cancer Genetic Studies Consortium, 1998）

『遺伝情報と勤務地に関する報告書』（Genetic Information and the Workplace Report, 1998）

『ELSI 研究プログラムの評価と分析』（A Review and Analysis of the ELSI Research Programs at NIH and DOE, 2000）

『ゲノム学・ELSI 研究におけるマイノリティの増加計画』（Plan for Increasing the Number of Underrepresented Minorities Trained in Genomics and ELSI Research, 2001）

『健康における社会的・行動科学的・遺伝的要因の相互作用』（Studying Interactions Among Social, Behavioral & Genetic Factors in Health, 2001）

『NHGRI 計画における ELSI 研究と政策活動の役割』（The Role of ELSI Research & Policy Activities in the NHGRI Plan, 2002）

参考文献

The National Human Genome Research Institute, Reports from the Ethical, Legal and Social Implications（ELSI）Research Program, http://www.genome.gov/12010621

（U 10）ヒト胚研究委員会（Human Embryo Research Panel, HERP）

設置法：FACA
設置機関：NIH
期間：1994 年

委員・スタッフ名
委員長：Steven Muller（物理学者）
委員：Diane D. Aronson（市民代表），R. Alta Charo（法学者），Patricia K. Donahoe（医学者），John J. Eppig（分子生物学者），Ronald M. Green（哲学者），

Fernando Guerra（医学者），Andrew G. Hendrickx（分子生物学者），Brigid L. M. Hogan（分子生物学者），Mark R. Hughes（医学者），Ola M. Huntley（教育学者），Nannerl O. Keohane（政治学者），Patricia A. King（法学者），Bernard Lo（医学者），Mary C. Martin（医学者），Thomas H. Murray（生命倫理学者），Dorothy Nelkin（社会学者），Kenneth J. Ryan（医学者），Carol A. Tauer（哲学者）［1994 年］

報告書：

『ヒト胚研究委員会報告書』（Report vol. 1, National Institutes of Health, Human Embryo Research Panel, 1994）

『ヒト胚研究委員会報告書』（Report vol. 2, Papers Commissioned for the Human Embryo Research Panel, 1994）

報告書・参考文献

『ヒト胚研究委員会報告書』（Report vol. 1, National Institutes of Health, Human Embryo Research Panel, 1994），http://www.bioethics.gov/reports/past_commissions/human_embryo_vol_1.pdf

日本の生命倫理委員会

（J 1）　日本学術会議，生物科学研究連絡委員会「プラスミッド問題検討小委員会」

設置法：日本学術会議法（1948 年，法律第 121 号）
設置機関：日本学術会議
期間：1975-77 年

委員構成：生命科学研究連絡委員会「プラスミッド問題検討小委員会」（1975 年）
委員：8 名（医学者 3 名，分子生物学者 1 名，微生物学者 1 名，遺伝学者 2 名，発酵工学者 1 名）

小委員会：生命科学研究連絡委員会「プラスミッド問題検討小委員会」（1975 年設置）
委員長：田島弥太郎（遺伝学者）
委員：有馬啓（微生物学者），飯野徹雄（遺伝学者），梅沢浜夫（医学者），中谷林太郎（医学者），下条寛人（医学者），照井堯造（発酵工学者），渡辺格（分子生物学者）［1975 年］

合同委員会：組換え DNA 問題小委員会（「プラスミッド問題検討小委員会」「人間と科学特別委員会」「科学研究計画委員会」の連合，1976 年設置）

合同委員会：遺伝子操作基準検討委員会（1997 年の「遺伝子操作連絡会議」より改組，1978 年設置）
委員長：飯野徹雄（遺伝学者）
委員：天野恒久（医学者），新井俊彦（医学者），安藤忠彦（農芸化学者），井川洋二（医学者），植竹久雄（医学者），内田久雄（分子生物学者），大嶋泰治（分子生物学者），大谷明（医学者），岡西昌則（分子生物学者），小関治男（分子生物学者），小池克郎（分子生物学者），駒形和男（微生物学者），齋藤日向（微生物学者），坂口健二（分子生物学者），坂崎利一（医学者），下条寛人（医学者），高木康敬（医学者），高浪満（分子生物学者），豊島久真男（医学者），都留信也（農学者），中沢晶子（医学者），中谷林太郎（医学者），広田幸敬（遺伝学者），古屋晃（発酵工学者），別府輝彦（微生物学者），本庶佑（医学者），松原謙一（分子生物学者），溝淵潔（分子生物学者），山内一也（微生物学者），矢野圭司（微生物学者），由良隆（分子生物学者），渡辺格（分子生物学者）
行政官オブザーバー：漆原英二（科学技術庁），大山超（筑波大学），中西統（文部省），平中英二（文部省），三浦正俊（文部省）［1978 年］

作業部会：組換えDNA分子研究検討ワーキング・グループ（1976年設置）
委員長：飯野徹雄（遺伝学者）
委員：新井俊彦（医学者），植竹久雄（医学者），岡西昌則（医学者），小関治男（分子生物学者），坂口健二（分子生物学者），下条寛人（医学者），中谷林太郎（医学者），広田幸敬（遺伝学者），別府輝彦（微生物学者），松原謙一（分子生物学者），由良隆（分子生物学者），渡辺格（分子生物学者）［1976年］

報告書：
『組換えDNA分子研究検討ワーキング・グループ中間報告書』（1977年）
『遺伝子操作指針設定に関する基本指針（案）』（ワーキング・グループ，1977年）
『我が国におけるDNA分子組換え研究の進め方について（申し合わせ案）』（プラスミッド問題検討小委員会，1977年）
『遺伝子操作基準検討委員会報告書』（1978年）
声明：「我が国におけるDNA分子組換え研究の進め方に関する日本学術会議の見解」（1977年）

参考文献
飯野徹雄（1993）
日本学術会議法，http://www.scj.go.jp/ja/scj/kisoku/01.pdf

（J 2） 文部省学術審議会「科学と社会特別委員会」

設置法：文部省設置法（1949年，法律第146号）
設置機関：文部省学術審議会
期間：1976-80年

委員構成：学術審議会「科学と社会特別委員会」（1978年）
委員：16名（医学者2名，分子生物学者1名，遺伝学者1名，農学者1名，工学者1名，法学者1名，哲学者3名，社会学者1名，歴史学者2名，英文学者1名，作家2名）

親委員会：学術審議会
小委員会：科学と社会特別委員会
委員長：碧海純一（法学者）
委員：市井三郎（哲学者），木村尚三郎（歴史学者），小松左京（作家），杉二郎（農学者），杉村隆（医学者），曽野綾子（作家），田島弥太郎（遺伝学者），辻村明（社会学者），中山茂（歴史学者），浜井修（哲学者），伏見康治（工学者），向坊隆（哲学者），山村雄一（医学者），渡辺格（分子生物学者），渡部昇一（英文学者）

スタッフ：手塚晃（文部省）他［1978年］

作業部会：組換えDNA（検討）小委員会
委員長：渡辺格（分子生物学者）
委員：碧海純一（法学者），飯野徹雄（遺伝学者），内田久雄（分子生物学者），梅沢浜夫（医学者），太田知行（法学者），大谷明（医学者），柴田俊一（工学者），杉村隆（医学者），田島弥太郎（遺伝学者），中埜栄三（生物学者），松原謙一（分子生物学者）［1978年］
オブザーバー：中村桂子（生命科学者）
スタッフ：手塚晃（文部省），大山超（文部省），森亘（文部省，医学者）他

報告書：
『米，英，仏における組換えDNA研究の規制問題に関する調査報告書』（1977年）
『大学等の研究機関における組換えDNA実験の進め方について』（1978年）
指針：「大学等の研究機関における組換えDNA実験の進め方」（1978年）

参考文献
飯野徹雄（1993）
文部省設置法，http://www.tcp-ip.or.jp/~syaraku/monbusettihou.htm

（J 3）　科学技術会議「ライフサイエンス部会」

設置法：科学技術会議設置法（1959年，法律第4号）
設置機関：総理府
期間：1976-79年

委員構成：科学技術会議「ライフサイエンス部会」（1974年）
委員：22名（医学者7名，生化学者1名，分子生物学者1名，物理学者1名，工学者1名，農学者1名，哲学者2名，宗教家1名，ジャーナリスト1名，経営者4名，行政経験者2名）

委員・スタッフ名
議員：藤井隆（科学技術会議），越智勇一（科学技術会議），黒川真武（科学技術会議），米沢滋（経営者）
専門委員：赤堀四郎（生化学者），飯田俊武（農学者），梅沢浜夫（医学者），江橋節郎（医学者），加藤弁三郎（経営者），黒川利雄（医学者），小谷正雄（物理学者），沢田允茂（哲学者），杉村隆（医学者），鈴木三男（行政経験者），高田好胤（宗教家），高橋正春（行政経験者），武田長兵衛（経営者），長岡昌（ジャーナリスト），

南雲仁一（工学者），早石修（医学者），山本正（医学者），吉村融（哲学者），渡辺格（分子生物学者），渡辺彊（経営者），渡辺文蔵（経営者）［1974 年］

作業部会：組換え DNA 研究に関する懇談会

梅沢浜夫（医学者），沢田允茂（哲学者），杉村隆（医学者），長岡昌（ジャーナリスト），早石修（医学者），藤井隆（医学者），山本正（医学者），吉村融（哲学者），渡辺格（分子生物学者）［1977 年］

報告書：

『ライフサイエンス部会総合分科会報告書』（1978 年）

『遺伝子組み換え研究海外調査団報告書』（1979 年）

『遺伝子組み換え研究の推進方策の基本について』（1979 年）

指針：「組換え DNA 実験指針」（1979 年）

参考文献

飯野徹雄（1993）

科学技術会議設置法，http://www.houko.com/00/01/S 34/004.HTM

（J 4）　生命と倫理に関する懇談会

設置法：厚生省設置法（1949 年，法律第 151 号）

設置機関：厚生省

期間：1983-85 年

委員構成：生命と倫理に関する懇談会（1985 年）

委員：11 名（医学者 3 名，分子生物学者 1 名，法学者 1 名，哲学者 2 名，経営者 1 名，人類学者 1 名，漫画家 1 名，厚生大臣 1 名）

委員・スタッフ名

座長：林義郎（渡部恒三，増岡博之，厚生大臣）

委員：江橋節郎（医学者），加藤一郎（法学者），沢田允茂（哲学者），鈴木永二（経営者），手塚治虫（漫画家），中根千枝（人類学者），中村元（哲学者），花岡堅而（日本医師会，84 年 3 月まで），羽田春兔（日本医師会，84 年 4 月以降），吉利和（医学者），渡辺格（分子生物学者）［1985 年］

厚生省：稲垣実男（政務次官），大谷藤郎（医務局長），吉崎正義（健康政策局長），竹中浩治（健康政策局長），北郷勲夫（大臣官房審議官），高峯一世（大臣官房審議官），内藤冽（大臣官房審議官），横尾和子（健康政策局医事課長），佐野利昭（健康政策局医事課長）

報告書：
『生命と倫理に関する懇談』（1983 年）
『生命と倫理について考える：生命と倫理に関する懇談報告』（1985 年）

参考文献
厚生省健康政策局医事課（1985）
厚生省設置法，http://www.houko.com/00/01/S 24/151.HTM

（J 5）　臨時脳死及び臓器移植調査会

設置法：臨時脳死及び臓器移植調査会設置法（1989 年，法律第 70 号）
設置機関：総理府（事務局：厚生省健康政策局）
期間：1990-92 年

委員構成：臨時脳死及び臓器移植調査会（1990 年）
委員：15 名（医学者 3 名，法学者 4 名，哲学者 2 名，記者 1 名，作家 1 名，経営者 1 名，行政経験者 2 名，市民代表 1 名）
参与：5 名

委員会：臨時脳死及び臓器移植調査会（内閣総理大臣の諮問機関）
委員長：永井道雄（哲学者）
委員：井形昭弘（医学者），宇野収（経営者），梅原猛（哲学者），金平輝子（行政経験者），木村栄作（法学者），齋藤明（記者），荻原太郎（法学者），曽野綾子（作家），早石修（医学者），原秀男（弁護士），平野龍一（法学者），森亘（医学者），山岸章（市民代表），山下真臣（行政経験者）
参与：伊藤幸郎（医学者），小坂二度見（医学者），水野肇（評論家），光石忠敬（弁護士），米本昌平（科学史家）［1990 年］

報告書：
厚生省健康政策局編臨時脳死及び臓器移植調査会『審議だより』（1990-92 年）
『脳死及び臓器移植に関する重要事項について（中間意見）』（1991 年）
『脳死及び臓器移植に関する重要事項について（答申）』（1992 年）

参考文献
臨時脳死及び臓器移植調査会（1990-92）
臨時脳死及び臓器移植調査会設置法，http://www.houko.com/00/01/H 01/070.HTM
臨時脳死及び臓器移植調査会設置法施行令，http://www.houko.com/00/02/H 02/

008.HTM

(J 6)　厚生科学会議（「遺伝子治療に関する専門委員会」）

設置法：厚生省設置法（1949 年，法律第 151 号）
設置機関：厚生省
期間：1986-97 年

委員構成：厚生科学会議（1992 年）
委員：11 名（医学者 4 名，分子生物学者 1 名，工学者 1 名，薬学者 1 名，経済学者 1 名，経営者 1 名，作家 1 名，厚生大臣 1 名）

親委員会：厚生科学会議
委員長：杉村隆（医学者）
委員：石井威望（工学者），尾前照雄（医学者），鈴木永二（経営者），高久史麿（医学者），館龍一郎（経済学者），野島庄七（薬学者），森亘（医学者），山下徳夫（厚生大臣），柳田邦男（作家），渡辺格（分子生物学者）[1992 年]

小委員会：研究企画評価部会
部会長：高久史麿（医学者）
委員：井形昭弘（医学者），石丸隆治（行政経験者），伊藤善市（経済学者），大澤利昭（薬学者），岡田節人（生物学者），豊島久真男（医学者），西塚泰美（医学者），西村暹（薬学者），古川俊之（医学者），三島済一（医学者）[1991 年]

作業部会：遺伝子治療に関する専門委員会（1991 年設置）
委員長：高久史麿（医学者）
委員：川上正也（医学者），北徹（医学者），島田隆（医学者），寺田雅昭（医学者），中込弥男（医学者），鍋島陽一（医学者），松原謙一（分子生物学者），向井常博（医学者），矢崎義雄（医学者），吉池邦人（医学者）[1992 年]

審査委員会：遺伝子治療臨床研究中央評価会議
委員長：高久史麿（医学者）
委員：上田慶二（医学者），黒田玲子（化学者），坂上正道（医学者），杉田秀夫（医学者），曽野綾子（作家），多田啓也（医学者），寺田雅昭（医学者），豊島久真男（医学者），中谷瑾子（法学者），唄孝一（法学者），松田鈴夫（ジャーナリスト），松原謙一（分子生物学者），松村正實（医学者），柳田邦男（作家），山崎修道（医学者），山本信（哲学者）[1994 年]

報告書：『遺伝子治療に関する中間意見』（1992年）
『遺伝子治療臨床研究に関するガイドラインについて』（1993年）
指針：「遺伝子治療臨床研究に関するガイドライン」（1993年承認）
「遺伝子治療臨床研究に関する指針」（1994年告示）

審査機関の設置
遺伝子治療臨床研究中央評価会議（1994年）

参考文献
高久（1993）
池谷（1995）
厚生省大臣官房厚生科学課（1994）
厚生省設置法，http://www.houko.com/00/01/S 24/151.HTM

（J 7）　学術審議会・特定領域研究推進分科会・バイオサイエンス部会「遺伝子治療臨床研究ワーキング・グループ」

設置法：文部省設置法（1949年，法律第146号）
設置機関：文部省
期間：1993-94年

委員構成：遺伝子治療臨床研究ワーキング・グループ（1993-4年）
委員：9名（医学者7名，生物学者1名，分子生物学者1名）

親委員会：第13期学術審議会
会長：福井謙一（化学者）
委員：有馬朗人（物理学者），石井紫郎（法学者），市川惇信（工学者），猪瀬博（工学者），岡田善雄（医学者），嘉治元郎（経済学者），河合隼雄（心理学者），木田宏（行政経験者），近藤次郎（工学者），沢田敏男（行政経験者），志村令郎（分子生物学者），菅野晴夫（医学者），高久史麿（医学者），天満美智子（英語学者），鳥井弘之（記者），長倉三郎（化学者），中根千枝（人類学者），西川哲治（物理学者），西原春夫（法学者），野島庄七（薬学者），樋口敬二（物理学者），藤井直樹（経営者），増本健（工学者），三田勝茂（経営者），森亘（医学者），吉川弘之（工学者）［1992年］

小委員会：バイオサイエンス部会
委員長：岡田善雄（医学者）
委員：志村令郎（分子生物学者），菅野晴夫（医学者），高久史麿（医学者），鳥井弘

之（記者），西原春夫（法学者），野島庄七（薬学者），森亘（医学者）
専門委員：青木清（行動生物学者），飯野徹雄（遺伝学者），伊藤正男（医学者），岡田節人（生物学者），軽部征夫（工学者），野村達夫（医学者），原田宏（発生生物学者），松原謙一（分子生物学者），御子柴克彦（医学者），山田康之（農学者）［1994 年］

作業部会：遺伝子治療臨床研究ワーキング・グループ
委員長：岡田善雄（医学者）
委員：青木清（生物学者），浅野茂隆（医学者），香川靖雄（医学者），勝木元也（分子生物学者），島田隆（医学者），高久史麿（医学者），浜田洋文（医学者），七里真義（医学者）［1993-4 年］

報告書：『遺伝子治療に関するガイドライン』（1994 年）
指針：「大学等における遺伝子治療臨床研究に関するガイドライン」（1994 年）

審査機関の設置
遺伝子治療臨床研究専門委員会

参考文献
文部省設置法，www.tcp-ip.or.jp/〜syaraku/monbusettihou.htm

（J 8） 科学技術会議「生命倫理委員会」

設置法：科学技術会議設置法（1959 年，法律第 4 号）
設置機関：総理府（事務局：科学技術庁）
期間：1997-2001 年

委員構成：科学技術会議生命倫理委員会（2000 年）
委員：18 名（医学者 5 名，工学者 2 名，化学者 1 名，法学者 3 名，政治学者 1 名，経済学者 1 名，哲学者 1 名，宗教学者 1 名，行政経験者 1 名，作家 1 名，経営者 1 名）

委員会：科学技術会議生命倫理委員会
委員長：井村裕夫（医学者）［1997-98 年 5 月森亘（医学者）］
委員：石川忠雄（政治学者），石塚貢（行政経験者），位田隆一（法学者），岡田善雄（医学者），熊谷信昭（工学者），佐野陽子（経済学者），島薗進（宗教学者），曽野綾子（作家），高久史麿（医学者），田中成明（法学者），永井克孝（化学者），藤澤令夫（哲学者），前田勝之助（経営者），町野朔（法学者），森岡恭彦（医学者），吉

川弘之（工学者）［2000年］
事務局：青江茂（科学技術庁）他

小委員会：クローン小委員会
委員長：岡田善雄（医学者）
委員：青木清（生物学者），位田隆一（法学者），勝木元也（分子生物学者），加藤尚武（哲学者），菅野覚明（倫理学者），菅野晴夫（医学者），高久史麿（医学者），武田佳彦（医学者），豊島久真男（医学者），永井克孝（化学者），橳島次郎（社会学者），町野朔（法学者），横内圀生（行政経験者），村上陽一郎（科学史家），森島昭夫（法学者）［1998年］
事務局：青江茂（科学技術庁）他

小委員会：ヒト胚研究小委員会
委員長：岡田善雄（医学者）
委員：相澤慎一（生物学者），石井美智子（法学者），位田隆一（法学者），岡田善雄（医学者），迫田朋子（記者），勝木元也（分子生物学者），高久史麿（医学者），武田佳彦（医学者），豊島久真男（医学者），町野朔（法学者），西川伸一（医学者），橳島次郎（社会学者），村上陽一郎（科学史家）［1998－01年］
事務局：池田要（科学技術庁），小田公彦（科学技術庁），三木義郎（科学技術庁）他

小委員会：ヒトゲノム研究小委員会
委員長：高久史麿（医学者）
委員：位田隆一（法学者），奥田秀毅（経営者），小幡純子（法学者），五條堀孝（遺伝学者），玉井真理子（心理学者），寺田雅昭（医学者），豊島久真男（医学者），中村祐輔（医学者），眞崎知生（薬学者），町野朔（法学者）［2000年］
事務局：小田公彦（科学技術庁），小中元秀（科学技術庁）他

報告書：
『クローン技術によるヒト個体の産生等について』（1999年）
『ヒト胚性幹細胞を中心としたヒト胚研究について』（2000年）
『ヒトゲノム研究に関する基本原則について』（2000年）
『Fundamental Principles of Research on the Human Genome』（2000年）

参考文献
科学技術会議生命倫理委員会，http://www.mext.go.jp/a_menu/shinkou/shisaku/rinri.htm
科学技術会議設置法，http://www.houko.com/00/01/S 34/004.HTM

（J 9）**総合科学技術会議「生命倫理専門調査会」**

設置法：内閣府設置法（1999 年），総合科学技術会議令（2000 年），総合科学技術会議運営規則（2001 年），生命倫理専門調査会運営規則（2001 年）
設置機関：内閣府

期間：2001 年-現在
委員構成：総合科学技術会議「生命倫理専門調査会」（2001 年）
委員：22 名（医学者 6 名，化学者 2 名，分子生物学者 1 名，栄養学者 1 名，法学者 5 名，政治学者 1 名，哲学者 1 名，宗教学者 1 名，記者 1 名，作家 1 名，経営者 2 名）

委員・スタッフ名
会長：井村裕夫（医学者）
議員：石井紫郎（法学者），黒田玲子（化学者），桑原洋（経営者），志村尚子（政治学者），白川英樹（化学者），前田勝之助（経営者）
専門委員：相澤慎一（医学者），石井美智子（法学者），位田隆一（法学者），香川芳子（栄養学者），垣添忠生（医学者），勝木元也（分子生物学者），島薗進（宗教学者），曽野綾子（作家），高久史麿（医学者），田中成明（法学者），西川伸一（医学者），藤本征一郎（医学者），町野朔（法学者），南砂（記者），鷲田清一（哲学者）［2001 年］
事務局：有本建男（内閣府），梅田勝（内閣府），竹安邦夫（内閣府）他

会長：薬師寺泰蔵（政治学者）
議員：相澤益男（工学者），奥村直樹（経営者），本庶佑（医学者），郷通子（物理学者），金澤一郎（医学者），庄山悦彦（経営者），原山優子（政治学者）
専門委員：石井美智子（法学者），位田隆一（法学者），大隅典子（分子生物学者），大日向雅美（心理学者），小倉淳郎（工学者），高坂新一（医学者），高木美也子（化学者），武部俊一（記者），田村京子（哲学者），知野恵子（記者），樋口範雄（法学者），町野朔（法学者），武藤香織（社会学者），森崎隆幸（医学者），吉村泰典（医学者）［2007 年］

報告書：『ヒト胚に関する基本的な取り扱い方について（中間報告書）』（2003 年）
法律・指針：
「ヒトに関するクローン技術等の規制に関する法律」（2000 年）
「ヒト ES 細胞の樹立及び使用に関する指針」（2001 年）
「ヒトゲノム・遺伝子解析研究に関する倫理指針」（2001 年）

参考文献
総合科学技術会議生命倫理専門調査会，http://www 8.cao.go.jp/cstp/tyousakai/

life/lmain.html
総合科学技術会議　答申，決定，意見具申等一覧，http://www 8.cao.go.jp/cstp/output/ikengushin.html
内閣府設置法，http://law.e-gov.go.jp/htmldata/H 11/H 11 HO 089.html
総合科学技術会議令，http://www.kantei.go.jp/jp/cyuo-syocho/200005 honbu/15.pdf
総合科学技術会議運営規則，http://www 8.cao.go.jp/cstp/gaiyo/unei_kisoku.pdf
生命倫理専門調査会運営規則，http://www 8.cao.go.jp/cstp/tyousakai/life/haihu01/siryo 4.pdf

（J 10）厚生科学審議会

設置法：厚生省設置法（1949 年，法律第 151 号），厚生労働省設置法（1999 年，法律第 97 号），厚生科学審議会令（1997 年）
設置機関：厚生省，厚生労働省
期間：1997 年-2000 年，2001 年-現在

委員構成：厚生科学審議会（2001 年）
委員：30 名（医学者 12 名，公衆衛生学者 1 名，歯学者 1 名，薬学者 1 名，工学者 2 名，法学者 2 名，経済学者 1 名，哲学者 1 名，生命倫理学者 1 名，看護学者 1 名，記者 1 名，作家 1 名，評論家 1 名，経営者 4 名）

委員・スタッフ名
会長：寺田雅昭（医学者）
委員：綾部雅紹（経営者），新井誠四郎（歯学者），磯部力（法学者），井原哲夫（経済学者），長見萬里野（経営者），加藤尚武（哲学者），川城丈夫（医学者），岸本忠三（医学者），木村利人（生命倫理学者），木元教子（評論家），黒川清（医学者），小泉明（医学者），坂上恭介（工学者），相楽裕子（医学者），新道幸恵（看護学者），曽野綾子（作家），竹田美文（医学者），竹中登一（経営者），田中平三（公衆衛生学者），寺尾允男（経営者），外山寛（薬学者），久道茂（医学者），藤田賢二（工学者），松本恒雄（法学者），南砂（記者），森亨（医学者），矢崎義雄（医学者），山口武典（医学者），米本恭三（医学者）［2001 年］

小委員会（1997 年）
先端医療技術評価部会（部会長：高久史麿，委員数：13 名）
研究企画部会（部会長：矢崎義雄，委員数：14 名）

専門委員会（1997 年）※先端医療技術評価部会の下部委員会

がん遺伝子治療臨床研究作業委員会（委員長：寺田雅昭，委員数：12名）
生殖医療技術に関する専門委員会（委員長：中谷瑾子，委員数：10名）
出生前診断に関する専門委員会（委員長：古山順一，委員数：8名）

参考文献

厚生省大臣官房厚生科学課（1998）
厚生科学審議会，http://www 1.mhlw.go.jp/shingi/kouseika.html#kousei-kagaku
厚生省設置法，http://www.room.ne.jp/〜lawtext/1949 L 151.html
厚生労働省設置法， http://www.kantei.go.jp/jp/cyuo-syocho/990427 honbu/kourou-h.html

（J 11） 生命倫理・安全部会

設置法：文部科学省設置法（1999年，法律第96号），科学技術・学術審議会令（2000年）
設置機関：文部科学省
期間：2001年-現在

委員構成：生命倫理・安全部会（2005年）
委員：21名（医学者9名，薬学者1名，生物学者2名，調査研究者1名，法学者5名，科学史家1名，化学者1名，経営者1名）

委員・スタッフ名
会長：笹月健彦（医学者）
委員：赤林朗（医学者），石井トク（医学者），位田隆一（法学者），小幡純子（法学者），小幡裕一（生物学者），加藤順子（調査研究者），金森修（科学史家），熊谷健一（法学者），高木美也子（化学者），永井良三（医学者），西川伸一（医学者），西村憲治（薬学者），野本明男（医学者），橋本信也（医学者），長谷川真理子（生物学者），深見希代子（生物学者），藤原静雄（法学者），町野朔（法学者），森崎隆幸（医学者），吉倉廣（医学者）［2005年］

小委員会：遺伝子治療臨床研究専門委員会
委員：小澤敬也（医学者），北徹（医学者），笹月健彦（医学者），渋谷正史（医学者），高久史麿（医学者），寺田雅昭（医学者），鳥井弘之（記者），垣生園子（医学者），吉田純（医学者）［2001年］
事務局：田中敏（文部科学省），吉澤正（文部科学省）他

他の小委員会：

特定胚及びヒト ES 細胞研究専門委員会（主査：豊島久真男，委員数：13 名）
遺伝子組換え技術等専門委員会（主査：吉倉廣，委員数：18 名）
試験研究における組換え生物の取り扱いに関する小委員会（主査：吉倉廣，委員数：13 名）

参考文献

学術審議会，http://www.mext.go.jp/b_menu/shingi/12/gakujutu/index.htm
生命倫理・安全部会，http://www.mext.go.jp/b_menu/shingi/gijyutu/gijyutu1/index.htm
科学技術・学術審議会令，http://law.e-gov.go.jp/htmldata/H 12/H 12 SE 279.html

用語解説

遺伝子治療（gene therapy） 疾病の治療を目的として遺伝子または遺伝子を導入した細胞を人の体内に投与すること。

科学技術政策（science and technology policy） ライフサイエンスや環境科学技術のような科学技術に関する規制や政策。

重なり合う合意（overlapping consensus） 多様な価値観を持つ人々が各々の立場から世代を超え安定した基本原則を分かち合うこと。

価値（value） 個人や集団が望ましいと考える特徴や判断。

規制科学（regulatory science） 倫理的・法的・社会的問題における科学的妥当性を論じ政策のために科学を用いること。

規制倫理学（regulatory ethics） 研究規則のように医科学研究における倫理的妥当性を論じ価値観の対立を調停すること。

規範（norm） 社会における具体的な行為の規準や様式を定める規則一般。

研究倫理（research ethics） 被験者の保護のように医科学研究の倫理問題や規制を論じる生命・医療倫理学の一分野。

合意形成（consensus-building） 広義の合意形成は，集団における意見の一致である。「生命・医療倫理の合意形成」は，倫理的な意見の一致を形成する審議の過程やその結果をさす。

公共財（public goods） 社会資本のように非競合性と非排除性に特徴づけられる財やサービス。

事実（fact） 観察や測定に基づいて客観的であるとみなされた知識。

政策提言（policy recommendation） 将来の政策に向けて具体的なオプション（選択可能性）を示すこと。

生命・医療倫理政策（biomedical ethics policy） 法律，行政や学会の指針，病院内指針，報告書等における生命・医療倫理の規制や政策。

生命倫理（バイオエシックス，bioethics） ライフサイエンスや医療の道徳的側面に関する体系的研究。主に倫理学や社会科学の手法を用いる学際的分野である。

生命倫理委員会（bioethics commission） 生命・医療倫理政策のために公の場で医科学研究の科学的・倫理的妥当性を審議する政府審議会（諮問委員会）。

秩序理論（theory of order） 闘争状態を解決する方法を示す理論や社会秩序の形成原理。

トライアンギュレーション（triangulation） データ，研究者，理論，方法について複

数の比較対象を一致させる分析方法。

比較史（comparative history） 歴史的過程について国際比較を行う研究方法や分野。

ライフサイエンス（life science） 遺伝子工学やバイオテクノロジーのように生命や有機体を扱う科学技術。

理念型（ideal type） 客観的事実を測定するために現実から抽出され論理的に再構成させた概念や分析枠組。

倫理委員会（ethics committee） 医科学研究や臨床の倫理問題について審査や審議を行う施設内委員会。